D1998149

WELLNES
Zeitschrifte
A-1140 Wien, Felbigergasse 58
Tel. 01 / 419 10 95, Fax 01 / 419 10 95-25

Lexikon der rätselhaften Körpervorgänge

Jürgen Brater

Lexikon der rätselhaften KÖRPERVORGÄNGE

Von Alkoholrausch
bis Zähneknirschen

Eichborn.

Wichtiger Hinweis:
Die in diesem Buch veröffentlichten medizinischen Erkenntnisse wurden vom Verfasser mit größter Sorgfalt erarbeitet, zusammengetragen und geprüft. Eine Haftung des Autors bzw. des Verlags und seiner Beauftragten für Personen-, Sach- oder Vermögensschäden wird jedoch ausgeschlossen.

2 3 4 03 02

© Eichborn AG, Frankfurt am Main, Februar 2002
Lektorat: Oliver Thomas Domzalski
Redaktion: Simon Schneider
Umschlaggestaltung: Moni Port
Umschlagfotografie: © image-bank
Satz: Fuldaer Verlagsagentur, Fulda
Druck und Bindung: Graphischer Betrieb Bercker, Kevelaer
ISBN 3-8218-3916-3

Verzeichnis schickt gern:
Eichborn Verlag, Kaiserstraße 66, 60329 Frankfurt
www.eichborn.de

A

Aah-Sagen

Warum müssen wir beim Arzt »aah« sagen?
Damit der Arzt in den Rachen sehen und die Schleimhaut auf Entzündungszeichen oder sonstige krankhafte Veränderungen untersuchen kann. Daran hindert ihn nämlich normalerweise die stark gewölbte Zunge, die ihm völlig den Blick verlegt. Beim »Aah«-Sagen geht der hintere Teil der Zunge nach unten und öffnet so den Zugang zum Rachen. Andere Vokale wären für diesen Zweck vollkommen ungeeignet. Das »I« z. B. wird viel weiter vorne und das »U« hinten oben gebildet.

Abhärtung

Warum steigert Abhärtung die körperliche Widerstandskraft?
Unter Abhärtung versteht man ganz allgemein das systematische Gegensteuern gegen alle verweichlichenden Einflüsse der modernen Lebensweise und im Speziellen die Gewöhnung des Organismus an klimatische Reize. Dazu setzt man den Körper ungewohnten und zunächst als unangenehm empfundenen Reizen wie kalter Luft oder kühlem Wasser aus. So wie sich der Organismus durch tief greifende Umstellungen beispielsweise auch auf das Leben in tropischen Ländern mit hohen Temperaturen und extremer Luftfeuchtigkeit einstellt *(→ Akklimatisation)*, sodass diese nach einiger Zeit nicht mehr als belastend empfunden werden, so ist er auch in der Lage, sich durch entsprechende Regelungsmechanismen an härtere Umweltbedingungen anzupassen und ihnen zu trotzen.
Vernünftig dosierte Luft- und Wasserbäder, deren Umfang allmählich gesteigert wird, trainieren langfristig die Blutgefäße, sodass diese sich bei Temperaturänderungen rascher zusammenziehen bzw. erweitern und damit

unmittelbar auf Änderungen der Umweltbedingungen reagieren können. Die sich daran anschließende vermehrte Wärmeproduktion vermittelt nicht nur ein sehr angenehmes Gefühl, sondern aktiviert zudem auch noch sämtliche Stoffwechselfunktionen.

Daneben haben zahlreiche Studien ergeben, dass Abhärtung auf Dauer auch das vegetative Nervensystem, das die nicht unserem Willen unterliegenden Körperfunktionen steuert, harmonisiert und anregt, was nicht zuletzt auch mit einer Art »Abhärtung« gegen Stress verbunden ist und sich daher indirekt auch günstig auf das Seelenleben auswirkt.

Schließlich führen Umweltreize – ebenfalls über Reaktionen des vegetativen Nervensystems – zu einer gesteigerten Tätigkeit der Hormondrüsen. Besonders wichtig ist dabei die vermehrte Ausschüttung von Hormonen der Nebennierenrinde, die für zahlreiche Abwehr- und Selbstheilungsvorgänge unentbehrlich sind.

Abklopfen

Was kann der Arzt erkennen, wenn er uns den Rücken abklopft?

Durch Abklopfen des oberen Rückenbereichs kann der Arzt über das dabei erzeugte Echo die Schallausbreitung in der Lunge beurteilen. Das ist in etwa mit dem Klopfen an eine Wand zu vergleichen, bei dem man erkennen kann, ob sie hohl ist oder nicht.

Die Schallausbreitung in der Lunge ist von verschiedenen Faktoren abhängig und bei krankhaften Störungen charakteristisch verändert. Vor allem hängt sie vom Gesamtgasgehalt ab. Dieser ist beispielsweise bei einer Entzündung, in deren Verlauf sich in den Lungenbläschen Flüssigkeit ansammelt, erheblich verringert, bei einer Lungenblähung – wie sie sich z. B. als Asthmafolge entwickelt – hingegen massiv erhöht.

Entsprechende Kenntnisse und Erfahrungen vorausgesetzt, liefert das Abklopfen des Rückens dem Arzt daher wichtige Rückschlüsse auf Zustand und Funktion der Atmungsorgane.

Abnehmen 1

Warum nimmt man, wenn man weniger isst, nicht gleichförmig, sondern gewissermaßen etappenweise ab?

Jeder, der sich schon einmal bemüht hat, durch Mäßigung beim Essen Gewicht abzunehmen, kennt das: In den ersten Tagen schmilzt das Gewicht wie Butter in der Sonne, und man ist entsprechend motiviert; dann steht der Zeiger der Waage plötzlich still, und es geht nicht mehr voran. Dies ist jedoch in der Regel ganz normal und ein Zeichen dafür, dass sich der Körper an die neuen Ernährungsumstände gewöhnt. Erst wenn dieser Gewöhnungsprozess abgeschlossen ist – was durchaus ein, zwei Wochen dauern kann –, nimmt man weiter ab.

Allerdings wird der Gewichtsverlust mit sinkendem Körperumfang bei gleich bleibender Kalorienzufuhr immer geringer, was schlicht daran liegt, dass ein leichterer Körper weniger Energie verbraucht als ein schwererer. Um weiter abzunehmen, gibt es in diesem Fall nur zwei Möglichkeiten: Entweder man reduziert die Kalorienaufnahme noch weiter, oder – und das ist auf Dauer der bessere Weg – man treibt regelmäßig Sport, um den Energieverbrauch des Organismus zu erhöhen.

Abnehmen 2

Nimmt man tatsächlich leichter ab, wenn man täglich fünf statt drei Mahlzeiten verzehrt?

Nach Angaben der Deutschen Gesellschaft für Ernährung gibt es keine Untersuchung, nach der die Beschränkung auf drei tägliche Mahlzeiten irgendwelche Vorteile hätte. Im Gegenteil: Bei fünf oder mehr – dafür natürlich kleineren – Mahlzeiten entsteht kaum Hungergefühl, und die Gefahr, von »Fressattacken« befallen zu werden, ist gering. Natürlich ist es in diesem Zusammenhang wichtig, bei allen fünf Mahlzeiten auf eine kalorienarme Kost zu achten.

Aus demselben Grund bringt es in der Regel auch nichts, einfach das Mit-

tagessen wegzulassen. Je länger nämlich die Zeit zwischen den einzelnen Mahlzeiten ist, desto stärker wird der Hunger, und desto größer wird die Wahrscheinlichkeit, bei der nächsten Mahlzeit über die Stränge zu schlagen. Wer öfter am Tag isst, sollte dies jedoch nicht zu starren Zeiten, sondern immer dann tun, wenn er tatsächlich Hunger verspürt.
Den positiven Effekt mehrerer kleiner Mahlzeiten beweist eine amerikanische Studie, bei der 100 Frauen sechs Wochen lang täglich 2 000 Kalorien zu sich nahmen. Eine Hälfte der Frauen verteilte das Essen auf fünf, die andere nur auf zwei Mahlzeiten. Ergebnis: Während die Frauen der Fünf-Mahlzeiten-Gruppe ihr Gewicht halten oder sogar geringfügig reduzieren konnten, legten die Frauen der zweiten Gruppe bis zu fünf Pfund zu.

Abnehmen 3

Wieso nimmt man nach einer Diät meist rasch wieder zu?
Jeder, der schon einmal eine Diät durchgestanden hat, kennt die bittere Wahrheit: Kaum hat man die Schinderei beendet, machen sich die zuvor abgehungerten Fettpölsterchen wieder breit. Schuld ist der berüchtigte »Jo-Jo-Effekt«: Gibt man dem Körper weniger Nahrung, reagiert der prompt, schaltet sein Notprogramm ein, fährt den Stoffwechsel auf Sparkurs und kommt so mit weit weniger Kalorien aus.
Dieses Sparprogramm bleibt jedoch auch nach der Diät eingeschaltet, sodass der Organismus bei Rückkehr zu den alten Essgewohnheiten weit mehr Nährstoffe erhält, als er benötigt, da er ja jetzt jede Kalorie viel gründlicher ausnützt. Für unsere Urahnen war das eine durchaus sinnvolle Einrichtung, um in Hungerzeiten zu überleben. Heute verhindert dieser Mechanismus jedoch unsere Traumfigur.

Aggression

Warum reagieren wir auf ein »falsches Wort« manchmal völlig übertrieben?

Ehepaare kennen das: Man sagt zum Partner etwas, was diesen ärgert, und an einem Tag reagiert der darauf mit einem lässigen Schulterzucken, ein andermal jedoch mit einem heftigen Wutausbruch, Tränen und lautem Schreien. Hier zeigt sich deutlich, dass unser Verhalten, wenn uns etwas erzürnt, nur bedingt von dem eigentlichen Anlass abhängt. Eine weit größere Rolle spielt unsere momentane Aggressionsbereitschaft, und die hängt entscheidend davon ab, was wir vor dem ärgerlichen Ereignis erlebt haben. Hatten wir einen von den Tagen, an dem alles, was wir anfangen, schief geht, dann sind wir, ob wir es wollen oder nicht, schon von vornherein gereizt; es fehlt dann nur noch eine Kleinigkeit, und schon »läuft das Fass über«.

Psychologen sprechen in diesem Zusammenhang von der »Zwei-Prozess-Theorie der Aggression« oder von einem »Aggressionsstau« und meinen damit, dass eine bereits vorhandene psychische Erregung den Ausbruch von Aggressionen entscheidend fördert.

Akklimatisation

Warum fühlen wir uns in sehr kalten oder heißen Gegenden mit zunehmender Aufenthaltsdauer immer wohler?

Weil es körperliche Anpassungsvorgänge gibt, die man unter dem Begriff »Akklimatisation« zusammenfasst. Diese Vorgänge laufen über einen Zeitraum von Wochen und Monaten ab und stellen die Regulationsmechanismen des Organismus ganz allmählich auf die ungewohnten Bedingungen um.

Als Folge der Hitze-Akklimatisation verbessert sich vor allem die Schweißproduktion: Sie setzt früher ein, die Schweißmenge wird größer und der Schweiß salzärmer, was einerseits die Verdunstung fördert und andererseits den Salzverlust in Grenzen hält.

Bei der Kälte-Akklimatisation steht eine subjektive Gewöhnung an die Kälte im Vordergrund, die dazu führt, dass wir die tiefen Temperaturen mit der Zeit nicht mehr als so unangenehm empfinden. Dem stehen vergleichsweise geringe körperliche Umstellungen gegenüber, die unter anderem bewirken, dass wir nachts stärker auskühlen können und später zu zittern beginnen *(→ Frieren 1)*. Außerdem verstärkt der Organismus, indem er den Energieumsatz steigert, allmählich die Wärmebildung. Insofern kann Kälte sogar geringfügig dazu beitragen, Gewicht zu verlieren.
All diese Anpassungsvorgänge an die kalte Umgebung sind beim Mitteleuropäer, verglichen mit der Hitze-Akklimatisation, jedoch nur sehr gering ausgeprägt. In der Regel versuchen wir eher, starke Kältebelastungen von vornherein zu vermeiden und begegnen ihnen durch verändertes Verhalten und technische Einrichtungen: Wir ziehen uns wärmer an, wohnen in besser isolierten Häusern und drehen ganz einfach die Heizung höher.

Akne

Warum bekommt man Akne fast nur in jungen Jahren?
Das hängt mit dem männlichen Geschlechtshormon Testosteron zusammen, dessen überschießende Bildung neben erblichen Faktoren eine der Hauptursachen für die Akne ist. Gerade wenn wir als Heranwachsende anfangen, uns füreinander zu interessieren, schlägt unser Hormonhaushalt Kapriolen und lässt die Pickel sprießen. Ausschlaggebend ist nämlich nicht nur die absolute Menge des Testosterons im Blut, sondern auch dessen Verhältnis zu den weiblichen Geschlechtshormonen, von denen Männer ja ebenso viele besitzen wie Frauen von den männlichen. Und dieses Verhältnis gerät in keiner Phase des Lebens so komplett durcheinander wie in der Pubertät.
Wie sehr die Geschlechtshormone die Akne beeinflussen, wird aus der Tatsache deutlich, dass junge Frauen mit dieser Hautkrankheit in der Regel keine Probleme mehr haben, sobald sie die »Pille« nehmen.

Akupunktur

Warum wirkt Akupunktur?

Warum die Akupunktur wirkt, wissen wir nicht so genau, aber dass sie eine Wirkung hat und dass diese Wirkung nicht nur auf Einbildung beruht, ist eindeutig erwiesen.

Forscher des Universitätsklinikums Heidelberg behandelten eine Gruppe von Patienten, die an einer schmerzhaften Sehnenentzündung litten, mit echten Akupunktur-Nadeln, die anderen – ohne dass die Betroffenen das wussten – mit Nadeln, die sich nicht richtig in die Haut bohrten, sondern nach einem kleinen Piekser in einem Schacht verschwanden. Nach achtmaliger Anwendung von jeweils 20 Minuten Dauer war der Erfolg der Schmerzbehandlung bei den Patienten mit der »echten« Akupunktur deutlich besser als bei der Kontrollgruppe.

Die traditionelle chinesische Medizin geht davon aus, dass eine Krankheit dann entsteht, wenn die Lebensenergie Qi nicht mehr ungehindert im Körper fließen kann. Ziel der Akupunktur ist es daher, gestaute Energie wieder frei in den so genannten Meridianen fließen zu lassen.

Die 361 klassischen Akupunktur-Punkte liegen auf diesen Meridianen – in unregelmäßigen Abständen, aber bei allen Menschen an nahezu denselben Stellen. Jeder Punkt hat einen Namen. Spricht ein Behandler beispielsweise vom »Magen 36«, so meint er einen bestimmten Punkt auf demjenigen Meridian, der dem Magen zugeordnet ist und mit dessen Energiefluss in Verbindung steht. Dabei muss der entsprechende Punkt keinesfalls in der Nähe des behandelten Organs liegen. Der Punkt »Magen 36« beispielsweise liegt an der Außenseite des Schienbeinkopfes.

Auch am Ohr gibt es Akupunktur-Punkte, die meist zusätzlich zu den Körperpunkten behandelt werden. Eine besondere Rolle spielen dabei die seelisch wirksamen Punkte, wobei sich der Behandler je nach Stimmungslage des Patienten für den Fluss-, den Antiaggressions- oder den Antidepressionspunkt entscheiden kann.

Wichtig ist, dass derjenige, der Akupunktur anwendet, ein fundiertes Wissen über die Meridiane hat, wobei ihm am Ohr die alte chinesische

Erkenntnis hilft, dass dieses einem auf dem Kopf liegenden Embryo ähnelt.
Pro Sitzung behandelt der Therapeut zwischen 10 und 20 Akupunktur-Punkte, indem er die Nadeln senkrecht oder schräg in die Haut einsticht, wo sie eine Weile liegen bleiben. Der Heilungsprozess macht sich manchmal – ohne dass man dafür eine exakte Erklärung hat – durch eine gewisse Taubheit, ein Kribbeln oder Jucken, bisweilen auch durch ein mehr oder weniger intensives Wärme- oder Kältegefühl bemerkbar.
Eine Umfrage bei Versicherten der gesetzlichen Krankenkassen hat ergeben, dass Akupunktur in 53 Prozent der Behandlungsfälle konventionelle Behandlungsmethoden ganz und in 33 Prozent immerhin noch teilweise ersetzen kann. Besonders geeignet erweist sich das chinesische Heilverfahren bei der Behandlung von chronischen Beschwerden wie Kopfschmerzen oder orthopädischen Problemen.

Albträume

Wie entstehen Albträume, und was haben sie zu bedeuten?
→ *Traum 6*

Alkohol 1

Warum spüren wir die Wirkung von Alkohol so schnell?
Jeder, der schon einmal eine Kopfschmerztablette eingenommen hat, weiß, wie lang er warten muss, bis diese wirkt. Wenn wir aber Alkohol trinken, spüren wir dessen Wirkung fast schlagartig. Das liegt daran, dass der Wirkstoff der Schmerztablette erst im Darm ins Blut übertritt, wohingegen etwa ein Viertel des Alkohols bereits über Mund- und Magenschleimhaut in den Körper aufgenommen wird. Deshalb wird man besonders schnell betrunken, wenn man das alkoholische Getränk mit einem Strohhalm schlürft.

Daneben hängt die Wirkung auch von der Art des Getränks ab: Besonders rasch wird Alkohol aufgenommen, wenn der Betroffene vorher nichts gegessen hat, wenn der Drink Kohlensäure enthält oder wenn er warm und zuckerhaltig ist. Sekt, Glühwein, Punsch oder Grog machen sich daher besonders schnell bemerkbar.

Alkohol 2

Stimmt es, dass Frauen weniger Alkohol vertragen als Männer?
Dass Frauen weniger Alkohol vertragen als Männer, ist nicht ganz richtig. Sie machen nämlich nur bei Hochprozentigem schneller schlapp, nicht jedoch bei Bier. Das liegt zum einen am geringeren Körpergewicht und zum anderen daran, dass der weibliche Körper prozentual mehr Fettgewebe und damit weniger Wasser enthält als der männliche. Alkohol löst sich aber in Wasser besser als in Fett und ist deshalb bei Frauen in höherer Konzentration vorhanden.

Das erklärt aber noch nicht, warum Frauen genauso viel Bier vertragen wie Männer. Hierfür ist ein Enzym im Magen verantwortlich, die so genannte Alkohol-Dehydrogenase, die einen Teil des Alkohols im Magen abbaut. Der Rest gelangt über die Blutbahn ins Gehirn. Wissenschaftler haben nun herausgefunden, dass die Aktivität dieses Enzyms bei einer Alkoholkonzentration von über 10 Prozent bei Männern höher ist als bei Frauen. Da Frauen bei einer fünfprozentigen Alkohollösung, wie sie dem Bier entspricht, im Magen aber genauso viel Alkohol abbauen wie Männer, vertragen sie dieselbe Menge Bier, aber deutlich weniger Schnaps.

Alkohol 3

Warum schädigt Alkohol die Leber?
Weil die Leberzellen unter anderem die Aufgabe haben, in den Körper eingedrungene Giftstoffe, auch Alkohol, unschädlich zu machen. Dazu sind sie

jedoch nur in der Lage, wenn die mit dem Blutstrom heranflutende Alkoholmenge nicht zu groß ist, anderenfalls gehen sie zugrunde.
Wer also regelmäßig größere Mengen Alkohol zu sich nimmt, tötet die Zellen seiner Leber systematisch ab. Natürlich setzt diese sich zur Wehr, indem sie neue Zellen bildet. Dazu ist sie jedoch nur begrenzt in der Lage. Wenn mehr Zellen absterben als neue gebildet werden können, ersetzt sie das zugrunde gegangene Gewebe durch nutzlose Bindegewebsfasern. Dadurch wird die Leber mit der Zeit immer kleiner und fester. Der Mediziner spricht von einer Leberzirrhose.

Alkohol 4

Warum sind Menschen unterschiedlich »trinkfest«?
Der Alkoholabbau erfolgt durch ein Enzym namens Alkohol-Dehydrogenase und ist durch die im Körper vorhandene Menge dieses Enzyms begrenzt. Pro 10 Kilo Körpergewicht wird in einer Stunde circa 1 Gramm Alkohol abgebaut, nicht mehr und nicht weniger.
Die Meinung, die Abbaugeschwindigkeit ließe sich durch »Training« steigern, ist ein Irrtum, da die Gewöhnung an große Alkoholmengen ausschließlich auf einer Anpassung des zentralen Nervensystems beruht. Das bedeutet, dass ein Alkoholiker, der zehnmal so viel trinken kann, auch die zehnfache, die Leber schädigende Giftdosis im Körper hat, obwohl er sie möglicherweise weniger spürt als ein Abstinenzler, der nur ein einziges Glas Wein trinkt.

Alkohol 5

Kann man sich, wenn man friert, durch Trinken von Alkohol aufwärmen?
Nur vorübergehend, später friert man dann umso stärker. Alkohol erweitert nämlich die Blutgefäße der Haut, woraufhin mehr warmes Blut hindurchfließt. Dies führt zunächst zu einer deutlichen und recht angenehmen Wär-

meempfindung. Das Problem ist jedoch, dass dadurch bei kalter Außentemperatur auch die Wärmeabgabe erheblich steigt: Der Körper beginnt immer mehr zu frieren. Das kann in ernsten Fällen bis zur lebensgefährlichen Auskühlung gehen.

Alkohol 6

Ist ein Glas Wein am Abend ein gutes Schlafmittel?
→ *Schlaf 19*

Alkohol 7

Warum haben wir nach reichlichem Alkoholgenuss am nächsten Morgen so einen heftigen Nachdurst?
Dafür ist dieselbe Wirkung des Alkohols schuld, die auch dafür sorgt, dass wir nach dem Biertrinken ständig aufs Klo müssen: Alkohol erhöht die Urinmenge, weil er die Wiederaufnahme derjenigen Flüssigkeit blockiert, die die Nieren in einem ersten Arbeitsschritt aus dem Blut herausfiltern. Vermehrte Flüssigkeitsabsonderung aber – das kennt jeder, der schon einmal heftig geschwitzt hat – steigert den Durst, in diesem Fall den Nachdurst am nächsten Morgen.

Alkohol 8

Warum ist der Kater nach dem Genuss von Bowle oder Beerenwein besonders schlimm?
Die chemische Substanz, die hauptsächlich für die Übelkeit nach reichlichem Alkoholgenuss verantwortlich ist, ist das beim Alkoholabbau entstehende Azetaldehyd, das im Übrigen auch der Leber schwer zu schaffen macht. Dessen weitere Zerlegung in verschiedene Endprodukte wird aber

durch Zucker gehemmt. Deshalb ist der Kater nach dem Trinken zuckerhaltiger Alkoholika ganz besonders schlimm.

Alkohol 9

Beugt eine fettreiche Mahlzeit einem Kater vor?
Nur scheinbar. Grundsätzlich bewirkt ein voller Magen, dass Alkohol langsamer ins Blut aufgenommen wird. Dies macht sich besonders bemerkbar, wenn man vor dem Trinken fettreiche Speisen zu sich genommen hat. Es wäre nun aber ein Irrtum zu glauben, dass Fett die Alkoholaufnahme insgesamt behindert; sie geht nur langsamer vonstatten, bleibt aber im Ganzen gesehen gleich. Isst man also vor einer Party etwas Deftiges, so spürt man die Wirkung des Alkohols nicht so schnell wie sonst *(→ Alkohol 1)*. Den Kater am nächsten Morgen kann man dadurch jedoch nicht verhindern.

Alkohol 10

Warum hilft ein »Katerfrühstück«, wenn wir zu viel getrunken haben?
Wer kennt das nicht: Nach einer feucht-fröhlich durchfeierten Nacht wacht man am nächsten Morgen mit einem Kater auf. Jeder Lichtstrahl schmerzt, das kleinste Geräusch bringt einen auf die Palme, obwohl es von dem Hämmern und Brummen im eigenen Schädel meist übertönt wird. Die Kehle scheint wie ausgedörrt, und allein beim Gedanken an Essen wird einem ganz anders.
Die trockene Kehle, das Nachdurstgefühl *(→ Alkohol 7)* und die Lust auf Herzhaftes deuten schon auf die Ursache des Katers, einen starken Flüssigkeits- und Mineralstoffverlust, hin. Der Alkohol hemmt ein Hormon, das für die Rückgewinnung von Wasser in den Nierenkanälchen verantwortlich ist. Die Folge ist eine gesteigerte Ausschwemmung von Wasser und Mineralstoffen aus dem Körper. Außerdem entsteht beim Alkoholabbau eine

chemische Substanz namens Azetaldehyd, die in Verbindung mit dem Flüssigkeits- und Mineralstoffdefizit Schwindel, Kopfschmerz, Übelkeit, Erbrechen und Herz-Kreislauf-Beschwerden auslöst.
Hier schafft ein deftiges Frühstück mit Rollmops, sauren Gurken und einer kräftigen Bouillon Abhilfe, da so dem Körper wieder Mineralstoffe, insbesondere Salz, zugeführt werden. Wichtig ist überdies, große Mengen Mineralwasser – zur Not tut es auch Leitungswasser – zu trinken, damit der Flüssigkeitsverlust schnell wieder ausgeglichen wird.

Alkohol 11

Warum wird der Kater schlimmer, wenn man zum Trinken auch noch raucht?
Weil sich Alkohol und Nikotin gegenseitig beeinflussen. Eine amerikanische Forschergruppe aus Texas fand heraus, dass schon niedrige Nikotinmengen im Blut den Alkoholspiegel senken. Raucher brauchen deshalb länger, bis sie die Wirkung des Alkohols spüren, und müssen entsprechend mehr trinken, um beschwipst zu werden.
Das Fatale dabei ist, dass der Alkohol trotz der niedrigeren Konzentration im Blut seine Giftwirkung in vollem Ausmaß entfaltet. Der Stoffwechsel wandelt Alkohol nämlich in giftiges Azetaldehyd um, das die Zellen schädigt und vor allem Gehirn, Leber und Herz attackiert. Und dieser Prozess findet unabhängig vom Alkoholspiegel im Blut statt, weil das Nikotin die Konzentration von Azetaldehyd nicht etwa senkt, sondern sie nur verschleiert.

Alkohol 12

Stimmt es, dass Alkohol das Herzinfarkt-Risiko senkt?
Die Erkenntnis, dass regelmäßig, aber in Maßen getrunkener Alkohol der Arterienverkalkung entgegenwirkt, hat in den letzten Jahren überall für er-

hebliches Aufsehen gesorgt und manchen Alkoholiker in seiner fatalen Sucht bestärkt. Tatsache ist, dass in den südlichen Ländern, in denen die Menschen zu den Mahlzeiten regelmäßig Wein trinken, die Zahl der auf Arterienverkalkung beruhenden Herzinfarkte und Schlaganfälle weitaus geringer ist als bei uns und dass dieser Effekt wohl weniger dem Olivenöl und Fisch auf dem Speiseplan, als tatsächlich dem Alkohol zuzuschreiben ist.
Daraus nun aber den Schluss zu ziehen, man könne für seine Gesundheit gar nichts Besseres tun, als möglichst oft zur Flasche zu greifen, ist aus zwei Gründen falsch: Erstens schädigt Alkohol ganz eindeutig die Leber *(→ Alkohol S. 3)*, und zweitens scheint auch der Zusammenhang zwischen dem Alkoholkonsum und der Verhütung der Arterienverkalkung erheblich komplexer zu sein als bisher angenommen.
Nach neuen Studien, die Wissenschaftler der Harvard-Universität an knapp 400 Patienten durchgeführt haben, hängt die Frage, ob Alkohol tatsächlich einen günstigen Effekt hat, von der genetischen Veranlagung, genau genommen von der Struktur der so genannten Alkohol-Dehydrogenase ab. Der Aufbau dieses Enzyms, das den Alkohol im Organismus unschädlich macht, wird von einem Gen gesteuert, das in zwei verschiedenen Ausprägungen vorliegen kann, die dem Alkohol mit sehr unterschiedlicher Geschwindigkeit zu Leibe rücken. Patienten mit der »richtigen« Genkombination, die mäßig Alkohol trinken, haben tatsächlich ein um 86 Prozent geringeres Herzinfarkt-Risiko als die Durchschnittsbevölkerung. Die Wissenschaftler führen das darauf zurück, dass bei dieser Patientengruppe das »gute« HDL-Cholesterin *(→ Cholesterin 1)* im Blut deutlich erhöht ist.

Alkohol 13

Fördert ein Schnaps nach einer schweren Mahlzeit die Verdauung?
Nein, das tut er nicht. Allenfalls beschleunigt er die Magenentleerung, wodurch er kurzfristig für ein Gefühl der »Erleichterung« sorgt. Dieses angenehme Gefühl wird jedoch mit dem Nachteil erkauft, dass das Fett nicht

schneller, sondern sogar langsamer aufgespalten wird, weil der Organismus zunächst mit dem Abbau des Alkohols beschäftigt ist.
Außerdem reizt der »Verdauungsschnaps« die Magenschleimhaut, sodass er, wenn man ihn häufig zu sich nimmt, eine chronische Magenschleimhautentzündung heraufbeschwören kann.

Alkohol 14

Warum erzeugt Alkohol eine »Fahne«?
Weil in der Lunge nicht nur Kohlendioxid, sondern auch etwa 5 Prozent des aufgenommenen Alkohols aus dem Blut in die Atemluft übergeht und dieser einen typischen Geruch verleiht. Dass sich die Alkoholkonzentration messtechnisch bestimmen lässt, macht sich die Polizei zunutze, wenn sie einen Verkehrsteilnehmer auffordert, in das berühmte »Röhrchen« zu blasen.

Allergie

Warum verringern Haustiere das Allergierisiko?
Dass Menschen auf Hunde und Katzen allergisch reagieren können, ist seit langem bekannt. Deshalb erstaunt die Erkenntnis amerikanischer Forscher, die eine große Anzahl von Kindern regelmäßig untersuchten, dass diejenigen Kinder, die zu Hause von Hunden oder Katzen umgeben waren, ein wesentlich geringeres Risiko hatten, an einer Allergie zu erkranken.
Allerdings kamen die Wissenschaftler zu dem Schluss, dass die verringerte Allergiegefahr nur Kinder betrifft, die von klein auf mit Haustieren aufwachsen. Offenbar stellt sich der Organismus dieser Kinder von Anfang an auf die Tiere ein, sodass die von Hunden und Katzen ausgehenden Einflüsse sie nicht mehr krank machen können.
Hier scheint ein ähnlicher Gewöhnungsprozess eine Rolle zu spielen wie derjenige, der Kindern, die frühzeitig mit Schmutz in Berührung kommen, eine robustere Gesundheit verleiht als übertrieben reinlich aufgezogenen.

Alter 1

Warum altert unser Körper?

Wieso die einzelnen Zellen unseres Körpers im Lauf des Lebens ihre Aufgaben immer schlechter erfüllen, was schließlich zu den bekannten Alterungserscheinungen führt, ist letztlich noch nicht eindeutig geklärt. Derzeit gibt es zwei Theorien:

Nach der »Verschleißtheorie« sind für den Alterungsprozess so genannte freie Radikale verantwortlich, die bei der Energieversorgung der Zellen entstehen und alles angreifen, was ihnen in den Weg kommt. Gegen diese Attacken gibt es körpereigene Schutzsysteme, so genannte Antioxidantien, die die Radikale einfangen und außer Gefecht setzen. Doch im Lauf des Alterns versagen diese Schutzsysteme, die Radikale nehmen überhand und beschädigen die im Zellkern enthaltene Erbsubstanz. Dem kann sich die Zelle nur bedingt widersetzen, ihre Teilungen verlaufen nicht mehr so, wie sie sollen, die körpereigenen Reparaturvorgänge funktionieren nicht mehr einwandfrei und die Zelle entartet – schlimmstenfalls zur Krebszelle – oder stirbt ab.

Die »Programmtheorie« dagegen geht davon aus, dass das Alter einer Zelle in dessen Gencode bereits vorprogrammiert ist. Demnach ist der Zelltod – und damit mittelbar auch unsere Lebenserwartung – bereits bei unserer Geburt weitgehend festgelegt und kann durch eine bestimmte Lebensweise nur bedingt beeinflusst werden.

Alter 2

Warum werden große Menschen älter als kleine?

→ *Körpergröße 2*

Alter 3

Ist es unvermeidlich, dass wir im Alter vergesslich werden?

Nein, das ist es Gott sei Dank nicht. Wie viele andere körperliche Vorgänge lässt sich nämlich auch die Leistungsfähigkeit des Gehirns bis ins hohe Alter aufrechterhalten, ja, zum Teil sogar verbessern. Dies wird beispielsweise an der erstaunlichen geistigen Fitness betagter Politiker deutlich, die Tag für Tag von einem Termin zum anderen hetzen, hier und dort Reden halten und sich nebenbei eine Unmenge an Fakten einprägen müssen.

Es ist bewiesen, dass es einen unmittelbaren Zusammenhang zwischen der Leistungsfähigkeit des Gehirns und der Anzahl der darin enthaltenen Verknüpfungen von Nervenzellen gibt. Geistiges Training festigt die vorhandenen Verbindungen zwischen diesen Zellen und lässt sogar neue entstehen. Glaubte man früher, dass sich nach der Geburt keine neuen Gehirnzellen mehr entwickeln können, sieht man das heute anders und vermutet sogar, dass ständige geistige Anforderungen der Neubildung förderlich sind.

Aber auch ohne die Bildung neuer Nervenzellen kann der geistige Verfall ausgeglichen werden. Treten Verluste im Gedächtnis, also in den Gehirnstrukturen auf, in denen Inhalte gespeichert sind, kann das ausgewachsene Gehirn dies mit alternativen Nervenverbindungen ausgleichen. Zudem hat man bei geistig regen Menschen bis ins hohe Alter eine gesteigerte Konzentration derjenigen Botenstoffe (Neurotransmitter) gefunden, die die Übertragung von Impulsen von einer Nervenzelle auf die andere vermitteln.

Eines steht jedenfalls fest: Jeder von uns nützt die geistige Kapazität seines Gehirns nur zum Teil aus. Es ist völliger Unsinn zu glauben, das Gedächtnis bestünde gleichsam aus Schubladen, die irgendwann gefüllt wären und dann keine neuen Inhalte mehr aufnehmen könnten. Das Gegenteil ist richtig: Je mehr wir uns geistig anstrengen, desto leistungsfähiger bleibt unser Gehirn; oder, um bei dem Beispiel zu bleiben, desto mehr leere Schubladen legt es an, die nur darauf warten, gefüllt zu werden.

Zwar gibt es natürlich auch im Zentralnervensystem, wie in allen anderen Organen, nachweisbare Alterserscheinungen, die zu einer verlangsamten Datenübertragung führen, aber im Gegensatz zu diesen anderen Organen lassen sich die altersbedingten Veränderungen im Gehirn durch konsequentes Training wesentlich günstiger beeinflussen.

Alter 4

Warum nehmen Krebserkrankungen mit steigendem Alter zu?
→ *Krebs*

Alter 5

Warum werden wir im Alter kurzatmig?
Weil die Zahl der Lungenbläschen – bei einem jungen Erwachsenen etwa 300 Millionen – im Lauf des Lebens abnimmt. Dies geschieht durch Abbau der zwischen den Bläschen gelegenen Wände. Dadurch wird zwar das einzelne Lungenbläschen größer, die gesamte für den Gasaustausch zur Verfügung stehende Fläche aber erheblich kleiner. Hinzu kommt, dass das Lungengewebe im Lauf des Lebens an Elastizität verliert, sodass die Lunge im Alter nicht mehr so weit gedehnt, d. h. nur noch mit weniger Luft gefüllt werden kann.

Alter 6

Warum werden Frauen älter als Männer?
Im Durchschnitt leben Frauen sieben Jahre länger als Männer; diese Differenz in der Lebenserwartung hat sich in den letzten 100 Jahren sogar verdoppelt. Warum das allerdings so ist, darüber streiten sich die Gelehrten. Tatsache ist, dass Frauen genauso oft einen Herzinfarkt erleiden wie Männer, allerdings durchschnittlich sechs bis sieben Jahre später. Da sie zum Zeitpunkt dieses Ereignisses also meist älter und damit generell anfälliger sind, sterben sogar mehr Frauen an den Infarktfolgen als Männer.

Der entscheidende Vorteil der Frauen dürfte in ihrer hormonellen Ausstattung liegen. Das weibliche Geschlechtshormon Östrogen, über das Frauen in viel höherem Maße verfügen als Männer, stärkt nicht nur die Immunabwehr, sondern hat auch einen Einfluss auf den Cholesterin-Stoffwechsel: Indem es den Blutspiegel des »schlechten« LDL-Cholesterins senkt und den des »guten« HDL-Cholesterins *(→ Cholesterin 1)* steigert, schützt das Östrogen die Gefäßwände direkt vor der Verkalkung.
Daneben scheint jedoch auch der »ungesunde Lebenswandel« der Männer eine Rolle zu spielen. Viele Männer benützen ihren Körper wie eine Maschine, die ohne besondere Pflege funktionieren muss, bis sie verschlissen ist. Sie halten es für unmännlich, in sich hineinzuhören und sich mit den Bedürfnissen ihres Körpers – etwa nach Ruhe und Entspannung – auseinander zu setzen.
Der amerikanische Männerforscher Herb Goldberg hat diese Einstellung – sicherlich sehr zugespitzt, dafür aber umso plastischer – beschrieben. Demnach gilt ein Mann als umso männlicher, je weniger Schlaf er benötigt, je mehr Schmerzen er ertragen kann, je mehr Alkohol er verträgt, je weniger er sich um sein Essen kümmert, je seltener er jemanden um Hilfe bittet, je mehr er seine Gefühle kontrolliert bzw. unterdrückt, kurz, je weniger er auf seinen Körper achtet.
Dass eine solche, zutiefst »männliche« Verhaltensweise nicht dazu angetan ist, die Lebenserwartung zu erhöhen, ist einleuchtend.

Alter 7

Warum nimmt man mit fortschreitendem Alter leichter zu?
Dafür ist die Tatsache verantwortlich, dass ab etwa 40 die Knochen- und Muskelmasse des Körpers abnimmt, sein Fettgehalt aber steigt. Da die verminderte Muskulatur weniger Energie verbraucht, nimmt man zu, obwohl man genauso viel isst wie bisher.
Dem kann man vorbeugen, indem man mehrmals am Tag – aber nur, wenn man tatsächlich Hunger hat – kleine Mahlzeiten zu sich nimmt. Außerdem

sollte man mit steigendem Alter auf ausreichendes Trinken achten, da der Flüssigkeitsbedarf des Körpers gleich bleibt, das Durstempfinden aber nachlässt.

Alter 8

Warum lässt die männliche Erektionsfähigkeit im Alter nach?
→ *Erektion 4*

Alter 9

Warum wird das Haar im Alter schütter?
→ *Haar 6*

Alter 10

Warum können ältere Menschen ausströmendes Gas oft nicht riechen?
→ *Riechen 8*

Alter 11

Sind alte Frauen klüger als alte Männer?
Das scheint nach den Ergebnissen einer niederländischen Studie, bei der die geistigen Fähigkeiten von Männern und Frauen über 85 bestimmt wurden, tatsächlich so zu sein. Bei dieser Studie stellte sich heraus, dass 41 Prozent der älteren Frauen über ein recht gutes Gedächtnis verfügten, wohingegen dies nur bei 29 Prozent der Männer der Fall war. Auch wenn es darum ging, schwierige Aufgaben möglichst schnell zu lösen, schnitten die Damen besser ab als die Herren.

Die Forscher führen die besseren geistigen Fähigkeiten der Frauen darauf zurück, dass diese seltener an Herz-Kreislauf-Erkrankungen leiden als Männer. Dadurch wird bei ihnen das Gehirn stärker durchblutet und kann effektiver arbeiten. Die Bildung scheint hingegen kaum eine Rolle zu spielen, wohl aber der geistige Trainingszustand: Die Probanden, die ihrem Gehirn bis ins Alter stets hohe Leistungen abverlangt hatten, waren den geistig Trägen deutlich überlegen *(→ Alter 3)*.

Alter 12

Warum empfinden alte Menschen wohlschmeckende Speisen oft als fad?
→ Schmecken 12

Alter 13

Warum werden wir im Alter schwerhörig?
→ Hören 13

Alter 14

Warum haben alte Menschen oft auffallend große Nase und Ohren?
Das ist durch die im Alter nachlassende Elastizität der Knorpelanteile in Nase und Ohren bedingt. Diese setzen sich immer mehr ab, sodass Nase und Ohren größer wirken. Mit echtem Wachstum hat das aber nichts zu tun.

Alter 15

In welchem Alter beginnt unsere Gehirnleistung nachzulassen?
→ Gehirn 4

Alter 16

Warum wachsen vielen Männern im Alter Brüste?
→ *Brust 3*

Altersschwäche

Kann man an Altersschwäche sterben?
Ob man einfach deshalb sterben kann, weil man das erforderliche Alter erreicht hat, ist zwar nach wie vor umstritten, scheint jedoch eher unwahrscheinlich zu sein. Zwar wird vielfach die Ansicht vertreten, das Absterben von Zellen sei genetisch festgelegt und damit das Sterben in jedem Fall vorprogrammiert (→ *Alter 1)*, dennoch ist die Diagnose »Altersschwäche« als Todesursache kaum haltbar.
Bei gründlicher Untersuchung findet man nämlich fast immer einen krankhaften Befund als letzte Ursache für das Sterben, und oft stellt man bei einer Obduktion (Leichenöffnung und -untersuchung) sogar noch eine Reihe weiterer krankhafter Veränderungen fest, die sozusagen in Wartestellung liegen, um das Leben zu einem späteren Zeitpunkt zu beenden.
Nachdem die bakteriell bedingten Infektionskrankheiten bis in die Dreißigerjahre hinein als häufigste Todesursache galten, übernahmen später neben Krebserkrankungen vor allem Arterienverkalkung, Herzinfarkt und Schlaganfall die Führung in der Sterbestatistik. In Ländern, in denen die Arterienverkalkung reduziert werden konnte, gewinnen bösartige Tumoren, besonders der Dickdarmkrebs, zunehmend an statistischer Bedeutung.

Amputation

Wieso kann man in einem amputierten Bein noch Schmerzen empfinden?
→ *Phantomschmerz*

Angst 1

Warum atmen wir in bedrohlichen Situationen hektisch, bekommen Herzklopfen, einen trockenen Mund, weiche Knie, kalte Füße und ein flaues Gefühl im Magen?

An all diesen Erscheinungen, die jeder in der einen oder anderen Form schon einmal erlebt hat, der heftige Angst hatte, sind Fasern des vegetativen Nervensystems schuld. Sie versetzen den Körper in bedrohlichen Situationen augenblicklich in einen Zustand erhöhter Flucht- oder Angriffsbereitschaft, indem sie unter anderem die Nebennieren veranlassen, in Sekundenbruchteilen Mengen des Stresshormons Adrenalin auszuschütten. In Verbindung mit Adrenalin erhöht das vegetative Nervensystem schlagartig unsere Energie-Energie, die wir dringend benötigen, um uns dem, was uns Angst macht, mit einiger Aussicht auf Erfolg stellen oder die Flucht ergreifen zu können.

Unter anderem lässt das Adrenalin die Herzfrequenz innerhalb von Sekunden in die Höhe schnellen und sorgt so dafür, dass mehr sauerstoff- und zuckerreiches Blut durch den Körper gepumpt wird. Sauerstoffreich ist das viele Blut jedoch nur, wenn auch die Atmung tiefer und schneller wird, was Erstickungsgefühle, Schmerzen oder Beklemmung in der Brust hervorrufen kann. Vor dem rasenden Herzschlag bekommen wir unbewusst Angst, und das spornt über eine vermehrte Adrenalin-Ausschüttung das Herz wiederum zu größerer Leistung an. Dieser Kreislauf schaukelt sich immer weiter hoch, bis Herzfrequenzen von 120 und mehr Schlägen pro Minute erreicht werden.

Daneben bekommen wir auch einen trockenen Mund. Das liegt daran, dass der Körper jetzt einzig und allein auf Leistung und überhaupt nicht auf Verdauung eingestellt ist und damit auch weniger Speichel produziert. Durch die schnellere Atmung verstärkt sich das Gefühl der Mundtrockenheit noch. Die Durchblutung des Bauchraums wird zugunsten der Muskulatur reduziert, was – verbunden mit einer eingeschränkten Beweglichkeit von Magen und Darm – für das flaue, nicht selten mit Übelkeit verbundene Gefühl im Magen verantwortlich ist.

Auch Muskeln und Gelenke werden auf Bewegung, d. h. auf Flucht oder Angriff, programmiert. Nicht selten zittert die Muskulatur wegen der hohen Nervenerregung regelrecht *(→ Stress 2)*. Bei den Gelenken zeigt sich die massiv erhöhte Bereitschaft, jeden Augenblick mit Bewegungen zu reagieren, sehr auffällig in unsicherem Stand, den berühmten »weichen Knien«. Weil der Organismus alles verfügbare Blut für die lebenswichtigen Organe und vor allem für die Muskulatur braucht, zieht er es aus der Körperperipherie und vor allem aus Händen und Füßen ab, die dadurch merklich kühler werden: Wir bekommen vor Angst tatsächlich »kalte Füße«.

Angst 2

Warum läuft es uns bei Angst oder Schreck kalt den Rücken und nicht den Bauch hinunter?
Das hängt damit zusammen, dass die den Rücken versorgenden Nerven von weitaus mehr vegetativen Fasern – die die nicht unserem Willen unterworfenen Tätigkeiten steuern – begleitet werden als die Nerven der Körpervorderseite. Diese vegetativen Nervenfasern bewirken im Fall von Angst oder Schrecken, dass sich die Blutgefäße rasch zusammenziehen, wodurch weniger wärmendes Blut durch die Haut des Rückens strömt. Und das löst dann den bekannten »kalten Schauer« aus.

Angst 3

Warum erscheinen uns Probleme nachts besonders bedrohlich?
→ *Nacht*

Anspannung

Warum schwitzen wir bei starker Anspannung oder zittern sogar?
→ *Stress 2*

Ansteckung

Kann man sich an einer Leiche anstecken?
→ *Leiche 2*

Anstrengung 1

Warum genügt es nicht, bei körperlicher Anstrengung einfach nur schneller zu atmen, um genügend Luft zu bekommen?
→ *Atmung 5*

Anstrengung 2

Schlafen wir nach körperlicher Anstrengung besser?
→ *Schlaf 8*

Anstrengung 3

Bleibt unsere Temperatur auch bei körperlicher Anstrengung konstant?
→ *Körpertemperatur 2*

Anstrengung 4

Warum macht geistige Anstrengung genauso müde wie körperliche?

Weil bei intensiver geistiger Arbeit im Gehirn pro Sekunde mehr als 100 000 chemische Reaktionen ablaufen. Diese verbrauchen einen mindestens ebenso großen Anteil des körpereigenen Energievorrats wie die Muskeln bei sportlicher Betätigung. Deshalb fühlen wir uns nach konzentriertem Denken genauso erschöpft wie nach körperlicher Arbeit.

Appetit 1

Warum kommt der Appetit beim Essen?

Jeder kennt das: Man hat im Grunde gar keinen Hunger und käme ganz gut ohne Essen aus. Aber kaum hat man sich hingesetzt und die ersten Happen verzehrt, steigt der Appetit, und man isst und isst, bis »beim besten Willen nichts mehr hineingeht«.

Hieran scheint nach amerikanischen Studien ein vom Gehirn kontrollierter Mechanismus schuld zu sein, der zu Zeiten, als unsere Vorfahren noch Jäger und Sammler waren, dazu beitrug, das Überleben zu sichern, und auch noch heute – vielleicht in abgeschwächter Form – wirksam ist. Die Hauptverantwortlichen sind eine Gruppe von Fetten, die so genannten Triglyzeride. Liegt ihr Anteil in der Ernährung über 30 Prozent, so aktivieren sie bestimmte Gehirnzentren, die den Hunger erst richtig ankurbeln und offenbar auch dafür sorgen, dass sich das Fett in den bekannten »Pölsterchen« niederschlägt.

US-Forscher fanden in Tierversuchen heraus, dass die für den Appetit und die Gewichtsregulierung zuständigen Hirnregionen bei Mensch, Maus und Ratte verblüffend ähnlich aufgebaut sind. Sie entdeckten, dass bei den Tieren schon eine einzige schwere, fetthaltige Mahlzeit ausreicht, den Teufelskreis von Verlangen nach mehr und damit die Anlage von Fettreserven in Gang zu setzen.

Zu Zeiten, als Nahrung noch nicht, wie heute, ständig im Übermaß zur Verfügung stand, war dieser Regelmechanismus außerordentlich sinnvoll und erlaubte unseren Vorfahren, wenn sie beispielsweise ein Tier erlegt hatten, sich gewissermaßen eine Energiereserve für schlechtere Zeiten »anzufressen«. Heute jedoch ist dieser Mechanismus für unsere Figur ebenso fatal wie für unser Wohlbefinden.

Appetit 2

Warum läuft uns beim Anblick, ja sogar schon beim Geruch appetitlicher Speisen das Wasser im Mund zusammen?
Daran ist der so genannte Magensekretionsreflex schuld, durch dessen wissenschaftliche Beschreibung der Russe Pawlow berühmt wurde. Pawlow bewies an Hunden, dass der Körper schon beim Anblick und Geruch von Futter Verdauungssäfte wie Speichel und Magensaft produziert und dass dies bei entsprechendem Training sogar schon durch ein bestimmtes Signal, z. B. ein Klingelzeichen, ausgelöst wird. Der Organismus bereitet sich damit auf die Verdauung der erwarteten Speisen vor.
Beim Menschen funktioniert das ganz genauso: Wenn wir etwas Leckeres sehen oder riechen, läuft uns der Speichel im Mund zusammen und unsere Verdauungsdrüsen arbeiten auf Hochtouren. Und wenn jeden Tag um 13 Uhr eine Glocke zur Mittagsmahlzeit läutet, genügt dieses Signal, um den Reflex auszulösen.

Appetit 3

Warum vergeht uns manchmal der Appetit?
Hunger und Appetit sind durchaus nicht ein und dasselbe. Während wir dann Hunger bekommen, wenn unser Körper Nahrung benötigt *(→ Hunger 1)*, können wir Appetit auch dann verspüren, wenn wir eigentlich satt sind. Der Appetit wird im Zwischenhirn gesteuert und bezieht sich oft auf ein ganz bestimmtes Lebensmittel. So hat man nach einer üppigen Mahlzeit zwar keinen Hunger mehr, oft aber noch Appetit auf etwas Süßes.

Ob wir etwas appetitlich finden oder nicht, hängt zudem von Aussehen und Geruch einer Speise, aber natürlich ganz besonders von deren Geschmack ab *(→ Schmecken 3)*. Grundsätzlich kann man nur auf etwas Appetit haben, was man schon kennt bzw. womit man schon Erfahrungen gemacht hat. Dabei spielen Gewohnheit und spezielle Vorlieben eine große Rolle. Wer beispielsweise nach einer bestimmten Mahlzeit immer ein gemischtes Eis isst, wird dieses Bedürfnis beibehalten, d. h., er wird nach dieser Speise immer Appetit auf das Eis bekommen. Insofern hat der Appetit sehr viel mit dem individuellen Geschmack zu tun, der ja auch größtenteils auf Erfahrung und einem Lernprozess beruht *(→ Schmecken 4)*.
Das Appetitzentrum im Gehirn wird aber auch durch eine ganze Reihe anderer Faktoren beeinflusst: So lösen Geschlechts-, Wachstums- und Schwangerschaftshormone nachweislich recht häufig eine Veränderung des Appetits aus; aber auch körperliche Beschwerden und nicht zuletzt seelische Bedingungen wie Einsamkeit, ungewohnte Umgebung, Traurigkeit und ganz besonders ein Gefühl des Ekels *(→ Ekel 1)* können uns im wahrsten Sinne des Wortes »den Appetit verderben«.

Applaus

Warum ist Applaus ansteckend?
Egal, ob im Konzertsaal oder auf dem Fußballfeld: Sobald einer zu klatschen beginnt, machen alle anderen mit. Und in der Regel kann man schon nach kurzer Zeit beobachten, dass alle Applaudierenden im gleichen Rhythmus klatschen. Woran liegt das?
Nach Ansicht von Psychologen geht eine Massenbewegung immer von einem Einzelnen aus, der dann rasch Nachahmer findet. Für die von Mensch zu Mensch überspringende Begeisterung gibt es sogar eine mathematische Formel. Bemerkenswert ist, dass die meisten Menschen beim Klatschen gar nicht selbst den Ton angeben, sondern sich inkognito mitreißen lassen wollen. Sie warten gewissermaßen auf ein Zeichen von anderen und vertrauen darauf, dass das Klatschen an dieser Stelle angemessen ist.

Wie die Applaudierenden ihren gemeinsamen Rhythmus finden, haben amerikanische Forscher jetzt herausgefunden: Demnach hat jeder Mensch zwei unterschiedliche Applaus-Geschwindigkeiten, eine schnelle und eine langsame. Die schnelle ist von Mensch zu Mensch sehr unterschiedlich, die langsame dagegen ziemlich ähnlich. Deshalb klatschen beispielsweise bei einem Konzert anfangs alle in ihrer schnellen Geschwindigkeit wild durcheinander. Kurz darauf wird der Applaus leiser, dafür aber gleichmäßiger. Er ist dann nur noch halb so schnell, aber sehr rhythmisch. Dieses Tempo hält alle so lange zusammen, bis Einzelne vor Begeisterung wieder ausbrechen und ein regelrechtes Klatsch-Chaos verursachen.

Ärger

Warum ärgern sich Menschen höchst unterschiedlich?
Das liegt an einer persönlichen Eigenart jedes Menschen, den die Psychologen »Attributionsstil« nennen. Demnach brauchen wir für alles, was uns passiert, eine Begründung. Während das Grundmuster dieser Begründungen von Mensch zu Mensch verschieden ist, bleibt es bei ein und derselben Person in der Regel konstant und wird immer wieder angewandt.
Besonders bei negativen Erfahrungen ist der individuelle Attributionsstil ausschlaggebend. Deshalb kann jemand eine Frage wie »Warum bin ich nicht befördert worden?« für sich selbst nur mit seinem eigenen Versagen – »Ich bin eben zu dämlich« – begründen, während ein anderer für derlei Missgeschicke prinzipiell äußere Umstände – »Mein Chef ist ein ungerechter Mensch« – verantwortlich macht.

Armut

Warum wirken arme Menschen oft älter als sie sind?
Die Frage erscheint auf den ersten Blick unsinnig, und tatsächlich ist es

natürlich so, dass Geld und Alter grundsätzlich nichts miteinander zu tun haben.

Mediziner der Euromed-Klinik in Fürth ermittelten jedoch mithilfe so genannter Age-Scans, bei denen sie Reaktionsfähigkeit, Seh- und Hörvermögen, Lungenkapazität, Merkfähigkeit und andere altersabhängige Werte maßen, dass Menschen aus der sozialen Oberschicht weitaus häufiger eine positive Abweichung des biologischen vom tatsächlichen Alter aufweisen als Menschen aus eher bescheidenen Verhältnissen, d. h., sie fanden unter gut situierten, gebildeten Menschen viel mehr 50-Jährige, die aus biologischer Sicht erst 40 waren, als in anderen Kreisen. Ganz besonders häufig trat dieses Phänomen bei Managern und anderen höher gestellten Personen auf, die häufig bis an ihre Leistungsgrenze gefordert werden und die sich Tag für Tag immer wieder neuen Anforderungen stellen müssen.

Die Forscher führen dies darauf zurück, dass Leute aus der sozialen Oberschicht in der Regel gesundheitsbewusster leben, dass sie weniger rauchen und auch mehr auf ihr Gewicht achten als weniger privilegierte Personen.

Arzneimittel

→ *Medikamente*

Asthma 1

Was passiert beim Asthma?

Unter Bronchialasthma – gemeinhin spricht man schlicht von Asthma, obwohl es noch das Herzasthma gibt – leiden in Deutschland etwa acht Millionen Menschen. Damit ist die Krankheit, die meist schon in der Kindheit oder im frühen Erwachsenenalter beginnt, eines der am weitesten verbreiteten chronischen Leiden überhaupt.

Unterschiedliche Anlässe lösen dabei drei Wirkungen aus, von denen jede einzelne dazu beiträgt, die Atmung massiv zu erschweren: Erstens verengen sich die Bronchien im Ganzen; zweitens schwillt die Schleimhaut in ihrem

Inneren an und lässt damit noch weniger Luft durch; und drittens produziert die Schleimhaut auch noch ein zähes Sekret, das den verbliebenen knappen Freiraum fast vollständig verstopft.

Ursache dieser oft anfallartig eintretenden Veränderungen ist meist eine allergische Reaktion auf eingeatmete Substanzen, wobei Pollen die größte Rolle spielen. Aber auch Hausstaub, Schimmelpilzsporen, Tierhaare, Medikamente, ja sogar Nahrungsmittel können Asthma-Attacken auslösen. Da in all diesen Fällen die Auslöser von außerhalb des Körpers kommen, spricht man auch von »exogenem Bronchialasthma«.

Nicht selten ereignen sich schwere Asthma-Anfälle jedoch nach einer bakteriellen Infektion oder als Folge einer chronischen Bronchitis. Dann liegt ein »endogenes Bronchialasthma« vor. Schließlich gibt es noch eine Vielzahl chemischer Stoffe, die – wenn sie am Arbeitsplatz ständig eingeatmet werden – die Atemwege so lange reizen, bis dadurch schließlich Asthma-Attacken ausgelöst werden.

Wegen des erheblichen Widerstandes, der die Ausatmung weitaus mehr behindert als die Einatmung *(→ Asthma 2)*, wird nur ein Teil der in der Lunge enthaltenen Luft abgeatmet, der größere Anteil bleibt zurück und schränkt den zur Verfügung stehenden Lungenraum noch mehr ein.

Auch wenn es – vornehmlich bei Kindern und Jugendlichen – hin und wieder Fälle gibt, bei denen sich die Krankheitszeichen nach und nach ganz von selbst bessern, wird Bronchialasthma doch meist zum Dauerleiden und führt mit der Zeit zu einer bleibenden Lungenblähung und wegen des erhöhten Widerstandes im Lungenkreislauf, gegen den das Herz tagein, tagaus anarbeiten muss, nicht selten auch zur fortschreitenden Herzmuskelschwäche.

Asthma 2

Asthmatiker können relativ mühelos einatmen. Warum bekommen sie trotzdem nur schwer Luft?

Das hängt damit zusammen, dass sich bei der Einatmung der Unterdruck im Brustraum vergrößert, wodurch sämtliche – auch die beim Asthmatiker krankhaft veränderten – Atemwege ein wenig erweitert werden. Die Luftzufuhr ist daher nur geringfügig behindert. Bei der Ausatmung werden die Luftwege dagegen wieder etwas eingeengt, wobei sich die feinen Muskeln in den Wänden der Atemröhren zusätzlich zusammenziehen und die Einengung noch verstärken, sodass die Ausatemluft kaum mehr passieren kann. Hat ein Asthmatiker nun bis zur maximalen Grenze eingeatmet und bekommt die Luft nicht wieder aus dem Körper heraus, so kann er die Lunge nicht mehr weiter ausdehnen, hat also für eine weitere Luftzufuhr keine Möglichkeit mehr und leidet, obwohl er die Lunge voller Luft hat, unter massiver Atemnot.

Asthma 3

Warum bekommt ein Asthmatiker besser Luft, wenn er die Arme aufstützt?

Weil er dadurch die so genannten Atemhilfsmuskeln zur Unterstützung vor allem des Ausatmens heranziehen kann. Dies sind bestimmte Muskeln des Bauches und des Schultergürtels, die neben einem Anheben von Brust- und Schlüsselbein und der damit verbundenen Ausweitung der Lunge über das Absenken der unteren Rippen einen Druck auf die Bauchhöhle ausüben. Dadurch wird auch das Zwerchfell, der wichtigste Atemmuskel, angehoben, was die Ausatmung erheblich erleichtert.

Stützt ein Asthmatiker die Arme auf eine feste Unterlage, so fixiert er den Schultergürtel und erleichtert den Atemhilfsmuskeln damit die Arbeit.

Asthma 4

Warum lösen Gewitter Asthma-Anfälle aus?

Für Asthmakranke kündigen Blitz und Donner häufig auch Atembeschwerden an. Warum das so ist, haben australische Wissenschaftler der Universität Sydney vor kurzem untersucht. Für ihre Studien griffen die Forscher auf Aufzeichnungen der Krankenhäuser von 1995 bis 1998 sowie auf meteorologische Daten aus demselben Zeitraum zurück. Für Tage, an denen besonders viele Menschen an Anfällen litten, suchte das Team nach Hinweisen auf Gewitterböen, bei denen partikelreiche kalte Luft nach unten strömt. Die Auswertung ergab, dass derartige Wetterbedingungen an jedem dritten Tag mit auffällig vielen Asthma-Fällen herrschten.

Das erstaunliche Phänomen lässt sich folgendermaßen erklären: Wenn ein Gewitter über Getreidefelder zieht, werden Pollen zunächst in großer Menge nach oben gewirbelt. Anschließend drücken die nach unten gerichteten Böen ihre Allergie auslösende Fracht wieder zu Boden, wo sie den Asthma-Kranken schwer zu schaffen macht. Außerdem bricht der Gewitterregen die Pollenkörner auf, sodass die Partikel die zum Einatmen »ideale« Größe annehmen.

Aszites

Wieso sammelt sich bei manchen Krankheiten in der Bauchhöhle Flüssigkeit an?

→ *Bauchwassersucht*

Atmung 1

Warum ist Einatmen anstrengender als Ausatmen?

Weil Einatmen ein Vorgang ist, an dem zahlreiche Muskeln beteiligt sind, wohingegen das Ausatmen ganz von selbst geschieht. Die Lunge ist nämlich elastisch wie ein Expander, den man mit Kraft auseinander ziehen muss, während er von allein wieder zusammenschnellt.

Wenn wir also einatmen, müssen wir die Lunge ausdehnen. Die meiste Arbeit leistet dabei das Zwerchfell, eine dünne Muskelplatte, die den Brust- vom Bauchraum trennt. Auf ihm sitzt die Lunge auf, und ein schmaler, flüssigkeitsgefüllter Spalt, in dem ein Unterdruck herrscht, sorgt dafür, dass sie der Bewegung des Zwerchfells folgen muss. Spannt sich das Zwerchfell nun beim Einatmen an und dehnen die zwischen den Rippen gelegenen Muskeln gleichzeitig den Brustraum aus, so weitet sich die Lunge wie ein Blasebalg und saugt dabei über Bronchien und Luftröhre Atemluft an. Entspannen sich Zwerchfell und Zwischenrippenmuskeln wieder, schrumpft die Lunge aufgrund ihrer Elastizität auf die Ursprungsgröße zusammen und presst dabei die in ihr enthaltene Luft wieder heraus, ohne dass dafür eine nennenswerte Muskelarbeit erforderlich ist.

Atmung 2

Können wir mit dem Bauch atmen?

Ja, das können wir, und das tun wir auch ständig. Wenn nämlich das Zwerchfell, das Brust- und Bauchraum voneinander trennt, die Lunge zur Einatmung nach unten zieht *(→ Atmung 1)*, drückt es dabei zwangsläufig auf die Baucheingeweide. Diese weichen aus und drängen die Bauchwand vor.

Beim Ausatmen treten dann die Bauchmuskeln in Aktion, indem sie die Eingeweide wieder zurückdrängen und damit indirekt das Zwerchfell nach oben schieben, sodass sich die Lunge zusammenziehen und die Luft ausstoßen kann.

Ohne die Tätigkeit der Bauchmuskeln wäre diese Art der Atmung, die man deshalb auch als »Bauchatmung« bezeichnet, gar nicht möglich.

Atmung 3

Wie lange bleibt man ohne Atemluft am Leben?

Das Organ, das am empfindlichsten auf Sauerstoffmangel reagiert, ist das Gehirn, bei dem bereits nach fünf bis sieben Minuten ohne Atmung irreparable Schäden auftreten. Deshalb kann der Mensch nur einige wenige Mi-

nuten aushalten, ohne Luft zu holen. Dann verliert er das Bewusstsein und stirbt kurz darauf.
Eine Ausnahme besteht lediglich bei starker Unterkühlung, weil der Organismus dann auf extremer Sparflamme arbeitet und weit weniger Sauerstoff verbraucht als normalerweise. Insofern haben Wiederbelebungsmaßnahmen bei Ertrunkenen umso mehr Aussicht auf Erfolg, je kälter das Wasser ist.

Atmung 4

Wie passt unser Körper die Atmung an den momentanen Bedarf an?
Dies geschieht ganz automatisch und vollkommen unbewusst und beruht auf der Tätigkeit des Atemzentrums im Gehirn. Dieses misst Tag und Nacht fortwährend den Kohlendioxidgehalt des Blutes. Ist er zu hoch, werden Atemrhythmus und -tiefe gesteigert, um das überschüssige Kohlendioxid rasch abzuatmen; ist er zu niedrig, wird die Atmung sofort flacher.
Dies funktioniert allerdings nur einwandfrei, solange wir uns in unserer gewohnten Umgebung aufhalten. In großen Höhen versagt die Regulation, deshalb können wir dort, ohne Atemnot zu verspüren, das Bewusstsein verlieren. Auch vermeintliche Bedrohungen – seien es wirkliche Gefahren oder von innen kommende Ängste – können das Atemzentrum vorübergehend erheblich irritieren. Deshalb atmen wir, wenn wir Angst haben, weitaus schneller, als es zur Sauerstoffversorgung unseres Körpers notwendig wäre.
Wie wichtig das Atemzentrum ist, zeigt die Tatsache, dass dessen schwere Verletzung binnen kürzester Zeit unweigerlich zum Tod führt.

Atmung 5

Warum genügt es nicht, bei körperlicher Anstrengung einfach nur schneller zu atmen, um genügend Luft zu bekommen?
Weil die am Ende eines normalen Atemzuges eingesaugte Luft nur bis in die

Luftröhre und deren Äste, die Bronchien, strömt. Etwa ein Drittel der Atemluft erreicht deshalb die Lunge gar nicht und wird beim nächsten Ausatmen ungenutzt wieder an die Umgebung abgegeben.
Sind wir gezwungen, bei körperlicher Anstrengung dem Körper mehr Sauerstoff zuzuführen, nützt schnelleres Atmen allein gar nichts. Worauf es vielmehr ankommt, ist, wesentlich tiefere Atemzüge zu machen. Das tun wir jedoch automatisch, ohne uns dessen bewusst zu werden *(→ Atmung 4)*.

Atmung 6

Wieso wird es uns bei hektischem Atmen schwindelig?
Besonders Mädchen und junge Frauen, die in Stress-Situationen dazu neigen, aufgeregt und damit viel zu heftig zu atmen, kennen das: Plötzlich wird ihnen übel, die Finger fangen an zu kribbeln, und sie haben das Gefühl, gleich umzukippen. Wenn sie dann weiter so hektisch schnaufen, fangen auch noch die Muskeln an, massiv zu zucken. Woran liegt das?
Bei übertriebener Atemtätigkeit wird zu viel Kohlendioxid (Kohlensäure) abgegeben, wodurch das Blut immer alkalischer wird. Dies hat wiederum zur Folge, dass der Kalziumspiegel im Blut absinkt. Da Kalzium aber bei der Erregbarkeit des Nerven- und Muskelgewebes eine ganz entscheidende Rolle spielt, führt sein Mangel zu Krämpfen, die bisweilen sogar mit Schmerzen verbunden sind und von Medizinern als »Hyperventilationstetanie« bezeichnet werden. Charakteristisch ist dabei die so genannte Pfötchenstellung der Hände.
Den Betroffenen kann man leicht helfen, indem man ihnen die hohlen Hände vor den Mund hält, sodass sie ihre eigene Ausatemluft wieder einatmen. Dasselbe funktioniert auch mit einer über den Kopf gestülpten Plastiktüte, die jedoch den entscheidenden Nachteil hat, die Panik der Betroffenen eher noch zu verstärken.

Atmung 7

Warum werden wir im Alter kurzatmig?
→ *Alter 5*

Atmung 8

Warum bekommt ein Asthmatiker besser Luft, wenn er die Arme aufstützt?
→ *Asthma 3*

Atmung 9

Warum atmen wir in bedrohlichen Situationen hektisch, bekommen Herzklopfen, einen trockenen Mund, weiche Knie, kalte Füße und ein flaues Gefühl im Magen?
→ *Angst 1*

Atmung 10

»Erst mal tief durchatmen« – hilft das gegen Stress und Hektik?
Ja, das tut es zweifellos, und zwar deshalb, weil die Atmung zwar ebenso wie Herzschlag, Verdauung und Drüsentätigkeit unbewusst abläuft, jedoch im Gegensatz zu diesen willentlich beeinflussbar ist. Wenn also durch Stress und Hektik ausgelöste nervliche und hormonelle Veränderungen dafür sorgen, dass sich die Atemmuskeln verkrampfen, die Lunge sich nicht optimal ausdehnt, die Atmung dadurch flacher und schneller wird und so der Körper nicht mehr ausreichend Sauerstoff erhält, dann können wir diese Spirale sich gegenseitig verstärkender unangenehmer Erscheinungen bewusst durchbrechen.

Doch tiefes Durchatmen führt nicht nur dazu, dass der Organismus wieder besser mit Sauerstoff versorgt wird, sondern veranlasst den Körper obendrein, stimmungsaufhellende Hormone – so genannte Endorphine – auszuschütten. Bereits fünf bis sechs bewusste, langsame und tiefe Atemzüge reichen aus, zu Hektik und Stress eine spürbare Distanz zu schaffen.

Atmung 11

Warum können Babys gleichzeitig atmen und trinken?

Beim Saugen an der Mutterbrust muss ein Säugling nicht ständig absetzen, um Luft zu holen, d. h., er kann gleichzeitig trinken und atmen. Das hängt mit der Stellung des Kehldeckels beim Schlucken zusammen. Dieser sinkt nämlich später, beim Übergang zur aufrechten Körperhaltung, mit dem gesamten Kehlkopf am Luftröhreneingang ab und berührt dann beim Schließen nicht mehr den weichen Gaumen, d. h., er verhindert zwar weiterhin, dass Geschlucktes in die Luftröhre gelangt, verschließt dabei jedoch nicht mehr den Nasenraum.

Beim Säugling ist dieser Verschluss – wie bei vierfüßigen Tieren – noch vorhanden. Bei ihm wird, wenn er trinkt, die Flüssigkeit so um den Kehlkopf herumgeleitet, dass dabei gleichzeitig die Luftröhre offen bleibt.

Atmung 12

Ersticken wir, wenn wir nur lang genug die Luft anhalten?

→ *Ersticken 1*

Atmung 13

Warum leiden Herzkranke unter Atemnot?

→ *Herz 4*

Atmung 14

Atmen wir durch beide Nasenlöcher?
Nein, zum Atmen benutzen wir – auch wenn wir uns dessen in der Regel nicht bewusst werden – abwechselnd das linke und rechte Nasenloch. Allerdings ist die Zeit, nach der der Wechsel stattfindet, von Mensch zu Mensch sehr unterschiedlich.

Atmung 15

Warum funktioniert die Mund-zu-Mund-Beatmung?
→ *Mund-zu-Mund-Beatmung*

Auffahrunfall

Wie entsteht die Halsverletzung bei einem Auffahrunfall?
Fährt auf ein stehendes oder langsam fahrendes Auto von hinten ein anderes mit Wucht auf, erleiden die Insassen des vorderen Fahrzeugs ein so genanntes Schleudertrauma.
Hält der Anschnallgurt den Körper fest im Sitz, fliegt der Kopf vehement nach vorn, um gleich darauf ebenso kraftvoll zurückzuschnellen. Wenn die Fahrzeuginsassen nicht angeschnallt sind, schlägt der Kopf – diesmal gleichzeitig mit dem Vorschleudern des übrigen Körpers – ebenfalls heftig nach hinten. Durch diese ruckartige Überstreckung des Nackens werden Nerven und Blutgefäße, die seitlich zwischen den Wirbelkörpern verlaufen, massiv gezerrt, ja, kurzzeitig kann sogar das Rückenmark gequetscht werden.
Je nach Wucht des Aufpralls löst ein solches Schleudertrauma Muskelverspannungen und schmerzhafte Bewegungseinschränkungen aus; wenn das Rückenmark als Teil des Zentralnervensystems in Mitleidenschaft gezogen wird, können auch Schwindel, Übelkeit und Gefühlsstörungen auftreten.

Aufregung 1

Warum schlägt uns das Herz bei Aufregung – aber auch, wenn wir verliebt sind – bis zum Hals?
→ *Liebe 3*

Aufregung 2

Warum steigt der Blutdruck, wenn wir uns aufregen?
→ *Blutdruck 2*

Aufwachen

Wieso wachen wir auch ohne Wecker zur richtigen Zeit auf?
Unser Leben verläuft weitgehend nach einer → *inneren Uhr*. Diese bestimmt, wann wir abends müde und morgens wieder munter werden. Allerdings konnten Wissenschaftler aus Lübeck nachweisen, dass diese biologische Uhr nicht ganz automatisch läuft, sondern durch unser Bewusstsein beeinflussbar ist. Wer regelmäßig zu einer bestimmten Zeit aufsteht oder weiß, dass er etwa früher als sonst aus den Federn muss, wacht oft genau zu dieser Zeit auf, weil sich die biologische Uhr daran anpasst oder, genauer gesagt, weil Hormone abgegeben werden, die das Gehirn aufwecken.

Auge 1

Woher kommen die morgendlichen »Sandkörnchen« in den Augen?
Diese Hartsubstanzkörnchen bestehen aus nichts anderem als eingetrockneter Tränenflüssigkeit. Jeder Lidschlag verteilt eine Spur dieser Tränenflüssigkeit über das Auge und hält es auf diese Weise feucht. Anschließend läuft die Flüssigkeit über kleine seitliche Kanäle in die Nase ab. Nachts zwinkern

wir seltener, langsamer und zudem noch mit geschlossenen Augen; dadurch trocknet die Tränenflüssigkeit im Augenwinkel zu kleinen Klümpchen ein, die wir uns dann morgens aus den Augen reiben.

Auge 2

Warum sehen wir bei einem Schlag auf das Auge lauter Sternchen?

→ *Sehen 4*

Auge 3

Wie kommt die Farbe der Augen zustande?

Wenn wir unser Gegenüber betrachten, bleibt unser Blick meist an den Augen hängen. Dabei sind es fast immer dieselben zwei Dinge, die uns auffallen: die Form und vor allem die Farbe. Hier hat die Natur die verschiedensten Abstufungen von Dunkelbraun bis Hellblau mit zahlreichen Zwischentönen geschaffen.

Verantwortlich für die Augenfarbe ist die Regenbogenhaut oder Iris. Diese ist jedoch, wenn man sie in der Vergrößerung ansieht, keinesfalls einfarbig, sondern ähnelt mit ihren Streifen und verschiedenfarbigen Flecken eher einem abstrakten Gemälde. Welche Farbe ein Auge nun aufgrund der erblichen Veranlagung tatsächlich hat, liegt an der Kombination dieser einzelnen Farbbestandteile.

Da dunklere Augen intensive Sonnenbestrahlung besser vertragen als helle, haben die Bewohner der sonnigen Tropen so gut wie nie helle Augen. Diese findet man dafür sehr häufig bei Menschen in nördlichen, eher sonnenarmen Ländern.

Auge 4

Warum verändert sich die Augenfarbe im Alter?

Dass die Augen mit fortschreitendem Alter eine andere Farbe bekommen, ist nichts weiter als eine Täuschung. Denn die Farbe der Regenbogenhaut bleibt zeitlebens gleich. Was sich jedoch oft ändert, ist die Größe der Pupille. Diese dunkle Fläche in der Mitte des Auges wird im Alter häufig kleiner, wodurch dann das ganze Auge heller wirkt.

Auge 5

Warum haben wir morgens oft geschwollene Augen?

Das liegt daran, dass die Zirkulation der Lymphe während des nächtlichen Schlafs herabgesetzt ist, sodass sich im lockeren Gewebe des unteren Augenlids – hier ist die Haut fünf- bis zehnmal dünner als an jeder anderen Stelle des Gesichts – Flüssigkeit ansammelt. Diese lässt die Augenlider, manchmal im Zusammenwirken mit überschüssiger Tränenflüssigkeit, anschwellen.

Im Allgemeinen geht diese Schwellung bald wieder zurück, da sich die Lymphzirkulation nach dem Aufstehen rasch beschleunigt und schon nach kurzer Zeit wieder ihren normalen Tagesrhythmus gefunden hat.

Auge 6

Warum können wir die Augen zwar beliebig lange geschlossen, aber nicht beliebig lange offen halten?

Weil sie dann rasch austrocknen. Das wird normalerweise durch den Lidschlag verhindert, der die Augen mit Tränenflüssigkeit befeuchtet. Diese Tränenflüssigkeit hat vielfältige Aufgaben: Sie muss die empfindliche Hornhaut und die Bindehaut feucht halten, ihnen Sauerstoff zuführen und kleine Unebenheiten auf der Hornhaut glätten bzw. ausgleichen. Zu diesem

Zweck enthält sie Enzyme und Antikörper, die Bakterien und Viren bekämpfen und Fremdkörper ausschwemmen.

Die Tränenflüssigkeit wird durch einen Reflex, der im Allgemeinen vollkommen unbewusst etwa alle 5 bis 10 Sekunden für den Lidschlag sorgt, gleichmäßig über die Augenoberfläche verteilt. Versuchen wir, diesen Lidschlagreflex willentlich zu unterdrücken, so gelingt uns das nur für kurze Zeit, dann zwingt uns das von dem trockenen Auge ausgehende unangenehme Gefühl, die Augen zwecks Befeuchtung wieder kurz zu schließen.

Auge 7

Wieso weiten sich die Pupillen bei Wut oder Erstaunen?

Normalerweise werden die Pupillen bei zunehmender Dunkelheit größer, um so möglichst viel Licht einzulassen. Dieser als »Adaptation« bezeichnete Vorgang läuft ohne unser Zutun ganz automatisch ab und wird von vegetativen, d. h. nicht unserem Willen unterworfenen Nervenfasern gesteuert *(→ Sehen 18)*.

Das vegetative Nervensystem wird jedoch auch durch seelische Einflüsse erregt und kann dann überall im Organismus körperliche Reaktionen auslösen. Zu diesen Reaktionen gehört unter anderem auch, dass wir die Augen bei heftigem Erschrecken weit aufreißen und dass sich die Pupillen bei Wut, Erstaunen, gespannter Aufmerksamkeit oder Angst weiten.

Auge 8

Wieso strahlen beim Lächeln die Augen?

→ Lachen 4

Auge 9

Wie entstehen dunkle Ringe um die Augen?
Die dunklen Ringe, die vor allem bei starker Müdigkeit sowie bei seelischer Erschöpfung sichtbar werden, sind in der Regel familiär, d. h. erblich bedingt. Man findet sie meist bei schlanken Menschen, bei denen die ohnehin schon sehr dünne Haut über dem unteren Rand der Augenhöhle nicht ausreichend mit Weichgewebe abgepolstert ist. Dadurch wird das dunkle Blut in den direkt unter der Haut verlaufenden Gefäßen sichtbar.
Sind solche Menschen verzagt oder mit ihren Kräften am Ende, nehmen sie automatisch einen Gesichtsausdruck an, bei dem die beteiligten Muskeln einen zusätzlichen Zug auf die Augenhaut ausüben. Deshalb treten die dunklen Ringe bei einer traurigen Stimmungslage besonders deutlich hervor.

Auge 10

Warum haben viele Menschen Schwierigkeiten, ein Auge allein zu schließen?
Das liegt an einer Besonderheit des für sämtliche Gesichtsbewegungen zuständigen Nerven, des so genannten Nervus facialis. Dieser besteht aus verschiedenen Fasern, von denen einige die Muskulatur des Stirn-Augen-Bereichs, andere die der Nase und wieder andere die der Mundregion mit Impulsen versorgen.
Diejenigen Fasern, die für die Augen und damit auch für den Lidschluss zuständig sind, bekommen ihre Befehle von beiden Gehirnhälften gleichzeitig. Dadurch ist gewährleistet, dass der Lidschlag stets synchron, d. h. an beiden Augen zur selben Zeit erfolgt. Diesen automatisierten Ablauf willentlich, d. h. durch reine Konzentration zu überspielen, also nur ein einziges Auge zu schließen und das andere offen zu lassen, bereitet vielen Menschen erhebliche Probleme, und selbst denjenigen, die damit kaum Schwierigkeiten haben, gelingt das kleine Kunststück meist an einem Auge besser als am anderen.

Die Fasern, die die unterhalb der Lider gelegenen Gesichtsmuskeln versorgen, werden dagegen nur von einer Gehirnhälfte, und zwar stets von der Gegenseite, mit Impulsen versorgt, was unter anderem für die asymmetrischen Bewegungen beim Essen und Sprechen sehr vorteilhaft ist.

Auge 11

Warum werden unsere Augen rot, wenn sie Zugluft abbekommen?
→ *Bindehautentzündung*

Auge 12

Schadet Fernsehen den Augen?
Diese Behauptung hört man oft von Eltern, die damit versuchen, ihre Kinder abends vom Bildschirm weg ins Bett zu bekommen. Aber dennoch ist sie falsch. Denn selbst, wenn der Kontrast zwischen dem hellen Schirm und dem umgebenden dunklen Zimmer die Augen vorübergehend ermüdet, ist keine nachhaltige Schädigung zu befürchten. Auch durch das grelle Licht des Fernsehers, eine ungünstig platzierte Lampe oder andere Lichtquelle im Raum besteht keinerlei Gefahr. Selbst wenn Kinder unnötig nah vor dem Bildschirm sitzen – was sie im Allgemeinen gerne tun –, muss man sich keine Sorgen machen, dass sie kurzsichtig werden oder andere Schäden davontragen könnten.
All dies ist das Ergebnis umfangreicher Untersuchungen, die Augenärzte in den USA an Kindern und Erwachsenen vorgenommen haben.

Auge 13

Warum haben Personen auf Blitzlichtaufnahmen rote Augen?
Dieser Effekt tritt auf, wenn das Blitzgerät direkt an der Kamera montiert

ist und die Person von vorne fotografiert wird. Durch die wegen der relativ dunklen Umgebung weit geöffneten Pupillen gelangt das Blitzlicht dann ins Auge und leuchtet einen Teil des gut durchbluteten und daher rot erscheinenden Augenhintergrunds aus. Das reflektierte rote Licht verlässt das Auge schneller, als die Pupillen sich verengen können, und trifft praktisch gleichzeitig durch die noch geöffnete Blende des Kameraobjektivs auf den Film.

Abhilfe bringen kurze Vorblitze, auf die die Pupille mit rascher Zusammenziehung reagiert, sodass bei der eigentlichen Aufnahme kaum noch Licht auf den Augenhintergrund fallen kann.

Auge 14

Woran liegt es, wenn jemand schielt?

→ *Schielen*

Augenbrauen

Warum ziehen wir, wenn wir verblüfft sind, unwillkürlich die Augenbrauen hoch?

Unsere Augen und ihre unmittelbare Umgebung haben für die zwischenmenschliche, wortlose oder sprachbegleitende Kommunikation eine überragende Bedeutung. Nicht umsonst gehören die Augensignale der Mutter zu den ersten Wahrnehmungen eines neugeborenen Kindes. Ein Baby erkennt an den Augen seiner Eltern weit eher als an deren Worten, was sie ihm sagen wollen. Auch die Muskeln, die das Auge umgeben, wirken an dieser Sprache mit, etwa, wenn wir das Auge mit dem Lid verdecken, wenn wir blinzeln oder die Lidspalte verengen.

Besonders auffällig sind dabei die Bewegungen der Augenbrauen, die von Wissenschaftlern im Zusammenhang mit der Faltenbildung auf der Stirn in sieben verschiedene Aktionsmuster eingeteilt worden sind. Ihnen wird überall auf der Welt dieselbe Bedeutung zuerkannt, und sie sind daher geeignet, unsere Empfindungen auch Menschen gegenüber recht präzise auszudrücken, deren Sprache wir nicht sprechen. So können wir durch das Zusammenziehen der Augenbrauen finstere Gefühle, durch deren unwillkürliches Nach-oben-Ziehen einerseits Überraschung, Erstaunen und Interesse, andererseits aber auch unser Missfallen kundtun.

Aussehen

Warum finden sich manche Menschen schöner, als sie in Wirklichkeit sind?
»Die kommt sich vielleicht schön vor!« Sätze wie diesen – hinter vorgehaltener Hand getuschelt – hört man immer wieder; vor allem dann, wenn jemand mit allenfalls durchschnittlichem Aussehen durch sein Verhalten offen zu erkennen gibt, dass er mit sich selbst außerordentlich zufrieden ist.
In der Regel liegt das daran, dass dieser Jemand ein Bild von sich hat, von dem er glaubt, dass es bestimmten Schönheitsidealen entspricht. Psychologen sprechen in diesem Zusammenhang vom »Körperkonzept«. Demnach besitzt jeder von uns ein individuelles Bild von seinem eigenen Äußeren, wobei es gar nicht in erster Linie um das tatsächliche Aussehen, sondern vielmehr um das empfundene geht.
So kann eine viel zu dünne Frau ohne die geringsten weiblichen Formen sich durchaus als äußerst attraktiv empfinden. Die bereits angesprochenen Schönheitsideale und die Bewertung durch andere sind hier meist ausschlaggebender als der Blick in den Spiegel.

Autofahren 1

Warum sind Männer die aggressiveren Autofahrer?
Nach Ansicht namhafter Psychologen werden die Menschen in ihrem Verhalten von drei Faktoren geleitet, die bei jedem, wenn auch in unterschiedlicher Ausprägung, vorhanden sind: zum einen vom Streben nach Stabilität

und Sicherheit, zum anderen von der Lust auf neue Reize und zum dritten vom Drang zur Ausweitung des Territoriums und zum Ausstechen von Konkurrenten.
In umfangreichen Studien hat man festgestellt, dass bei Männern – weitaus häufiger als bei Frauen – das Dominanzverhalten überwiegt. Das macht Männer zwar zu potenziellen Führungspersönlichkeiten, aber eben auch zu Verkehrsrowdys, die ein zu langsames Vorwärtskommen als unerträgliche Einschränkung ihrer Selbstständigkeit empfinden. Deshalb drängeln und hupen sie auf der Autobahn, auch wenn das letztlich gar nichts bringt.

Autofahren 2

Warum haben wir im Auto immer das Gefühl, auf der langsameren Spur zu fahren?
Es scheint wie verhext: Egal auf welcher Spur wir fahren, immer haben wir das Gefühl, dass die Autos auf der Nebenspur zügiger vorankommen. Hoffnungsvoll wechseln wir die Fahrbahnseite, doch kurz darauf sind wir schon wieder überzeugt, die langsamere Spur erwischt zu haben. Drei Jahre lang gingen Wissenschaftler der Universität von Toronto und der Stanford University der Frage nach, worauf dieses Phänomen beruht, und kamen dabei zu dem Schluss, dass wir einer optischen Täuschung unterliegen.
Der falsche Eindruck entsteht, weil sich die Abstände zwischen den Autos ständig verändern. Hat sich – etwa vor einer Ampel oder einem Hindernis – eine Schlange gebildet, zieht sich diese relativ schnell auseinander, sobald das Hindernis umfahren ist. Nach wenigen Minuten – das ergaben Computersimulationen und Videoaufnahmen – befinden sich die Autos aber wieder knapp hintereinander. So kann ein Autofahrer auf der anderen Spur schnell viele Fahrzeuge überholen, die dann wieder längere Zeit brauchen, um ihn zu passieren. Außerdem hat ein Autofahrer das Fahrzeug, das ihn überholt, länger im Blick als dasjenige, an dem er selbst vorbeifährt. Er behält also gewissermaßen das »Ärgernis« länger im Auge als seinen eigenen »Erfolg«.

Autoimmunkrankheit

Warum kann es passieren, dass unser Immunsystem unseren eigenen Körper angreift?

→ *Immunsystem 3*

B

Baby 1

Warum ist es wichtig, schon Babys geistig zu fordern?
Im Mutterleib wächst das Gehirn eines Kindes sage und schreibe jede Minute um etwa 250 000 Nervenzellen, sodass ein Neugeborenes davon circa 100 Milliarden besitzt. Diese Nervenzellen müssen nun aber wie ein gigantisches Netzwerk miteinander in Kontakt treten, wobei eine einzige Nervenzelle mit bis zu 200 000 Nachbarn Querverschaltungen ausbilden kann. Dies geschieht in den ersten beiden Lebensjahren und wird durch aktive Reize wie Farben, Stimmen, Gerüche und Bewegungen erheblich gefördert. Jede Information, z. B. ein optisches oder akustisches Signal, die das Gehirn des Babys aufnimmt, wird als elektrischer Impuls entlang der Nervenzellfortsätze weitergeleitet, bis ein Verknüpfungspunkt mit einer anderen Nervenzelle erreicht ist. Dort kommt es daraufhin zur Ausschüttung chemischer Botenstoffe, so genannter Neurotransmitter. Diese überbrücken den Spalt zwischen den einzelnen Zellen und lösen in der Zielnervenzelle ihrerseits einen elektrischen Impuls aus. Das Ganze geht mit der ungeheuren Geschwindigkeit von bis zu 500 Stundenkilometern vor sich. Je nachhaltiger ein Reiz ist, desto stärker ist die »chemische Spur«, die er im Gehirn hinterlässt.

Neuere Untersuchungen belegen eindeutig, dass Kinder, die bereits im frühesten Babyalter gefordert und damit gefördert werden, später ihren Altersgenossen hinsichtlich Intelligenz und Auffassungsgabe deutlich überlegen sind.

Baby 2

Warum werden neugeborene Babys oft gelb?
Bei vielen Neugeborenen verfärbt sich die rosige Haut am dritten bis fünften Tag nach der Geburt auf einmal auffällig gelb. Die Ursache liegt darin, dass das Neugeborene, da es jetzt durch die Lunge atmet, nicht mehr so viele rote Blutkörperchen benötigt wie im Mutterleib. Die überschüssigen roten Blutkörperchen werden abgebaut, wobei ein brauner Farbstoff, das so genannte Bilirubin, entsteht. Dieses führt an der Haut und an den Augen zu einer leichten → *Gelbsucht,* die völlig normal ist und nach wenigen Tagen wieder verschwindet. Nur wenn sie länger anhält oder starke Ausmaße annimmt, muss zur Abklärung einer möglichen krankhaften Ursache der Arzt aufgesucht werden.

Baby 3

Warum gibt es beim Neugeborenen Probleme, wenn der Rhesusfaktor im Blut von Vater und Mutter nicht übereinstimmt?
→ *Blut 6*

Baby 4

Warum sind Babys gegen Kälte viel empfindlicher als Erwachsene?
→ *Frieren 4*

Baby 5

Kann eine Mutter hören, warum ihr Baby schreit?
»Oh, jetzt hat er wieder schreckliche Schmerzen!« Frisch gebackene Mütter wissen ganz genau, ob ihr Baby wegen Bauchweh wie am Spieß brüllt oder einfach nur Hunger hat. Allein am Klang, so behaupten sie, könnten sie das unterscheiden.
Das aber ist nach den Erkenntnissen britischer Wissenschaftler vollkommen unmöglich. Egal, ob Schmerzen oder Hunger, fanden sie heraus, der Klang ist völlig gleich. Mehrere hundert Mütter von fünf bis sechs Wochen alten Babys wurden befragt und gebeten, Schrei-Tagebücher anzulegen. Anhand begleitender Umstände – z. B. angezogene Knie und krampfhaft geballte Fäustchen (typisch für Bauchweh) bzw. anhaltendes Gebrüll trotz Füttern – sortierte man Schmerz- und Hungerschreie in zwei Gruppen. Per Computer analysierten die britischen Kollegen schließlich Frequenz und Schrillheit des Schreiens.
Das Resultat: Egal, ob die Babys vor Hunger oder Schmerzen in höchsten Tönen brüllten, in puncto Tonlage oder Klangbild fanden sich keinerlei signifikante Unterschiede. Daraus folgern die Forscher, dass Mütter nicht anhand des Geräusches, sondern aufgrund der Dauer und der Begleitumstände des Geschreis herausfinden, was ihrem Jüngsten fehlt.

Baby 6

Ist es falsch, mit Säuglingen in einer Art »Babysprache« zu reden?
→ *Sprechen 4*

Baby 7

Wieso wird eine schlafende Mutter auch in lauter Umgebung sofort wach, wenn ihr Baby weint?
Der Mensch ist ein Gewohnheitstier. Er gewöhnt sich sogar daran, dass alle

fünf Minuten vor seinem Schlafzimmer die U-Bahn vorbeidonnert, ohne davon aufgeweckt zu werden. Das bedeutet jedoch nicht, dass er den Lärm nicht hört – sein Ohr nimmt ihn sehr wohl wahr, auch während des Schlafs. Aber diejenige Instanz, die entscheidet, ob ein Geräusch ins Bewusstsein dringt, ist nicht das Ohr, sondern das Gehirn. Dieses verfügt über die erstaunliche Fähigkeit, die empfangenen Tonsignale mit gespeicherten Geräuschen zu vergleichen und festzulegen, welches von Bedeutung ist und welches nicht. Während des absolut notwendigen und daher lebenswichtigen Schlafs blockiert es die Wahrnehmung nahezu sämtlicher Geräusche. Nur bei den allerwichtigsten lässt es zu, dass sie ins Bewusstsein des Schläfers dringen und diesen aufwecken.

Ein dösender Wachhund kann beispielsweise alle Geräusche um ihn herum völlig ignorieren. Kommt ihm jedoch ein verdächtiges Rascheln in die Ohren, so schlägt sein Gehirn sofort Alarm, und er ist von einer Sekunde auf die andere hellwach. Genauso ergeht es der Mutter mit ihrem Baby: Während der infernalische Lärm der vorbeiratternden U-Bahn sie ungestört weiterschlafen lässt, reicht ein leises Wimmern ihres Babys aus, sie schlagartig munter zu machen.

Baby 8

Warum schlafen Babys besser ein, wenn man sie »wiegt«?

Darüber ist man sich noch nicht im Klaren. Fest steht jedoch, dass nicht nur das Wiegen, sondern auch andere sich gleichförmig wiederholende Bewegungsreize beruhigende und schlaffördernde Effekte haben. Experimente haben zudem gezeigt, dass Babys auch gleichförmig wiederkehrende Geräusche einer vollständigen Ruhe vorziehen. Möglicherweise hängt dies mit dem konstanten, rhythmischen Herzschlag der Mutter in der vorgeburtlichen Phase zusammen, den die Babys als beruhigend empfunden haben. Bekannt ist in diesem Zusammenhang, dass viele Babys – aber auch zahlreiche ältere Menschen – das Fahren in einem Auto oder in einem Zug aufgrund der gleichmäßigen Bewegung als sehr einschläfernd empfinden.

Andere Babys scheinen sich durch stetige Bein- oder Kopfbewegungen selbst in den Schlaf zu wiegen, wobei eine Extremform dieser Selbstreizung darin besteht, den Kopf rhythmisch nach vorne oder zur Seite zu schlagen. Ärzte betrachten dies als eine abnorm gesteigerte Form des »Sich-selbst-Wiegens«, das vom Kind unbewusst durchgeführt wird, um sich zu beruhigen und das Einschlafen zu fördern.

Baby 9

Schmeckt ein Baby beim Essen dasselbe wie ein Erwachsener?
→ *Schmecken 11*

Baby 10

Warum hören Babys auf zu weinen, wenn ihre Mutter sie an die Brust drückt?
Im Mutterleib hört ein Ungeborenes zahlreiche Geräusche, darunter auch den fortwährenden Herzschlag der Mutter. Dieses rhythmische Klopfen nimmt es rund um die Uhr wahr, sodass es regelrecht Bestandteil des kindlichen Lebens wird und dem Baby das Gefühl vermittelt, alles sei in Ordnung.
Wenn das Kind später Kummer hat und weint, erinnert es sich gewissermaßen an dieses vorgeburtliche Geräusch und lässt sich durch den Herzschlag der Mutter, die es an ihre Brust drückt, in der Regel schnell beruhigen.

Baby 11

Ist es egal, ob Babys bei Licht oder Dunkelheit schlafen?
Nein, das ist es nicht. Trotz aller Angst vor Monstern und Gespenstern sollten Babys im Dunkeln schlafen, da nächtliche Helligkeit nach Forschungs-

ergebnissen einer amerikanischen Universitäts-Augenklinik zu → *Kurzsichtigkeit* führen kann.

Die Wissenschaftler befragten die Eltern von 479 Patienten im Alter zwischen 2 und 16 Jahren zur Lichtsituation während der Nachtstunden. Von den Kindern, die während der ersten zwei Lebensjahre im Dunkeln geschlafen hatten, war nur jedes zehnte kurzsichtig; blieb hingegen ein Notlicht eingeschaltet, sah bereits ein Drittel der kleinen Patienten nicht mehr gut, und herrschte während der Nachtstunden gar normale Raumbeleuchtung, schnellte die Quote der Kurzsichtigen auf 55 Prozent hoch. Dagegen wurde die Häufigkeit der *Weit*sichtigkeit durch Nachtlicht nicht beeinflusst.

Dieser augenfällige Zusammenhang könnte die Zunahme der Kurzsichtigkeit in den letzten Jahrzehnten erklären. Das menschliche Augenlid, so die Wissenschaftler, ist vor allem für Licht höherer Wellenlänge durchlässig. Aus Tierversuchen weiß man darüber hinaus, dass der Augapfel lichtabhängig wächst. Ein zu langer Augapfel ist aber eine der Hauptursachen für die Kurzsichtigkeit.

Baby 12

Warum können Babys gleichzeitig atmen und trinken?

→ *Atmung 11*

Baby 13

Warum machen Babys ein »Bäuerchen«?

Weil sie bei ihrem gierigen Milchsaugen gleichzeitig trinken und atmen *(→ Atmung 11)*. Dadurch gelangt neben der Milch auch eine Menge Luft in ihren Magen. Lässt man diese dort, so führt die Überdehnung der Magenwand zu Schmerzen. Also hebt die Mutter das Kleine etwas in die Höhe und sorgt durch sanftes Klopfen auf den Rücken dafür, dass sich die Luft löst, nach oben steigt und in Form eines »Bäuerchens« entweicht.

Legt man das Baby nach dem Trinken hin, besteht die Gefahr, dass es mit dem Bäuerchen Nahrungsbrei erbricht, diesen in die Luftröhre bekommt und daran erstickt.

Baby 14

Gähnen Kinder schon im Mutterleib?
→ *Gähnen 3*

Baby 15

Kann man das Geschlecht des künftigen Kindes schon bei der Zeugung bzw. Empfängnis beeinflussen?
→ *Geschlecht*

Baby 16

Warum haben Babys bei der Geburt eine »Käseschmiere« auf ihrer Haut?
Ein Baby, das frisch aus dem Mutterleib schlüpft, ist von einer dicken, weißlichen Fettschicht umhüllt, die an einen Kanalschwimmer erinnert und fast wie ein Teigmantel aussieht. Dabei handelt es sich um eine Mischung aus abgestorbenen Hautpartikeln und öligen Absonderungen spezieller, in den letzten Schwangerschaftsmonaten ungewöhnlich aktiver Talgdrüsen.
Bei Kanalschwimmern unterstützt diese Fettschicht die Wärmeisolierung, und auch beim Baby hat sie vermutlich eine ähnliche Funktion, indem sie das Neugeborene vor einem rapiden Temperaturabfall außerhalb des mütterlichen Körpers schützt. Hauptsächlich dient die glitschige Schicht – der Mediziner nennt sie »Vernix caseosa«, was man tatsächlich mit »Käse-

schmiere« übersetzen kann – jedoch als Gleitmittel, ohne das eine normale Geburt kaum möglich wäre.

Eine andere Theorie, wonach die Schmiere verhindern soll, dass die Haut des Babys im Fruchtwasser aufquillt, hat einen entscheidenden Schwachpunkt: Sie erklärt nicht, warum die Fettschicht sich erst so richtig im letzten Schwangerschaftsabschnitt bildet. Eher scheint dann schon wahrscheinlich, dass die Umhüllung der zarten Babyhaut obendrein noch dazu dient, diese in den ersten Lebenstagen vor kleineren Infekten zu schützen.

Ballaststoffe

Ballaststoffe sind unverdaulich. Warum müssen wir sie trotzdem zu uns nehmen?

Ballaststoffe – der bekannteste ist die Zellulose – sind unverdauliche Bestandteile der Nahrung, die die Hauptmasse der pflanzlichen Zellwände bilden und so die Nährstoffe »verpacken«. Sie werden von Verdauungsenzymen nicht abgebaut und gelangen deshalb unverändert in den Dickdarm. Dort fördern sie eine gesunde Darmflora, da sie den Dickdarm-Bakterien als Nahrung dienen und zu Fettsäuren abgebaut werden. Diese Fettsäuren gelangen teilweise in die Blutbahn, allerdings in so geringen Mengen, dass sie für die Energiebilanz des Organismus keine Bedeutung haben.

Ballaststoffe helfen, Übergewicht zu vermeiden oder abzubauen, da sie sättigen, ohne nennenswert Kalorien zu liefern. Unterstützt wird das Sättigungsgefühl dadurch, dass die Ballaststoffe im Magen-Darm-Trakt aufquellen und diesen damit füllen. Außerdem fördern sie die Darmbewegungen und beugen dadurch einer Verstopfung vor. Schließlich hemmen sie offenbar die Aufnahme von Cholesterin in die Blutbahn, fördern somit dessen Ausscheidung und beugen auf diese Weise Herz-Kreislauf-Erkrankungen vor.

Ballaststoffe haben jedoch auch negative Wirkungen: So können sie kurzfristig Blähungen verursachen oder die Aufnahme wichtiger Spurenelemente, Vitamine und Medikamente hemmen. Da eine ballaststoffreiche

Ernährung in der Regel auch reichlich Spurenelemente enthält, wird dies aber meist wieder ausgeglichen. Einzelnen Ballaststoffen werden darüber hinaus bestimmte Wirkungen zugesprochen, die jedoch noch nicht abschließend erforscht sind.

Bart

Warum haben manche Frauen einen auffälligen Bartwuchs?
Wenn bei Frauen Haare an Körperstellen wachsen, wo normalerweise keine vorkommen, ist daran meist ein erblich bedingter Überschuss von Androgenen – männlichen Geschlechtshormonen, über die ja auch Frauen verfügen – schuld. Die Haare sprießen dann an den Oberschenkeln, von der Schamgegend bis zum Bauchnabel, rund um die Brustwarzen, auf der Oberlippe und am Hals. Doch nicht immer liegt ein Zuviel an Androgenen vor; oft reagieren die Betroffenen einfach nur empfindlicher auf das normale Vorkommen männlicher Hormone in ihrem Körper.

Bauch 1

Warum bekommen so viele Menschen, wenn sie älter werden, einen Bauch?
Die Muskeln der Bauchdecke sind auf komplizierte Weise derart miteinander verflochten, dass sich eine natürliche Straffung ergibt. Zwischen dem 20. und 30. Lebensjahr lässt diese Verflechtung jedoch allmählich immer mehr nach, und die Bauchdecke wird zunehmend schlaffer.
Hinzu kommt, dass eine im Körperinneren hängende Falte des Bauchfells, das so genannte große Netz, im Lauf des Lebens an Dicke zunimmt, dadurch schwerer und umfangreicher wird und von innen her einen Druck auf die Bauchdecke ausübt, dem diese nicht mehr gewachsen ist.

Bauch 2

Warum studiert ein voller Bauch nicht gern?
→ *Lernen 2*

Bauch 3

Warum setzt ein kräftiger Boxhieb auf den Oberbauch den Gegner sofort außer Gefecht?
→ *Boxen*

Bauch 4

Warum haben extrem unterernährte Kinder so einen dicken Bauch?
→ *Hunger 4*

Bauchreden

Womit spricht ein Bauchredner?
Sicher nicht mit dem Bauch, sondern mit den ganz normalen Stimmwerkzeugen, die jeder von uns auch benutzt. Der Trick besteht darin, die so genannte Kopfstimme zu verwenden, d. h. fast nur den Kopf und nicht den Brustraum als Resonanzkörper heranzuziehen. Dadurch wird die Stimme zwar leiser, bleibt aber gut hörbar. Indem der Bauchredner den weichen Gaumen zusammenzieht und den Kehlkopfeingang verengt, bringt er Töne hervor, ohne die Lippen zu bewegen, und erweckt so den Eindruck, die Stimme käme tatsächlich aus dem Bauch.
Das hört sich jedoch wesentlich einfacher an als es ist. Tatsächlich verlangt die perfekte Beherrschung des Bauchredens Talent und ständige Übung.

Bauchschmerzen

Warum klagen viele Frauen während ihrer Periode über Bauchschmerzen?

→ *Menstruation 2*

Bauchwassersucht

Wieso sammelt sich bei manchen Krankheiten in der Bauchhöhle Flüssigkeit an?

Diese als »Bauchwassersucht« oder »Aszites« bezeichnete Erscheinung ist immer Folge eines Leidens, das in den Blutgefäßen des Bauchraumes einen so hohen Druck entstehen lässt, dass aus diesen Blutflüssigkeit nach außen gepresst wird, die sich dann in der Bauchhöhle ansammelt. Ursächlich spielen vor allem die Leberzirrhose, eine narbige Schrumpfung der Leber, und schwere Herzkrankheiten, aber auch Nierenversagen und Geschwülste im Bauchraum eine wichtige Rolle. Bei der Leberzirrhose ist das betroffene Blutgefäß die Pfortader, eine mächtige Vene, die die Aufgabe hat, sämtliche Nährstoffe aus dem Darm zuerst zur Leber zu transportieren, ehe sie – nachdem sie dort zum Teil verarbeitet, aber auch entgiftet worden sind – in den übrigen Körper gelangen. Ist die Leber nun, wie bei der Zirrhose, narbig umgebaut, so wird sie der Blutfülle nicht mehr Herr: Das Blut staut sich zurück und lässt den Druck in der Pfortader immer mehr ansteigen, bis schließlich Blutflüssigkeit durch die keinesfalls absolut dichte Gefäßwand in die Bauchhöhle tropft. Auf diese Weise können enorme Mengen – in schweren Fällen bis zu 20 Liter – zusammenkommen, die den Bauch beträchtlich auftreiben und die Beweglichkeit des Kranken zum Teil erheblich einschränken.

Bedingter Reflex

Kann man einen bedingten Reflex wieder »verlernen«?

→ *Reflex 4*

Befruchtung

Folgt auf jede Befruchtung eine Schwangerschaft?
Nein, es kommt gar nicht so selten vor – und im Allgemeinen passiert dieses Missgeschick vollkommen unbemerkt –, dass sich ein befruchteter Keim nicht in der Gebärmutter einnistet und stattdessen durch die Scheide nach außen abgeht. Erstaunlicherweise sind männliche Keime davon häufiger betroffen als weibliche: Etwa jeder sechste potenzielle Knabenembryo verlässt auf diese Weise den weiblichen Körper, ohne dass es zu einer Schwangerschaft gekommen wäre.

Beine

Woran liegt es, wenn die Beine abends im Bett unkontrolliert zucken?
→ *Restless-Legs-Syndrom*

Bestrahlung

Warum bestrahlt man bösartige Tumoren?
Die therapeutische Wirkung von Röntgenstrahlen auf Tumorzellen hängt mit der eigentlich fatalen Eigenschaft der Strahlen zusammen, lebendes Gewebe zu schädigen. Hiervon ist jedoch nicht jedes Gewebe gleichermaßen betroffen; besonders gefährdet ist vielmehr vor allem Gewebe mit besonders lebhafter Zellteilung, weshalb auch die Unterleibsregion, in der die Keimzellen gebildet werden, beim Röntgen eines besonderen Schutzes bedarf. Die heftige Zellteilung ist aber eine Eigenschaft, die Tumorzellen geradezu auszeichnet und ja schließlich der Grund dafür ist, dass bösartige Geschwülste so schnell wachsen.
Bestrahlt man nun einen solchen Tumor hoch dosiert mit Röntgenstrahlen, so schädigen diese natürlich auch das Gewebe vor und hinter der Geschwulst, wirken aber ganz besonders zerstörerisch auf die in massiver Teilung befindlichen Tumorzellen.

Bettnässen

Warum machen auch größere Kinder manchmal noch ins Bett?

Eines haben die meisten Bettnässer gemeinsam: Sie produzieren nachts mehr Urin, als ihre Blase fassen kann. Weckt sie der dadurch entstehende Harndrang nicht auf, bleibt ihnen gewissermaßen gar nichts anderes übrig, als ins Bett zu machen.

Bei etwa 15 Prozent der betroffenen Kinder liegt das Übel in einer nicht ausgereiften Harnblase mit zu geringem Fassungsvermögen. Bei anderen ist Mangel an Adiuretin schuld, einem Hormon, das die Harnbildung hemmt und damit übermäßigem Wasserverlust entgegenwirkt. Ist dieses Hormon nur in unzureichender Menge vorhanden, bildet sich viel zu viel Urin, den das betroffene Kind dann nicht mehr halten kann. Nur in verhältnismäßig wenigen Fällen hat das Bettnässen seelische Ursachen, die oft nur mühsam zu ermitteln und meist noch schwerer abzustellen sind.

Dass es relativ wenige Erwachsene gibt, die unter dem Problem leiden, liegt vor allem daran, dass die Harnproduktion bei Kleinkindern Tag und Nacht gleich ist, mit zunehmendem Alter aber zugunsten eines konzentrierteren Urins nachts deutlich zurückgeht.

Interessant ist in diesem Zusammenhang das Ergebnis einer Untersuchung zur Erblichkeit des Bettnässens: Kinder, von denen ein Elternteil früher an der Störung gelitten hat, werden mit einer Wahrscheinlichkeit von 43 Prozent auch wieder Bettnässer. Diese Wahrscheinlichkeit erhöht sich sogar auf 77 Prozent, wenn beide Eltern Bettnässer waren.

Beule

Warum bekommen wir eine Beule, wenn wir uns den Kopf anschlagen?

Die Frage ist insofern irreführend, als wir eine Beule, also eine sicht- und tastbare Hautschwellung als Folge eines Schlages oder Stoßes, durchaus auch an anderen Körperteilen bekommen können. Am Kopf fällt sie deswegen besonders auf, weil wir dort nur eine geringe Muskelschicht haben, die

Haut dem Knochen also eng anliegt, sodass die darunter liegenden Gefäße den Schlag nahezu ungefiltert abbekommen – und natürlich auch, weil wir auf unseren Kopf und den anderer Menschen besonders achten.
Die zum Teil durchaus schmerzhafte Schwellung entsteht dadurch, dass als Folge einer Gewalteinwirkung Blutgefäße im Unterhautzellgewebe zerreißen und Blutflüssigkeit in das Gewebe einströmt. Genau genommen ist eine Beule also nichts anderes als ein Bluterguss *(→ Blauer Fleck)*, und wie dieser kann sie sich durch den Abbau des darin enthaltenen Blutfarbstoffes nach einigen Stunden bis Tagen gelb-grün verfärben.

Bewegung 1

Woran liegt es, dass sich mit einigen Muskeln wesentlich feinere Bewegungen ausführen lassen als mit anderen?
→ Muskel 5

Bewegung 2

Wieso gelingen uns Radfahren, Schreiben und andere komplizierte Bewegungen mit zunehmender Übung immer besser?
Das hängt mit einer Eigenheit der Informationsspeicherung im Gehirn zusammen: Immer wieder ausgeführte und damit willentlich trainierte Bewegungen werden mit der Zeit in Form komplexer Programme gespeichert, die bei Bedarf im Ganzen abgerufen werden und die erlernte Bewegungsfolge dann automatisch ablaufen lassen. Muss sich ein Kind beim Schreibenlernen noch auf jeden Strich und später auf die Aneinanderreihung der einzelnen Buchstaben konzentrieren, so gehen die überaus komplizierten Bewegungen beim Auf und Ab sowie Hin und Her später ohne große Aufmerksamkeit vonstatten. Genauso ist es mit anderen Bewegungsmustern, die für das Autofahren, Schreibmaschinenschreiben oder Skilaufen erforderlich sind.

Dass bei derlei automatisierten Bewegungsabläufen auch Fehler entstehen können, ist bekannt: So schreiben wir schon mal statt des korrekten ein ähnliches Wort oder betätigen beim Hinausgehen aus dem Zimmer ganz ungewollt den Lichtschalter.

Bewusstlosigkeit

→ *Ohnmacht*

Bier 1

Warum müssen wir nach Bier oder Kaffee dringend aufs Klo?

→ *Wasserlassen 9*

Bier 2

Warum bekommen Biertrinker einen Bauch?

Am Kaloriengehalt des Bieres kann es nicht liegen. Zwar enthält Bier nahrhafte Kohlenhydrate in Form eines Zuckers, der so genannten Galaktose, und auch der Alkohol hat einen recht hohen Brennwert, aber verglichen mit anderen alkoholischen Getränken hat Bier eindeutig den geringsten Kaloriengehalt. Während 0,2 Liter Wein etwa 150 Kilokalorien und 0,2 Liter Sekt sogar 170 Kilokalorien liefern, sind es beim Bier gerade einmal 90 Kilokalorien, also deutlich weniger.

Wie also entsteht der Bierbauch? Hierfür gibt es zwei mögliche Erklärungen: Zum einen wird Bier natürlich in weit größeren Mengen getrunken als andere Alkoholika. Oder wer käme schon auf die Idee, Wein oder gar Sekt aus Maßkrügen zu schlürfen?

Zum anderen macht Alkohol grundsätzlich Appetit, weshalb man ja vor dem Essen gern einen alkoholhaltigen Aperitif reicht. Dadurch wird die Bildung von Verdauungssäften angeregt, die dafür sorgen, dass die Nahrung besser ausgenützt wird. Daneben ist es schlicht so, dass viele Biertrinker nicht nur mehr essen, sondern bevorzugt auch deftigere, d. h. nahrhaftere Kost zu sich nehmen. Die Betreiber von Bierzelten oder -hallen wissen das schon lange und bieten als Begleitung zum Bier nicht etwa Kaviar und Langusten, sondern fetttriefende Schweinshaxen und Würste an.

Bild

Wovon hängt das Bild ab, das wir uns von einer unbekannten Person machen?

Neben eventuellen bildlichen Darstellungen wie Fotos und Filmen hauptsächlich von dem, was wir über den Unbekannten erfahren, d. h. von den Informationen, die wir über ihn bekommen. Diese ziehen wir zur Urteilsfindung jedoch keinesfalls gleichwertig heran, sondern schenken in der Regel der letzten Information die größte Bedeutung.

Dieses Phänomen, das die Psychologen »Recency-Effekt« nennen, soll an einem kurzen Beispiel erläutert werden: Wenn wir von einer Person hören, sie sei eitel, ehrgeizig und ehrlich, so ist die Aussage exakt dieselbe, als wenn wir erführen, die Person sei ehrlich, ehrgeizig und eitel. Und dennoch nimmt uns die erste Beschreibung spontan eher für die betreffende Person ein, weil die sympathischste der drei erwähnten Eigenschaften, die Ehrlichkeit, am Schluss genannt wird.

Diesen Effekt, der in Wirklichkeit wesentlich komplexer abläuft und nicht nur auf Personen zutrifft, macht sich die Werbung zunutze, wenn sie von verschiedenen Qualitäten eines Produktes die attraktivste am Ende herausstellt.

Der Recency-Effekt lässt sich auch bei anderen Gelegenheiten – etwa einem Bewerbungsgespräch – wirksam ausnützen. Wer dem Personalchef gegenüber bekennt »Ich bin zwar sehr fleißig, ehrlich und gewissenhaft, aber meine Zeugnisnoten sind nicht besonders«, wird weniger Chancen haben, die begehrte Stelle zu bekommen als derjenige, der die Aussage umgekehrt formuliert: »Meine Schulnoten sind zwar nicht besonders, aber ich bin sehr fleißig, ehrlich und gewissenhaft.«

Bindehautentzündung

Warum werden unsere Augen rot, wenn sie Zugluft abbekommen?
Daran ist eine Entzündung der empfindlichen Bindehaut schuld, einer glatten, elastischen Schleimhaut, die die Innenseite des Augenlids und den Augapfel an seiner Vorderseite bis hin zur Hornhaut bedeckt. Da sie auf alles, was unbeabsichtigt ins Auge gelangt, sehr heftig reagiert, ist die Bindehautentzündung wohl die häufigste Augenkrankheit überhaupt. Als derartige Reize spielen naturgemäß Fremdkörper und chemische Substanzen, die ins Auge gelangt sind, die Hauptrolle; aber auch Verletzungen, nach innen gedrehte Wimpern, Rauch und eben auch Zugluft können die krankhaften Erscheinungen auslösen.
Eine Bindehautentzündung kann – je nach Ursache – relativ harmlos und mit nur geringfügigen Beschwerden ablaufen, sie kann jedoch andererseits auch – vor allem bei einer Infektion mit Eiter erregenden Bakterien – einen höchst dramatischen Verlauf nehmen. Allgemeine Krankheitszeichen sind neben starker Rötung und Schwellung ein ausgeprägtes Fremdkörpergefühl sowie Jucken, Brennen, Tränenfluss und Absonderung entzündlicher Flüssigkeiten. Diese können wässrig-milchig, aber auch schleimig-eitrig sein und die Augen nachts derart verkleben, dass die Betroffenen sie am Morgen nur mit Mühe aufbekommen. Die Patienten empfinden eine starke Lichtscheu und kneifen die Augen bei Helligkeit unwillkürlich krampfhaft zusammen.

Biorhythmus

Wie tickt unsere »innere Uhr«?
→ *Innere Uhr*

Blähungen

Wieso bekommen wir manchmal Blähungen, und wie entsteht ein »Furz«?
Wir alle haben das schon erlebt: Kaum haben wir gut und reichlich gegessen, fängt es im Bauch an zu rumoren. Wir fühlen uns wie aufgeblasen und haben das dringende Bedürfnis, »Dampf abzulassen«. Wenn die ganze Angelegenheit nur nicht so peinlich wäre! Was uns in diesem Moment so quält, ist nichts anderes als Luft, Luft, die sich in unserem Magen und vor allem im Darm ausbreitet. Aber wie kommt die Luft in den Verdauungstrakt?
Sobald wir essen oder trinken, schlucken wir Luft, und zwar mit jedem Bissen etwa zwei bis drei Milliliter. Besonders ausgeprägt geschieht das, wenn wir im Stress sind und hastig essen. Außerdem entsteht im Dickdarm während des Verdauungsprozesses als Folge des bakteriellen Abbaus der Nahrungsmittel Gas. Die Darmgase – etwa 70 Prozent stammen vom Luftschlucken und nur 30 Prozent aus der Verdauung – werden jedoch zum größten Teil von der Darmwand aufgenommen und über das Blut zu den Lungen transportiert. Über die Lungen werden sie dann abgeatmet – ja, das Darmgas wird tatsächlich mit der Atemluft ausgeschieden!
Besteht ein Ungleichgewicht zwischen diesem Abtransport und der Menge anfallenden Gases, so sind Blähungen die Folge. Verantwortlich für eine übermäßige Gasbildung und -ansammlung sind oft Gärungsvorgänge beim bakteriellen Abbau von Hülsenfrüchten und Kraut. Aber auch eine Umstellung der Ernährung, z. B. auf Vollwertkost, kann dieselbe Wirkung zeitigen. Daneben können Blähungen auch ein Anzeichen für eine mangelhafte Nahrungsmittelverträglichkeit sein.
Die im Darm verbleibende Gasmenge verursacht das uns allen vertraute unangenehme Druckgefühl, das uns zwingt, einen »Furz« zu lassen. Das ist also ganz normal: Ein gesunder Mensch lässt pro Tag immerhin durchschnittlich 0,6 Liter Luft ab, in der Regel in etwa 15 Portionen zu je 40 Milliliter. Die Menge schwankt jedoch sehr stark und kann sich z. B. bei einer vor allem aus Bohnen bestehenden Nahrung bis auf das Zehnfache erhöhen!

Blasen

Warum bekommen wir beim Wandern Blasen an den Füßen?
Ebenso wie die → *Brandblasen* entstehen die beim Wandern aufgrund drückender Schuhe aufquellenden Blasen dadurch, dass sich bestimmte Zellschichten der Oberhaut voneinander trennen, sodass sich dazwischen Gewebsflüssigkeit einlagern kann. Diese Blasen bilden ein wirkungsvolles Druckpolster, das die empfindlichen, tiefer gelegenen Keimzellen der Haut vor mechanischer Beschädigung schützt. Lässt der Druck nach, wird das Wasser langsam wieder vom Körper aufgesogen, und die Blase bildet sich allmählich ganz von selbst wieder zurück.

Blasenentleerung

→ *Wasserlassen*

Blasenentzündung

Warum leiden Frauen öfter unter einer Blasenentzündung als Männer?
Daran ist schlicht ihre kurze Harnröhre schuld. Diese ist nämlich im Durchschnitt nur 3 bis 5 Zentimeter lang, während es die männliche immerhin auf 20 bis 25 Zentimeter bringt. Weitaus die meisten Entzündungen der Harnblase werden aber von Bakterien verursacht, die vom äußeren Geschlechtsbereich über die Harnröhre aufsteigen. Diese Bakterien haben es bei der Frau, bedingt durch den kurzen Weg, den sie zurücklegen müssen, nun einmal wesentlich leichter, die Blase zu erreichen.
Daneben spielt bei vielen Frauen möglicherweise auch noch die Tatsache eine Rolle, dass sie zu dünne Unterwäsche tragen, wodurch die Harnröhre zu stark abkühlt. Das führt wiederum zu Schleimhautveränderungen, die das Aufsteigen der Bakterien begünstigen.

Blauer Fleck

Wie entsteht ein blauer Fleck?

Ein blauer Fleck ist nichts anderes als ein durch die Haut hindurchschimmernder Bluterguss, der dadurch zustande kommt, dass bei einem Stoß oder Schlag auf die Haut kleine Gefäße platzen, aus denen dann Blut ins umliegende Gewebe fließt. Das ausgetretene Blut breitet sich unter der Haut aus, gerinnt dort und bleibt einige Tage sichtbar. Da das Hämoglobin, das dem Blut seine rote Farbe verleiht, durch Enzyme zu einem anfänglich blaugrünen, dann gelblich-braunen Farbstoff abgebaut wird, wechselt der Bluterguss allmählich seine Farbe. Schmerz tritt in der Regel allerdings nur auf, wenn auch Muskelgewebe gequetscht wurde. Der »Pferdekuss« am Oberschenkel – so genannt, weil er in früherer Zeit meist tatsächlich das Resultat eines Pferdetritts war – ist ein solcher Erguss mit Muskelquetschung.

Da die Gefäße bei den Menschen unterschiedlich spröde sind, bekommt der eine bereits einen großen blauen Fleck, wenn er sich nur leicht an der Tischkante anschlägt, während sich bei einem anderen auch nach einem heftigen Stoß nichts dergleichen zeigt.

Blendung

Warum sehen wir nichts mehr, wenn wir von einer starken Lichtquelle geblendet werden?

Fast jeder Autofahrer hat das schon einmal erlebt: Man fährt bei Dunkelheit über eine kurvige Straße, und plötzlich kommt einem um eine Ecke herum ein Fahrzeug mit voll aufgeblendeten Scheinwerfern entgegen. Von einer Sekunde auf die andere sieht man so gut wie gar nichts mehr und ist gezwungen, praktisch blind weiterzufahren. Eine höchst gefährliche Situation!

Dieser durch die Blendung ausgelöste extreme Abfall der Sehleistung beruht zum einen darauf, dass die Pupillen unserer Augen eine gewisse Zeit benötigen, um auf die plötzliche Helligkeit mit starker Verengung zu reagieren.

Zum anderen enthalten die Sinneszellen der Netzhaut im Moment der Blendung zu viel Sehpurpur, der sie hellem Licht gegenüber sehr empfindlich macht und eine Weile braucht, um zu zerfallen *(→ Sehen 18)*. Bis das geschehen ist, sind wir dem blendenden Scheinwerfer nahezu hilflos ausgeliefert.

Blinde

Wie träumen Blinde?
→ Traum 7

Blut 1

Wie schafft es der Körper, das Blut immer dahin zu leiten, wo es am dringendsten benötigt wird?
Das Blut wird immer dort am meisten gebraucht, wo der Sauerstoffbedarf am höchsten ist. Um diesen schnellstmöglich zu befriedigen, werden im Kreislaufsystem diejenigen Arterien am stärksten erweitert, die zu den bedürftigen Organen und Geweben führen. Gesteuert wird dieser Vorgang durch hormonähnliche Substanzen, die von den einzelnen Geweben produziert werden und an deren Bildung auch das Nervensystem maßgeblich beteiligt ist.
Unterstützend wird zugleich die Atmung beschleunigt, um dem Blut mehr Sauerstoff zuzuführen, und auch das Herz schlägt schneller, um das frische Blut rasch in die erweiterten Gefäße zu befördern.

Blut 2

Fließt das Blut überall im Körper gleich schnell?
Nein, das tut es nicht. Um das zu verstehen, kann man das gesamte Blutge-

fäßsystem mit einem großen See vergleichen, dessen Zufluss die Arterien und dessen Abfluss die Venen darstellen. Zwar sind die allerkleinsten Arterien – die so genannten Arteriolen und Kapillaren – jede für sich genommen außerordentlich dünn, aber sie sind ungeheuer zahlreich und in ihrer Gesamtheit durchaus mit dem See zu vergleichen, in dem das Wasser weitaus langsamer fließt als in seinem Zu- und Abfluss.
Das Blut strömt also bis zu den kleinsten Verästelungen relativ rasch, wird dann aber sehr, sehr langsam, um erst in den Venen wieder an Geschwindigkeit zuzulegen. Diese Tatsache ist höchst bedeutsam; denn nur dadurch, dass das Blut in den Kapillaren ganz gemächlich strömt, kann es den Geweben den lebenswichtigen Sauerstoff und die Nährstoffe so langsam anliefern, dass diese auch aufgenommen werden können.

Blut 3

Warum gerinnt das Blut bei einer Verletzung, aber nicht innerhalb der Blutgefäße?

Um seine Aufgaben im Organismus erfüllen und auch noch durch die kleinsten Gefäße strömen zu können, muss das Blut flüssig sein. Wenn es aber bei einer Verletzung aus dem Körper austritt, muss es möglichst rasch gerinnen, da anderenfalls der Blutverlust auch schon bei kleinen Wunden lebensgefährlich würde. Beide Forderungen lassen sich nur mithilfe eines höchst komplizierten Systems der Blutgerinnung erfüllen, das in zahlreichen Schritten abläuft und an dem mehr als 20 verschiedene Faktoren beteiligt sind.
In Gang gebracht wird die Gerinnung zum einen durch einen Stoff, der aus den außerhalb des Körpers rasch zerfallenden Blutplättchen (Thrombozyten) frei wird, zum anderen durch eine Substanz, die direkt aus dem verletzten Gewebe stammt. So ist gewährleistet, dass das Blut nicht innerhalb der Gefäße gerinnt, was zu einer Thrombose führen würde.
Die aus den Blutplättchen oder dem Gewebe freigesetzte Substanz löst nun eine Kaskade von chemischen Reaktionen aus, bei denen das jeweils entste-

hende Endprodukt unter Mitwirkung zahlreicher Faktoren immer wieder die Umwandlung einer Substanz in eine andere in Gang setzt. Am Ende wird das im Blut enthaltene Fibrinogen in Fibrin umgeformt, das ein unlösliches Netz bildet und die Wunde verschließt.

Fehlt auch nur ein einziger Gerinnungsfaktor, so kann das Blut nicht gerinnen und der Betroffene ist ständig in Gefahr, als Folge einer an sich harmlosen Verletzung zu verbluten. Außerdem neigt er zu spontan auftretenden Nasen- und Schleimhautblutungen. Er ist ein so genannter Bluter, und die Krankheit, an der er leidet, wird dementsprechend als Bluterkrankheit bezeichnet.

Blut 4

Warum kann man Blut nicht ohne weiteres von einem Menschen auf einen anderen übertragen?

Die Tatsache, dass das Blut bei allen Menschen gleich aussieht, führte schon frühzeitig zu dem Versuch, es bei einer Operation oder nach einem Unfall von einer Person auf eine andere zu übertragen. Dabei stellte man in einigen Fällen fest, dass dieses Vorhaben problemlos gelang, in vielen anderen aber, dass es zu Unverträglichkeitsreaktionen kam, weil sich die roten Blutkörperchen zusammenklumpten und das Blut so unbrauchbar machten.

Im Jahr 1900 kam der österreichische Arzt und Biochemiker Karl Landsteiner den Ursachen dieser fatalen Reaktion auf die Spur, als er die Blutgruppen entdeckte. Deren Einteilung beruht auf der Tatsache, dass sich auf der Oberfläche der roten Blutkörperchen eine große Zahl unterschiedlicher zuckerhaltiger Bestandteile befinden, die als Antigene wirken, die also, sobald sie in einen anderen Körper gelangen, dort die Bildung gegen sie gerichteter Antikörper auslösen. Diese Antikörper verklumpen die eingedrungenen roten Blutkörperchen (Erythrozyten) und zerstören sie damit.

Landsteiner fand heraus, dass zwei voneinander unabhängige Merkmale existieren, die er A und B nannte. Somit gibt es vier mögliche Kombinationen:

Erythrozyten der Blutgruppe A enthalten auf ihrer Oberfläche das Antigen A, Erythrozyten der Blutgruppe B dementsprechend das Antigen B; sind sowohl die Antigene A als auch B vorhanden, so haben wir es mit der Blutgruppe AB zu tun; und fehlen beide Antigene, so sprechen wir von der Blutgruppe 0.

Die bereits erwähnten Antikörper bilden sich nun aber nicht erst bei Kontakt mit körperfremdem Blut, sondern aufgrund komplizierter Mechanismen bereits im Säuglingsalter. Fortan sind sie zeitlebens in der Blutflüssigkeit enthalten. Blut der Gruppe A weist Antikörper gegen B – so genanntes Anti-B – auf, Blut der Gruppe B enthält Anti-A, Blut der Gruppe AB weder Anti-A noch Anti-B (sonst würde es sich ja gewissermaßen selbst zerstören), und Blut der Gruppe 0 enthält sowohl Anti-A als auch Anti-B.

Diese Tatsache macht man sich bei der Blutgruppenbestimmung zunutze, indem man Testflüssigkeiten mit bekanntem Antikörpergehalt verwendet. Vereinfacht dargestellt, benützt man drei Testseren: eines mit Anti-A, eines mit Anti-B und eines, das sowohl Anti-A als auch Anti-B enthält. Bringt man nun Blut – aus Ohrläppchen oder Fingerbeere – in Kontakt mit diesen drei Flüssigkeiten und wartet ein bis zwei Minuten, so stellt man fest, dass es bei Unverträglichkeit zur Zusammenballung der roten Blutkörperchen kommt, die man meist mit bloßem Auge, im Zweifel mit einer Lupe erkennen kann.

Nun existiert zur Unterscheidung des Blutes aber nicht nur dieses bekannte AB0-System, vielmehr gibt es etwa 30 weitere Schemata der Einteilung. Davon besitzt jedoch nur ein einziges eine größere Bedeutung: das so genannte Rhesus-System. Dieses wurde 1937 zufällig entdeckt, als man zu Forschungszwecken das Blut von Rhesusaffen in Meerschweinchen und Kaninchen einspritzte und feststellte, dass sich in den Nagetieren allmählich Antikörper gegen das Rhesusaffenblut bildeten, die dessen rote Blutkörperchen in der Folge verklumpten und auflösten. Verwendete man anstelle des Affenblutes das von Menschen, so trat dieser Effekt zum Erstaunen der Forscher in der Mehrzahl der Fälle ebenfalls auf.

Demzufolge enthält auch das menschliche Blut sehr häufig ein Antigen, das dem des Rhesusaffen entspricht und das man deshalb auch als Rhesusfaktor bezeichnet. Ebenso wie das Affenblut wird es bei Kontakt mit den Antikörpern des Meerschweinchen- oder Kaninchenblutes verklumpt. In Mitteleuropa besitzen etwa 85 Prozent der Bevölkerung derartiges Blut, das man dann als Rhesus-positiv (Rh) bezeichnet, während man bei den restlichen 15 Prozent, bei denen die Zusammenklumpung nicht stattfindet, von Rhesus-negativ (rh) spricht.

Ist es nun schlimmer, wenn das Spenderblut Antikörper gegen das Empfängerblut enthält oder umgekehrt?

Das lässt sich eindeutig beantworten: Am schlimmsten ist es, wenn das übertragene Blut durch Antikörper im Blut des Empfängers zerstört wird. Man spricht in einem solchen Fall von einer »Major-Reaktion«. Enthält hingegen das Spenderblut Antikörper gegen das Blut des Empfängers, so ist die Reaktion (»Minor-Reaktion«) deswegen schwächer, weil die eingespritzten Antikörper im Blut des Empfängers stark verdünnt werden. Allgemein gilt jedoch, dass grundsätzlich nur vollkommen gruppengleiches Blut übertragen werden darf.

Blut 5

Ist die Blutgruppenzugehörigkeit nur im Fall einer Bluttransfusion von Bedeutung?

Nein. Eine wichtige Rolle spielen die Blutgruppen unter anderem beim gerichtlichen Vaterschaftsausschluss. Dieser beruht darauf, dass die Eigenschaften A und B und damit die Zugehörigkeit zu einer der vier Gruppen A, B, AB und 0 *(→ Blut 4)* erblich sind.

Bei bekannten Blutgruppen der Eltern können deshalb die möglichen Blutgruppen des Kindes vorhergesagt werden. Andererseits lässt sich auf diese Weise bei bekannter Blutgruppe von Mutter und Kind eine Aussage darüber machen, ob ein bestimmter Mann der Vater sein kann. Diese Feststellung spielt in Gerichtsverfahren nicht selten eine entscheidende Rolle.

Da die Antigene des AB0-Systems auch in anderen Körperflüssigkeiten wie

Speichel, Schweiß und Sperma vorkommen, lassen diese sich heranziehen, um einen Verdächtigen bei einem Strafverfahren – beispielsweise nach einer Vergewaltigung – zu be- oder entlasten.

Blut 6

Warum gibt es beim Neugeborenen Probleme, wenn der Rhesusfaktor im Blut von Vater und Mutter nicht übereinstimmt?

Wächst in der Gebärmutter einer Rhesus-negativen (rh) Frau – also einer Frau, deren Blut keinen Rhesusfaktor *(→ Blut 4)* aufweist – ein von einem Rhesus-positiven Vater stammendes, ebenfalls Rhesus-positives (Rh) Kind heran, so führt das bei der ersten Schwangerschaft in der Regel zu keinerlei Komplikationen.

Während der Geburt gelangen aber häufig kindliche Blutkörperchen in das Blut der Mutter, wo sie die Bildung von Antikörpern gegen den Rhesusfaktor in Gang bringen. Im Fall einer erneuten Schwangerschaft besteht nun die große Gefahr, dass mütterliches, antikörperhaltiges Blut über die Plazenta in den kindlichen Körper gelangt und dort die roten Blutkörperchen zerstört. Die dadurch beim Neugeborenen ausgelöste Krankheit mit schwerer Blutarmut und heftiger Gelbsucht bezeichnet man als »fetale Erythroblastose«.

In besonders schlimmen Fällen kann die Rhesusunverträglichkeit sogar zur Totgeburt führen.

Blut 7

Warum wird getrocknetes Blut braun?

Wenn wir uns die Haut aufschürfen, tritt leuchtend rotes Blut aus der Wunde. Doch kaum ist es verkrustet, wird es auf einmal rotbraun. Das liegt daran, dass unser Blut Eisen enthält, das zum Aufbau des Blutfarbstoffs Hämoglobin unentbehrlich ist. Dieses Eisen wird nun frei und durch den

Luftsauerstoff oxidiert. Es rostet also buchstäblich und nimmt daher auch die typische Rostfarbe an.

Blutdruck 1

Was hört der Arzt, wenn er beim Blutdruckmessen ein Stethoskop auf die Armbeuge setzt?

Beim Messen des Blutdrucks ermittelt der Arzt zwei Werte: Der obere, den man als »systolisch« bezeichnet, ist derjenige, den die vom Herzen ausgestoßene Blutmenge durch kurzfristige Ausweitung der Blutgefäße auf deren Wände ausübt. Kurz darauf, in der Entspannungsphase des Herzens, geht der Blutdruck dann auf einen unteren Wert zurück, den man »diastolisch« nennt. Die nächste Welle lässt ihn dann wieder auf den systolischen Wert ansteigen, woraufhin er wieder abfällt usw.

Bevor der Arzt nun die Armbeuge abhört, legt er eine mit einem Manometer verbundene Manschette um den Oberarm, die er so weit aufbläst, bis der darin herrschende Druck deutlich größer als der zu erwartende systolische Blutdruck ist. Die Manschette drückt nun die Gefäße des Armes ab, so dass kein Blut mehr hindurchfließen kann. Wenn der Arzt jetzt das Stethoskop auf die Armbeuge aufsetzt, hört er zunächst gar nichts.

Verringert er langsam den Druck in der Manschette, ist irgendwann der Punkt erreicht, an dem der innere Blut- und der äußere Manschettendruck gleich sind. Das ist der Moment, an dem die erste Blutwelle wieder passieren kann, und diese Blutwelle verursacht ein kurzes, schnappendes Geräusch, das der Arzt hört. In der nachfolgenden diastolischen Phase klemmt die Manschette das Gefäß wieder ab, und es herrscht Ruhe. Erst die nächste Druckwelle ist in der Lage, das Gefäß von innen her kurz aufzudehnen, was wieder mit einer Geräuschentwicklung verbunden ist.

Solange in der Manschette also ein Druck zwischen dem systolischen und diastolischen Blutdruck herrscht, vernimmt der Arzt mit dem Stethoskop ein rhythmisches Klopfen. Das hält an, bis der Manschettendruck soweit abgefallen ist, dass das Blut nun auch in der Entspannungsphase des Her-

zens, der Diastole, ungehindert passieren kann. Sobald das der Fall ist, hören sämtliche Geräusche auf.
Der Arzt muss also am Manometer der Manschette nur den Druck ablesen, bei dem er die ersten Geräusche wahrnimmt, und dann noch einmal den, bei dem sie wieder aufhören. Diese beiden Werte entsprechen dem systolischen und diastolischen Blutdruck.

Blutdruck 2

Warum steigt der Blutdruck, wenn wir uns aufregen?
Das hängt mit der Tätigkeit der vegetativen Nerven zusammen, derjenigen Nerven also, die die unbewussten Körperfunktionen steuern, und zwar, genau genommen, mit der Tätigkeit des sympathischen Anteils des vegetativen Nervensystems. Dieses steigert grundsätzlich die Körperaktivitäten, bereitet uns also im Fall der Bedrohung auf Kampf oder Flucht vor. Hinzu kommt das Hormon Adrenalin, das in Stress-Situationen von den Nebennieren ausgeschüttet wird und den Körper ebenfalls in einen Zustand höchster Spannung versetzt.
Beide Faktoren – Nerven und Hormon – lassen das Herz schneller und kräftiger schlagen, eine Erscheinung, die jeder kennt, der schon einmal heftig in Wut geraten ist. Das dadurch vermehrt in den Körper gepumpte Blut drückt die Gefäßwände mit aller Gewalt nach außen – vergleichbar mit einem Gartenschlauch, wenn man den Wasserhahn plötzlich aufdreht: Die Folge ist, dass der Blutdruck steigt.

Blutdruck 3

Steigt unser Blutdruck, wenn wir mehr Salz essen?
Über diese Frage haben sich schon zahlreiche Wissenschaftler den Kopf zerbrochen und sind dabei ursprünglich tatsächlich zu dem Schluss gekommen, eine salzarme Ernährung senke langfristig den Blutdruck und sei des-

halb im Hinblick auf die Vorsorge vor Herz-Kreislauf-Erkrankungen unbedingt zu empfehlen.

Die wissenschaftliche Basis dieser Empfehlung, die sich ursprünglich auf Tierversuche und Vergleiche zwischen Völkern stützte, die sehr unterschiedlich lebten, war jedoch von Anfang an denkbar brüchig. Doch erst seit Ende der Siebzigerjahre tobt eine Kontroverse um das Salz, die bisweilen geradezu bizarre Ausmaße angenommen hat. Damals kamen erste Zweifel auf, ob das Salz wirklich so schädlich ist wie immer behauptet, und 1984 führte eine Analyse der verfügbaren Daten sogar zu dem Schluss, Salz sei vollkommen harmlos. In der 1988 publizierten »Scottish Heart Health Study« fand sich überhaupt keine Beziehung zwischen Salzkonsum und Blutdruck. Kalium dagegen schien die Druckwerte günstig zu beeinflussen.

Um die unselige Diskussion endlich auf ein festes Fundament zu stellen, finanzierte das amerikanische »National Heart, Lung and Blood Institute« die bis dato größte epidemiologische Studie: INTERSALT untersuchte weltweit den Zusammenhang zwischen Salzzufuhr und Blutdruck an über 10 000 Menschen aus 52 Zentren und 32 Ländern, von Regionen mit extrem hohem bis zu ganz niedrigem Salzkonsum. Die Besonderheit dieser Mammutstudie bestand darin, dass sie nicht nur Vergleiche zwischen verschiedenen Bevölkerungen, sondern auch innerhalb einer Population ermöglichte. Dabei stellte sich heraus, dass die ursprüngliche Behauptung einer unmittelbaren Beziehung zwischen Salzaufnahme und Blutdruck nicht bestätigt werden konnte und dass nur das Körpergewicht sowie die Alkoholaufnahme die Höhe des Blutdrucks beeinflussten.

Außerdem wiesen die Wissenschaftler darauf hin, dass die Einschränkung der Salzzufuhr automatisch auch Veränderungen anderer Nahrungsbestandteile nach sich ziehe, sodass die Effekte nicht voneinander zu trennen seien. Auch sage eine kurzfristige Blutdruckveränderung noch lange nicht, was dies langfristig bedeute.

Im April 1997 erschien im »New England Journal of Medicine« die so genannte »DASH-Studie«, die zu dem Schluss kam, dass diätetische Faktoren zwar den Blutdruck beeinflussen könnten, Salz dabei aber keine Rolle spielte. Nach dieser Studie reduzierte eine Ernährung, die reich an Früchten,

Gemüse und fettarmen Milchprodukten war, den Blutdruck innerhalb von drei Wochen stärker als jedes Medikament. Da der Salzkonsum der untersuchten Gruppen identisch war, konnte er nichts mit der Blutdrucksenkung zu tun haben.

Inzwischen sind immer mehr Wissenschaftler davon überzeugt, dass Kampagnen gegen das Salz unsinnig sind und man sich lieber auf andere gesundheitlich bedeutsame Botschaften wie Vermeidung von Übergewicht und allgemein gesunde Ernährung konzentrieren sollte.

Zweifel ergeben sich auch aus zwei weiteren Studien, die erst in den letzten Jahren publiziert wurden und einer salzarmen Diät sogar ein Gesundheitsrisiko bescheinigten. Letztendlich kamen die Forscher zu dem Ergebnis, dass die schädlichen Wirkungen des Kochsalzes offenbar ebenso minimal sind wie die angeblich nützlichen, kurz, dass die Aufnahme von mehr oder weniger Kochsalz gesundheitlich ohne Belang ist.

Blutdruck 4

Stimmt es, dass Lakritz den Blutdruck in die Höhe treibt?

→ *Lakritz*

Bluterguss

Wie entsteht ein blauer Fleck?

→ *Blauer Fleck*

Bluterkrankheit

Wieso kommen Rot-Grün-Blindheit und Bluterkrankheit fast ausschließlich bei Männern vor?

→ *Rot-Grün-Blindheit*

Blutkreislauf

Warum haben viele Menschen bei großer Hitze Probleme mit dem Blutkreislauf?

So schön die heißen Sommertage auch sind, für viele Menschen bringen sie massive Probleme mit sich. Vor allem Kleinkinder, ältere Menschen und Personen mit Venenerkrankungen oder niedrigem Blutdruck tun sich bei großer Hitze sehr schwer. Aber warum?

Dafür ist ein Regulationsmechanismus unseres Körpers verantwortlich, durch den bei großer Hitze die Gefäße in der Haut geweitet werden, um die Wärme bestmöglich abzuleiten. Dadurch strömt ein Großteil des Blutes in die Körperperipherie und steht dann dem Körperinneren, vor allem Herz und Gehirn, nicht mehr zur Verfügung. Die Folge sind Schwächezustände und Schwindelgefühl bis hin zu Ohnmachtsanfällen.

Bodybuilding

Worauf beruht das Bodybuilding, und lässt sich dadurch die Größenzunahme eines Muskels beliebig steigern?

So wie ein Muskel, den man nicht beansprucht, immer dünner und schwächer wird *(→ Muskel 4)*, nimmt ein ständig trainierter an Umfang zu. Dies beruht auf einer Vergrößerung der Dicke der Muskelfasern durch eine Vermehrung der feinsten Bestandteile, der so genannten Myofibrillen. Dabei kann der Muskel gewaltige Ausmaße annehmen. Allerdings lässt sich die Zunahme des Muskels nicht beliebig steigern, da ab einer bestimmten Dicke die vorhandenen Blutgefäße nicht mehr in der Lage sind, die Muskelfasern ausreichend mit Nährsubstanzen und Sauerstoff zu versorgen.

Böser Blick

Gibt es den »bösen Blick«?

Seit ewigen Zeiten glauben viele Menschen an die Macht des »bösen Blicks«, der jemandem Übles zufügen oder ihn sogar töten kann. Im alten Rom wurden professionelle Zauberer mit angeblich bösem Blick beauftragt, die Feinde zu verhexen, und im Mittelalter hatten die Menschen vor dem bösen Blick eine derartige Angst, dass man Frauen als Hexen verbrannte, weil sie einen anderen Menschen in verbrecherischer Absicht mit ihrem Blick belästigt hatten. Möglicherweise beruht diese Furcht auf der Urangst unserer Ahnen, die das Anstarren mit einem bevorstehenden Angriff verbanden.

Dass wir den Aberglauben selbst heute noch nicht ganz überwunden haben, beweisen Ausdrücke wie »wenn Blicke töten könnten«, »jemanden scharf ansehen« oder »bohrende Blicke«.

Interessant ist in diesem Zusammenhang eine Untersuchung an Studenten der Stanford University, von denen viele, obwohl sie durchwegs gebildet und gewohnt waren, rational zu denken, behaupteten, die Intensität von Blicken sei messbar. Von 1 300 Befragten waren 85 Prozent der weiblichen und mehr als 70 Prozent der männlichen Studenten sogar überzeugt, dass man Blicke körperlich spüren könne. Anschließend befragt, ob sie an den »bösen Blick« glaubten, verneinten sie lachend und reagierten erstaunt, als man sie darauf aufmerksam machte, dass sie mit ihren Angaben unwissentlich die wichtigste Voraussetzung dieses Aberglaubens für sich selbst akzeptiert hatten.

Tatsache ist, dass man einen anderen Menschen durch mitfühlende, strenge oder gar drohende Blicke durchaus beeinflussen kann, dass es aber einen »bösen Blick«, den man gleichsam als Waffe gegen andere einsetzen kann, nicht gibt.

Boxen

Warum setzt ein kräftiger Boxhieb auf den Oberbauch den Gegner sofort außer Gefecht?
Weil im Oberbauch unterhalb des Brustbeins, also im Dreieck zwischen den Rippen, das größte vegetative Nervengeflecht des Körpers, der so genannte Solarplexus (Sonnengeflecht), liegt. Von diesem Geflecht ziehen Nerven zu den inneren Organen und damit auch zu den versorgenden Blutgefäßen. Eine kräftige mechanische Reizung dieser Nerven durch einen Schlag auf den Solarplexus kann über einen Reflex ganz plötzlich zum Anstieg des Blutdrucks, zur Beschleunigung des Herzschlags, zu Atemnot und Bewusstlosigkeit führen. Deshalb sackt der auf den Solarplexus Getroffene, bevor er noch begreift, wie ihm geschieht, ohnmächtig in sich zusammen.

Brandblasen

Wie entstehen Brandblasen?
Eine Brandblase ist immer Folge einer Hautverbrennung. Die hohe Temperatur führt dazu, dass sich Zellen der oberen Hautschicht voneinander lösen, sodass zwischen ihnen Hohlräume entstehen, in die Körperflüssigkeit einströmt. Die dadurch entstehenden Blasen sind sehr infektionsgefährdet, da die Flüssigkeit einen ausgezeichneten Bakterien-Nährboden darstellt.

Brot

Warum schmeckt lange gekautes Brot süß?
→ *Schmecken 6*

Brust 1

Warum ist bei vielen Frauen die rechte Brust größer als die linke?
Das liegt nicht an der unterschiedlichen Größe der Brustdrüsen an sich, sondern an dem darunter liegenden Brustmuskel, der bei Rechtshändern – und das sind nun mal die meisten Menschen – besser trainiert und daher kräftiger ist als der linke. Der Unterschied ist allerdings meist so gering, dass ihn zwar die betroffene Frau vor dem Spiegel erkennt, andere Personen ihn jedoch in der Regel kaum bemerken.

Brust 2

Wieso sondern die Brüste mancher Frauen zu Beginn der Schwangerschaft Flüssigkeit ab?
→ *Schwangerschaft 7*

Brust 3

Warum wachsen vielen Männern im Alter Brüste?
Diese bei älteren Herren im Schwimmbad häufig zu beobachtende Erscheinung hängt damit zusammen, dass der Körper eines Mannes neben dem männlichen Geschlechtshormon Testosteron in geringen Mengen auch das weibliche Hormon Östrogen produziert, was ja für Frauen umgekehrt genauso gilt. Da die Hoden nun aber mit fortschreitendem Alter immer weniger Testosteron ausschütten, die Bildung des Östrogens jedoch gleich bleibt, da sich also das Verhältnis der männlichen und weiblichen Geschlechtshormone immer mehr zugunsten der weiblichen verschiebt, kommt es eben auch zur – wenn auch geringfügigen – Ausprägung weiblicher Merkmale beim Mann, was sich unter anderem im Brustwachstum äußert.
Dass von dieser Erscheinung in erster Linie schwergewichtige Männer be-

troffen sind, liegt daran, dass das Östrogen zur Entfaltung seiner Wirkungen auf Fett angewiesen ist. Je mehr Fett ein Mann also mit sich herumträgt, desto leichter hat es das Östrogen und desto größer ist die Wahrscheinlichkeit der Brustschwellung.

Brustwarzen

Warum haben Männer, die ja kein Baby stillen können, zwei Brustwarzen?
Das hängt damit zusammen, dass sich die geschlechtliche Differenzierung eines befruchteten Keimes in Richtung Junge oder Mädchen nicht gleich am Anfang seiner Entwicklung, sondern erst später unter dem Einfluss des Hormons Testosteron vollzieht.
Dass Junge und Mädchen bis dahin gleich sind, zeigt sich bei Männern später unter anderem an den beiden an sich nutzlosen Brustwarzen, aber auch daran, dass sie tatsächlich eine rudimentäre Scheide besitzen, die als ebenso überflüssiges Gewebeanhängsel an der Harnblase hängt.

Bulimie

Warum leiden so viele junge Mädchen und Frauen an Magersucht und Bulimie?
→ *Magersucht*

C

Chemotherapie

Warum fallen bei der Behandlung bösartiger Tumoren mittels Chemotherapie die Haare aus?

Die Chemotherapie wird mit Arzneimitteln durchgeführt, die Zellteilung und -wachstum hemmen. Diese Medikamente, so genannte Zytostatika, vernichten hauptsächlich in rascher Teilung befindliche Tumorzellen, schädigen aber auch gesunde Zellen, wenn diese besonders schnell wachsen.

Ein Haar, das selbst nicht lebt, wird von Zellen produziert, die es an der Wurzel wie ein Ring umschließen und sich, ebenso wie die Tumorzellen, besonders rasch teilen. Deshalb greifen die Zytostatika sie an, als wären es Tumorzellen, und schädigen sie so schwer, dass sie absterben. Die Folge ist, dass die Haare eines nach dem anderen aus den toten Zellringen herausfallen.

Cholesterin 1

Gibt es tatsächlich »gutes« und »schlechtes« Cholesterin?

Ja, das gibt es, aber genau genommen sind die Bezeichnungen »gutes« und »schlechtes« Cholesterin falsch. Denn das Cholesterin ist in beiden Fällen dasselbe. Was allenfalls gut oder schlecht daran ist, sind die so genannten Lipoproteine. Darunter versteht man Kombinationen von Eiweiß- und Fettstoffen, die deshalb erforderlich sind, weil Fette in Wasser nicht löslich sind und daher in der wässrigen Lösung Blut nicht ohne weiteres transportiert werden können. Erst wenn sie sich an Eiweiß binden, kann der Körper überhaupt etwas mit ihnen anfangen.

So geht es auch dem Cholesterin, das ja auch ein Fettstoff ist. Je nachdem, an welche von zwei möglichen Eiweißstoffgruppen es sich anhängt, unter-

scheidet man das so genannte LDL-Cholesterin (LDL = Low Density Lipoproteins) vom HDL-Cholesterin (HDL = High Density Lipoproteins). Während die LDL das Cholesterin zu den Geweben transportieren, in denen es zu Vitamin D, Geschlechts- und Nebennierenrindenhormonen oder Gallensäuren umgebaut wird, übernehmen die HDL den Transport des Cholesterins an seinen Abbauort, die Leber.
Das LDL-Cholesterin wird deshalb als »schlechtes« Cholesterin bezeichnet, weil es sich bei einem Überangebot an den Innenschichten der Gefäße ablagert und deshalb als Risikofaktor für Arterienverkalkung gilt. Je höher der LDL-Cholesterin-Gehalt im Blut, desto höher das Risiko, an einer Gefäßverkalkung zu erkranken – und damit möglicherweise einen Herzinfarkt oder Schlaganfall zu erleiden.
Dagegen bezeichnet man das HDL-Cholesterin als »gutes« Cholesterin, weil es die Gefäße vor Fettablagerungen zu schützen scheint und dabei offenbar sogar in der Lage ist, bereits abgesetztes Cholesterin von den Arterienwänden zu lösen. Erhöhte HDL-Cholesterin-Werte bedeuten also einen relativen Schutz in Bezug auf das Risiko, an Arterienverkalkung zu erkranken.

Cholesterin 2

Steigt unser Cholesterinspiegel, wenn wir reichlich Fett und Eier essen?
Das wird zwar immer wieder hartnäckig behauptet, stimmt jedoch nur sehr bedingt.
Cholesterin wird nämlich im Körper selbst – genauer gesagt, in der Leber – produziert, und zwar in einer Menge, die, je nach Bedarf, zwischen 1 und 1,5 Gramm täglich schwankt. Mit der Nahrung zusätzliches Cholesterin zuzuführen – das übrigens nur in tierischen Produkten vorkommt –, ist nur in engen Grenzen möglich, da der Darm zu einer Aufnahme von mehr als etwa 800 Milligramm am Tag gar nicht in der Lage ist. Da zudem die Leber sofort die eigene Produktion drosselt, sobald der Blutcholesterinspiegel in die Höhe geht, kann dieser gar nicht beliebig ansteigen.

Dass dem so ist, beweisen Völker wie die Eskimos, die sich fast ausschließlich von tierischen Produkten ernähren und dennoch keinen außergewöhnlichen Cholesterinspiegel aufweisen. Massiv erhöhte Cholesterinwerte im Blut sind also fast ausschließlich Folge einer Stoffwechselentgleisung und nur ganz bedingt auf eine »falsche Ernährung« zurückzuführen.

Cholesterin 3

Sterben Menschen mit hohem Cholesterinspiegel früher?

»Ein niedriger Cholesterinspiegel erhöht die Lebenserwartung« – das wurde bisher von zahlreichen Ernährungsforschern propagiert. Doch ist das tatsächlich so?

Eine Studie aus Hawaii beweist exakt das Gegenteil: Menschen mit hohem Cholesterinspiegel leben länger als solche mit niedrigeren Werten. Ein Ärzteteam aus Honolulu beobachtete 20 Jahre lang die Cholesterinwerte von 3 572 Männern zwischen 71 und 93 Jahren. Je nach Höhe des Cholesterinspiegels ordneten sie die Probanden vier Gruppen zu und beobachteten ihre Sterblichkeit, wobei sie das Alter der Patienten und andere persönliche Risikofaktoren berücksichtigten. Das Resultat ist verblüffend: In der Gruppe mit dem niedrigsten Cholesterinspiegel starben die meisten Männer; die Gruppe mit dem höchsten Cholesterinspiegel lebte durchschnittlich am längsten.

Für das erstaunliche Ergebnis ihrer Studie haben die Wissenschaftler folgende Erklärung: Sie vermuten, dass die meisten Menschen mit hohem Cholesterinspiegel in der Regel schon vor dem 75. Lebensjahr sterben. Diejenigen aber, die sehr alt werden und damit den Durchschnittswert der Sterblichkeit anheben, sind möglicherweise aufgrund ihrer genetischen Anlage vor den Auswirkungen des Cholesterins geschützt.

Cola

Warum helfen Cola und Salzstangen gegen Durchfall?
→ Durchfall 2

D

Damenbart

Warum haben manche Frauen einen auffälligen Bartwuchs?
→ Bart

Daumenlutschen

Warum lutschen Kinder am Daumen?
Darüber gibt es keinen Zweifel: Wenn Babys und Kleinkinder an ihrem Daumen nuckeln, ist das ein völlig natürlicher Vorgang. Es ist sogar nachgewiesen, dass ungeborene Kinder bereits im Mutterleib hin und wieder den Daumen in den Mund nehmen und daran lutschen *(→ Schwangerschaft 8)*. Babys haben einen ausgeprägten Saugreflex, der ihnen beim Stillen und Füttern den Weg weist und ihnen so indirekt hilft, satt zu werden. Der damit verbundene Körperkontakt zur Mutter beruhigt das Baby und gibt ihm Vertrauen. Saugen befriedigt also sehr elementare Bedürfnisse. Deshalb ist es nicht verwunderlich, dass in den ersten beiden Lebensjahren mehr als die Hälfte aller Kinder noch am Daumen lutschen und dass sie das nicht nur beim Einschlafen, sondern auch dann tun, wenn sie Hunger, Langeweile oder Angst haben. Zudem ist der Mund für ein Baby ein wichtiges Sinnes-

organ, mit dem es Entdeckungen und Erfahrungen macht. Daher steckt es alles in den Mund, was es mit den Händen fassen kann.
Daumenlutschen verliert sich meist in den ersten Lebensjahren, kann aber als eine Art »Einschlafzeremonie« länger beibehalten werden. Dies ist jedoch nicht wünschenswert, weil zu langes Lutschen sehr häufig Kiefer- und Gebissfehlstellungen verursacht, die später einer kieferorthopädischen Behandlung bedürfen.

Déjà-vu

Warum glauben wir manchmal, bestimmte Dinge und Ereignisse, denen wir noch nie begegnet sind, schon einmal gesehen bzw. erlebt zu haben?
Für dieses so genannte Déjà-vu-Erlebnis, das in pseudowissenschaftlichen Abhandlungen immer wieder als Beweis für die Existenz von Wiedergeburt, Seelenwanderung oder Telepathie angeführt wird, gibt es zwei mögliche Erklärungen:
Unser Gehirn analysiert sämtliche eingehenden Informationen, auch wenn uns nur etwa zwei Prozent davon bewusst werden *(→ Hören 2)*. Es ist also möglich, dass wir mit dem, wovon wir glauben, dass wir es schon einmal gesehen oder erlebt hätten, tatsächlich bereits früher in Kontakt gekommen sind, ohne dass es uns beim ersten Mal bewusst geworden ist. Im Unterbewusstsein war der Eindruck jedoch gespeichert, und wenn wir nun unsere Aufmerksamkeit darauf lenken, kommt er von dort wieder zum Vorschein und erscheint uns deshalb vertraut bzw. bekannt.
Eine andere Erklärung beruht auf der Tatsache, dass Déjà-vu-Erlebnisse hauptsächlich unter Stress, bei Schlafmangel oder in anderweitig belastenden Situationen auftreten. Unter derartigen Bedingungen wäre es durchaus denkbar, dass sich in die ständig unbewusst ablaufende Informationsverarbeitung des Gehirns »Fehler« einschleichen, sodass wir eine Situation irrtümlich für bekannt halten, weil sie vom Gehirn fälschlicherweise als schon einmal erlebt etikettiert worden ist.

Diät

Wieso nimmt man nach einer Diät meist rasch wieder zu?
→ *Abnehmen 3*

Dicke Beine

Warum haben Menschen mit schwachem Herzen oft dicke Beine? Und warum müssen sie nachts häufig zur Toilette?
→ *Herz 3*

Doping

Warum ist Doping für Sportler verboten?
Weil die Einnahme leistungssteigernder Substanzen mit ganz erheblichen gesundheitlichen Risiken verbunden ist. Dies gilt besonders, wenn Sportler Wachstumshormone oder hormonartige Stoffe zu sich nehmen, die den Muskelaufbau fördern sollen. Werden derartige Mittel in übermäßiger Dosierung eingenommen – was ja bei Sportlern der Fall ist –, wird nicht selten die Leber, die an Abbau und Entgiftung dieser Substanzen maßgeblich beteiligt ist, erheblich überlastet. Die Folge sind Leberfunktionsstörungen, die sogar tödlich enden können.
Hinzu kommt, dass etliche Dopingmittel eine gewisse Suchtgefahr mit sich bringen. Verantwortlich dafür sind stimmungsaufhellende Wirkungen, die die Leistungsgrenze derart verwischen, dass die Sportler sich extrem überfordern. Bekannt sind in diesem Zusammenhang die Beispiele des Radrennfahrers, der beim kräftezehrenden Anstieg plötzlich tot vom Rad stürzte, oder des Boxers, der so lange weiterkämpfte, bis er tot umfiel.

Doppelbilder

Wie entstehen Doppelbilder?
→ *Sehen 19*

Drogen

Gehen Medikamente und Drogen aus dem Blut der Mutter in das des ungeborenen Kindes über?
→ *Medikamente 3*

Dunkelheit

Warum schläft man im Dunkeln besser?
→ *Schlaf 4*

Dunkle Haut

Warum sind Bewohner tropischer Länder dunkelhäutig?
Die Frage, warum Menschen in tropischen Gebieten eine dunklere Haut haben, beschäftigt Forscher und Gelehrte schon seit der Antike. Eine Antwort glaubt jetzt der Biologe James Mackintosh aus Sydney gefunden zu haben: Nach seiner Meinung bewahrt ein dunkler Teint die Menschen vor tropischen Krankheiten.
Bisher herrschte die Ansicht vor, die größere Menge des Farbstoffs Melanin schütze vor übermäßiger Sonnenbestrahlung. Gegen diese Vermutung sprechen jedoch mehrere Fakten: Erstens enthalten auch Körperteile, die kaum dem Licht ausgesetzt sind – beispielsweise die Geschlechtsorgane oder das Innere der Nase – Melanin produzierende Zellen; zweitens schützt dunkle Haut nicht besser als ein Sonnenschutzmittel mit Schutzfaktor 4; drittens

haben auch Gorillas eine dunkle Haut, obwohl sie ein Fell besitzen; und viertens haben Studien gezeigt, dass Melanin gerade gegen die gefährliche UV-B-Strahlung nicht allzu viel ausrichten kann.
Mackintosh vermutet nun, dass das in dunkler Haut reichlich vorhandene Melanin eher als Schutz gegen Krankheitserreger dienen könnte. Bei Säugetieren ist das Pigment in den so genannten Melanosomen eingelagert; je größer diese sind und je mehr sich davon in der Haut befinden, desto dunkler ist der Teint. Diese Zellbestandteile, so glaubt der Biologe, verhielten sich ähnlich wie die Lysosomen, die im Immunsystem eine wichtige Rolle spielen und deren Aufgabe es ist, in Zellen eingedrungene Fremdkörper unschädlich zu machen. Laborexperimente hätten gezeigt, dass Melanosome gegen Mikroorganismen wirken.
»Melanin ist ein klebriges Molekül«, erklärt der Wissenschaftler. »Bakterien und Pilze verheddern sich daran und können sich so nicht weiter ausbreiten.« Auf eine vergleichbare Wirkung der Melanosome und Lysosome deutet Mackintosh zufolge auch das Protein Attractin hin, das im menschlichen Körper sowohl einen Einfluss auf die Melaninproduktion als auch auf das Immunsystem hat.
Für Mackintoshs Theorie spricht überdies, dass dunkelhäutige Menschen weniger anfällig für Hautkrankheiten sind. Das hat sich unter anderem während des Vietnamkrieges gezeigt, als amerikanische Soldaten in das Mekong-Delta entsandt wurden. Dort erkrankten die hellhäutigen dreimal so häufig an einer bestimmten bösartigen Hautkrankheit wie ihre dunkelhäutigen Gefährten.

Dunkle Ringe

Wie entstehen dunkle Ringe um die Augen?
→ *Auge 9*

Durchfall 1

Wann bekommen wir Durchfall?

Wenn der Dickdarm nicht in der Lage ist, dem Darminhalt das Wasser zu entziehen.

Allein Speichel, Magensaft und das Sekret der Bauchspeicheldrüse machen täglich eine Menge von über fünf Litern aus. Zusammen mit dem Wasser aus Getränken und flüssigkeitshaltiger Nahrung wie Obst und Gemüse gelangen pro Tag zwischen sieben und zehn Liter Wasser in den Darm. Dies führt dazu, dass der Inhalt des gesamten Dünndarms nicht etwa fest, sondern breiartig, ja, oft sogar ausgesprochen wässrig ist. Erst im Dickdarm wird dem Speisebrei diese enorme Wassermenge – zusammen mit wertvollen Mineralien – wieder entzogen. Ist die Wand des Dickdarms aufgrund einer Erkrankung zu dieser Leistung nicht imstande, bleibt der Inhalt flüssig, und wir bekommen Durchfall. Ist dieser sehr heftig und hält länger an, besteht die Gefahr, nicht nur zu viel Wasser, sondern auch zu viele Mineralstoffe zu verlieren.

Zwar führt die mit dem Durchfall verbundene stark verkürzte Verweildauer des Speisebreis im Darm zu einer mangelhaften Ausnützung der Nahrung und damit zu einem Nährstoffdefizit, doch dies ist zweitrangig, weil wir viel schneller an Wassermangel oder dem Entzug von Mineralstoffen sterben als verhungern.

Der Genauigkeit halber muss allerdings hinzugefügt werden, dass nicht jeder Durchfall auf einer Dickdarmerkrankung beruht; vielmehr können auch bei Magen- oder Dünndarmstörungen aufgrund der verminderten Zerlegung der Nahrung in ihre Bestandteile und der nachfolgenden schnelleren Austreibung Durchfälle die Folge sein.

Durchfall 2

Warum helfen Cola und Salzstangen gegen Durchfall?

Die oft gehörte Empfehlung, bei heftigem Durchfall Cola zu trinken und

Salzstangen zu essen, hat durchaus ihre Berechtigung. Allerdings nicht etwa, weil Cola und Salzstangen eine medikamentenähnliche Wirkung hätten und den Durchfall direkt bekämpften, sondern nur, weil sie gut geeignet sind, Folgeschäden zu verhüten.

Die größte Gefahr, die bei schwerem Durchfall droht, ist nämlich der massive Flüssigkeits- und Salz- bzw. Mineralstoffverlust *(→ Durchfall 1)*. Dies gilt insbesondere für Kinder, die weitaus schneller als Erwachsene in einen Zustand bedrohlicher Austrocknung geraten. Daher müssen sie rasch möglichst viel trinken und das verlorene Salz wieder ersetzen. Und da die meisten Kinder nun einmal sehr gern Cola mögen, da Cola ferner überall erhältlich ist und sich zudem gesüßte Getränke bei Durchfallerkrankungen als besonders verträglich erwiesen haben, ist Cola in derartigen Fällen ideal geeignet, dem Körper die verloren gegangene Flüssigkeit zurückzugeben. Da Cola aber nicht gegen den Mineralverlust wirkt, ist die zusätzliche Zufuhr von Salz, beispielsweise in Form von Salzstangen, unbedingt erforderlich.

Durst 1

Warum bekommen wir Durst?

Das Bedürfnis nach Flüssigkeitsaufnahme wird von einem für die Regulierung des Wasserhaushalts verantwortlichen Bezirk im Zwischenhirn, dem so genannten Hypothalamus, ausgelöst, sobald Blut und Gewebeflüssigkeit in Gefahr sind, zu konzentriert zu werden.

Da diese Gefahr entweder durch einen Mangel an Wasser oder durch eine Zunahme des Salzgehaltes im Organismus eintreten kann, verfügt der Körper über zwei Arten von Messfühlern, die dem Hypothalamus ständig Informationen über die Konzentration gelöster Salze im Blut und über die Wandspannung des Herzens als Maß für das Blutvolumen senden. Daher bekommen wir nach stark gesalzenem Essen ebenso Durst wie nach einem größeren Wasserverlust, etwa durch starkes Schwitzen.

Durst 2

Warum haben Kinder immer Durst?
→ *Kinder 5*

E

Eierstöcke

Warum hat eine Frau in ihren Eierstöcken viel mehr Eizellen, als sie im ganzen Leben benötigt?
Jedes Mädchen kommt mit etwa zwei Millionen Eizellen auf die Welt. Davon gehen in den ersten Lebensjahren sehr viele zugrunde, und mit zwölf Jahren, dem durchschnittlichen Beginn der Geschlechtsreife, sind noch etwa 300 000 vorhanden. Geht man bis zur letzten Menstruationsblutung von einer Zeitspanne von etwa 40 Jahren aus, so werden von dieser ungeheuren Anzahl nur ganze 500 voll ausgebildet. Von diesen reifen zu Beginn eines jeden Menstruationszyklus zunächst mehrere heran, jedoch überlebt in der Regel nur eine einzige bis zum Eisprung; die anderen sterben ab.
Warum das so ist, lässt sich nicht eindeutig beantworten. Da man aber davon ausgehen muss, dass die »verschwenderische« Bereitstellung viel zu vieler Eizellen aus biologischer Sicht einen Sinn hat, kann man vermuten, dass nur die tauglichste zur vollen Entwicklung gelangt. Vorstellbar ist auch, dass die nicht zum Zuge kommenden Eizellen die erfolgreiche, die es schließlich bis zum Eisprung schafft, in irgendeiner Weise unterstützen.

Einlauf

Warum fördert ein Einlauf die Stuhlentleerung?
Weil ein Einlauf – also das Einbringen von Flüssigkeit in den After – zu einer vermehrten Füllung des Enddarms führt. Dies wird sofort von Dehnungsrezeptoren in der Darmwand registriert, die das Gefühl des → *Stuhldrangs* hervorrufen und eine verstärkte Darmbewegung (Peristaltik) auslösen. Hinzu kommen der mechanische Reiz des Einfüllrohres sowie die Temperatur des eingeleiteten Wassers: Je kühler dieses ist, desto intensiver ist die Wirkung des Einlaufs.

»Einschlafen« der Glieder

Wieso schlafen uns Hände oder Füße ein?
Das merkwürdig pelzige, kribbelnde, zum Teil auch brennende Gefühl entsteht, wenn auf Empfindungsnerven für längere Zeit Druck ausgeübt wird. Dazu kommt es ziemlich leicht, wenn wir z. B. mit übereinander geschlagenen Beinen oder auf den Fersen sitzen. Werden dabei auch noch motorische, d. h. muskelbewegende Nerven gequetscht, so macht sich dies zusätzlich in Lähmungserscheinungen bemerkbar, die es uns eine Weile unmöglich machen, den eingeschlafenen Körperteil zu bewegen.
Besonders gefährdet sind die Nervenbahnen am Oberarm oder in der Kniekehle; doch auch der Daumenrücken ist – z. B. bei langer Arbeit mit einer Schere – sehr empfindlich. Selbst das Tragen eines schweren Rucksacks hat seine Tücken, weil dabei nicht selten Nerven des Schulterbereichs gequetscht und zugleich stark gedehnt werden, sodass Lähmungserscheinungen in den Armen und Händen auftreten können.
Je länger die Nervquetschung anhält, desto stärker sind Taubheit und Lähmung, die beim »Aufwachen« des Gliedes empfunden werden. Grundsätzlich ist das unangenehme Gefühl jedoch – wie jeder Schmerz – ein durchaus sinnvolles Warnsignal: Auf diese Weise sorgt der Organismus dafür, dass

wir den Druck auf den Nerv nicht so lange fortsetzen, bis dieser bleibende Schäden davonträgt.

Eiter

Wie und warum entsteht Eiter?

Sind krank machende Bakterien in den Körper eingedrungen, so reagiert der Organismus mit einer → *Entzündung,* d. h. einer örtlich begrenzten Abwehrreaktion. In deren Gefolge kommt es zum Austritt von Blutbestandteilen, vorzugsweise von weißen Blutkörperchen, deren Aufgabe es ist, die unerwünschten Eindringlinge zu vernichten.

Daneben zerstören andere weiße Blutkörperchen – insbesondere die so genannten Fresszellen – infizierte oder anderweitig geschädigte Gewebeanteile und bilden so einen Saum um das Entzündungsgebiet. Auf diese Weise bildet sich eine Zone aus abgestorbenem Gewebe, aus dessen Trümmern durch Einwirkung von Enzymen der weißen Blutkörperchen flüssiger Eiter entsteht.

Eiter setzt sich also aus Bakterien, abgestorbenen Zelltrümmern und weißen Blutkörperchen zusammen. Seine Aufgabe besteht darin, Eindringlinge aus dem Entzündungsgebiet zu spülen. Aussehen und Menge des Eiters geben dem Arzt wertvolle Hinweise auf das überwiegende Vorkommen eines bestimmten Krankheitserregers.

Ekel 1

Warum ekeln wir uns?

Einen Erwachsenen, der sich nicht vor irgendetwas ekelt, gibt es nicht. Bei den meisten von uns löst vor allem der Anblick von Exkrementen und anderen unappetitlichen Ausscheidungen Ekel aus, bei anderen sind es Ratten, Spinnen oder bestimmte üble Gerüche.

Ekel ist definiert als eine »im Lauf der Sozialisation errichtete gefühlsmäßige Schranke«. Dass es uns so schwer fällt, das Ekelgefühl in den Griff zu be-

kommen oder gar ganz zu überwinden, liegt aber nach neueren Studien vor allem an der Erziehung in frühester Kindheit. Kleinkinder empfinden nämlich noch keinen Ekel, nicht einmal gegen Urin und Kot, sondern gehen im Gegenteil mit ihren Ausscheidungen oft geradezu lustvoll um.
Erst im Lauf der Erziehung entsteht – beeinflusst von Eltern, Freunden und nicht zuletzt den Medien – ein Ekelgefühl, das immer stärker werden und sich auf immer größere Gebiete erstrecken kann. Es gibt sogar Menschen, die ihren eigenen oder den Körper anderer Menschen ekelhaft finden. Ekel ist also nicht selten tief in der Persönlichkeit verankert und kann sich im übertragenen Sinne auch gegen verabscheuungswürdige Verhaltensweisen oder eventuell ansteckende Krankheiten richten.
Typisch für Ekel ist, dass er in der Regel mit einem intensiven Gefühl des Unwohlseins und oft sogar mit Übelkeit und Brechreiz verbunden ist. Hierfür ist ein regelrechtes Ekelzentrum im Gehirn verantwortlich, das offenbar von Geburt an vorhanden ist, aber erst im Lauf des Lebens durch Erziehung und den Eindruck Abscheu erregender Ereignisse in seiner Tätigkeit gefördert wird.
Interessant sind in diesem Zusammenhang britische Studien an einem jungen Mann, bei dem infolge eines Schlaganfalls genau die Hirnregionen ausgefallen waren, in denen man den Sitz des Ekelzentrums vermutet. Dabei zeigte sich, dass der Patient nicht mehr in der Lage war, in den Gesichtern anderer Menschen einen Ausdruck tiefer Abscheu wahrzunehmen. Doch damit nicht genug: Offenbar war auch seine eigene »Fähigkeit«, sich zu ekeln, gesunken. So ließen ihn beispielsweise Anblick und Geruch madendurchsetzten, faulenden Fleisches vollkommen kalt. Hinsichtlich anderer untersuchter Gefühlsregungen zeigte der junge Mann dagegen keine erkennbaren Abweichungen gegenüber einem Gesunden.

Ekel 2

Warum empfinden wir ausgespuckten Speichel als eklig, während wir doch den eigenen ständig schlucken, ohne dass uns dabei schlecht wird?
→ *Speichel 2*

Empfängnisverhütung

Warum gibt es zur Empfängnisverhütung schon seit langem die Pille für die Frau, aber noch immer nicht für den Mann?
Das liegt schlicht daran, dass sich das Problem der Verhütung beim Mann erheblich schwieriger darstellt als bei der Frau. Bei dieser muss pro Monat ja nur eine einzige Eizelle daran gehindert werden, auszureifen oder beim Eisprung den Eierstock zu verlassen. Beim Mann produzieren die Hoden aber jeden Tag Millionen befruchtungsfähiger Spermien, die alle gebremst werden müssen.
Zwar kann man bei Männern mit hoch dosierten Hormongaben eine Zeugungsunfähigkeit erreichen, dabei bleiben dann aber auch das sexuelle Verlangen und die Erektionsfähigkeit auf der Strecke. Auch andere Risiken, vor allem die Entwicklung eines Prostatakrebses, sind bei einer derartigen Methode der Verhängnisverhütung absolut nicht tragbar.
Eine weitere Schwierigkeit besteht darin, dass die Hormone, um voll wirksam zu sein, gespritzt werden müssen und nicht in einer Pille zugeführt werden können. Bis heute ist noch nicht absehbar, ob und wann sich all diese Probleme lösen lassen.

Entscheidung

Warum können wir nicht frei entscheiden, was wir tun?
Die Überzeugung, eigenverantwortlich entscheiden zu können, also einen freien Willen zu haben, ist ein Kernpunkt unseres Daseins. Doch im Gehirn ist hierfür kein Zentrum zu finden. Im Gegenteil: Je besser die Forschung die komplexen Prozesse versteht, die beim Denken und Handeln im Gehirn ablaufen, desto weniger bleibt von der Vorstellung übrig, ein frei entscheidender Mensch zu sein.
Vielmehr ist das Gefühl, eine Entscheidung getroffen zu haben, nach dem gegenwärtigen Stand der Gehirnforschung – überspitzt formuliert – nichts weiter als Einbildung. Oder wie es Wolf Singer, Direktor des Max-Planck-

Instituts für Hirnforschung in Frankfurt am Main, ausdrückt: »Das, was wir als freie Entscheidung erfahren, ist nichts als eine nachträgliche Begründung von Zustandsveränderungen, die ohnehin erfolgt wären.« Noch provokanter formuliert dies der amerikanische Wissenschaftler Michael Gazzangia: »Wir sind die Letzten, die erfahren, was unser Gehirn vorhat.« Das sei durch eine lange Reihe von Experimenten bewiesen.
Und tatsächlich haben Studien ergeben, dass sich das Gefühl, eine Bewegung absichtlich ausgeführt zu haben, erst exakt 350 Millisekunden nach der Bewegung selbst einstellt. Demnach legt allein unser Gehirn fest, was wir als Nächstes tun werden, und wir haben nur den Eindruck, bewusst beteiligt zu sein. Allerdings entscheidet das Gehirn nach neuesten Erkenntnissen offenbar nicht willkürlich, sondern fast ausschließlich auf der Grundlage vorher gesammelter Erfahrungen.

Entzündung

Warum schwillt entzündetes Gewebe an, wird rot und tut weh?
Unter dem Begriff »Entzündung« versteht man eine örtlich begrenzte Abwehrreaktion des Körpers auf schädigende Einflüsse, vorzugsweise auf krank machende Mikroorganismen wie Bakterien, Viren und Pilze. Diese Abwehrreaktion geht in einer bestimmten, immer gleichen zeitlichen Abfolge vor sich:
Zuerst erweitern sich im betroffenen Gebiet die Blutgefäße, was sich in einer deutlichen Rötung des entzündeten Gebietes bemerkbar macht; dann treten aus den erweiterten Adern, die ja keinesfalls dicht wie Gummischläuche sind, Blutbestandteile aus: vor allem weiße Blutkörperchen und antikörperhaltiges Serum, die die Aufgabe haben, die unerwünschten Eindringlinge zu bekämpfen. Die so in das Gewebe eindringende Flüssigkeit lässt dieses anschwellen, wodurch in dem betroffenen Bereich automatisch der Druck ansteigt. Jeder auf unseren Körper ausgeübte Druck reizt aber – unabhängig davon, ob er von außen oder von innen kommt – die fast überall in großer Anzahl vorhandenen Schmerzrezeptoren. Dieser Reiz wird über

Nerven an das Gehirn weitergeleitet und löst dort eine Schmerzempfindung aus *(→ Schmerz 1)*.
Aus der Tatsache, dass die einzelnen Gewebe des Körpers unterschiedlich dehnbar und elastisch und keinesfalls gleichmäßig mit Schmerzrezeptoren besetzt ist, wird verständlich, dass die mit einer Entzündung verbundenen Schmerzen, je nach befallenem Körperteil, in ihrer Heftigkeit außerordentlich schwanken können.

Erbrechen 1

Was passiert beim Erbrechen?
Mithilfe des Erbrechens, das von einem dafür zuständigen »Brechzentrum« im Gehirn ausgelöst wird, hat der Körper die Möglichkeit, sich schnell von giftigen oder unverträglichen Stoffen zu befreien. Das Brechzentrum kann durch krankhafte Veränderungen im Verdauungstrakt, durch Geruchs- und Geschmacksempfindungen, durch bestimmte chemische Substanzen sowie durch Störungen des Gleichgewichtssinnes aktiviert werden; aber auch psychische Erregung kann Erbrechen und Übelkeit auslösen.
Zuerst vergrößert sich durch maximale Einatmung der Unterdruck im Brustraum, wodurch Nahrungsbrei aus dem Magen in die erweiterte Speiseröhre gesaugt wird. Durch rückläufige Bewegungen unterstützt der Magen diesen Transport. Anschließend wird die gefüllte Speiseröhre infolge einer kräftigen Anspannung von Zwerchfell und Bauchmuskulatur durch den Mund entleert.

Erbrechen 2

Warum schmeckt Erbrochenes meist sauer, manchmal aber auch bitter?
Der saure Geschmack und Geruch beruht auf der Magensäure, die mit dem Erbrochenen in den Mund – und manchmal auch in die Nase – gelangt. Ist das Erbrechen sehr heftig und hält es lang an, kann es passieren,

dass sich auch der Magenpförtner öffnet, der den Magen zum Darm hin abschließt, wodurch Inhalt aus dem Zwölffingerdarm über den Magen in die Speiseröhre zurückströmt und mit dem Erbrochenen hinausbefördert wird. Da der Nahrungsbrei im Zwölffingerdarm mit bräunlicher Galle versetzt wird, sieht das Erbrochene dann gelblich aus und schmeckt ausgesprochen bitter.

Erbrechen 3

Warum soll man sich nicht unmittelbar, nachdem man erbrochen hat, die Zähne putzen?
→ *Zähne 7*

Erbrechen 4

Warum leiden viele schwangere Frauen unter heftigem Brechreiz?
→ *Schwangerschaft 24*

Erektion 1

Warum richtet sich das männliche Glied bei sexueller Erregung auf?
Die Erektion des Penis wird von einem »Lustzentrum« im Gehirn und zwei weiteren im Rückenmark ausgelöst. Diese werden durch den Anblick eines begehrenswerten Partners, aber auch schon durch dessen Stimme und Geruch und natürlich durch Berührungen erregt und lösen daraufhin über vegetative, also nicht unserem Willen unterworfene Nerven eine Veränderung des Blutstroms im Beckenbereich aus. Daraufhin erhöht sich vor allem die Blutmenge, die in die Penis-Arterien strömt, auf das 10- bis 20fache. Dieses Blut fließt in drei so genannte Schwellkörper, die ähnlich wie ein Schwamm aufgebaut sind und sich auch wie ein solcher voll saugen können.

Gleichzeitig verengen sich die Venen, die normalerweise für den Blutabtransport zuständig sind. Dadurch staut sich das Blut, der Druck in den Schwellkörpern steigt immer mehr an, sie nehmen an Umfang und Länge zu und sorgen, indem sie hart und steif werden, dafür, dass der Penis sich aufrichtet.

Wie jeder Mann weiß, passiert das nicht nur bei der Begegnung mit einer schönen Frau, sondern auch schon beim Anblick erregender Bilder, ja, sogar schon bei angenehmen sexuellen Vorstellungen. Dabei nimmt der Penis keinerlei Rücksicht darauf, ob dem Mann die Erektion jetzt gerade passt, sondern richtet sich beispielsweise im Schwimmbad auch unter einer knappen Badehose auf, was dem Betroffenen durchaus peinlich sein kann.

Erektion 2

Kann ein Mann eine Erektion willentlich unterdrücken?

Nein, das kann er nicht. Männern, denen man in einer Studie Sexvideos vorführte und sie anwies, das Geschehen detailliert zu beschreiben, dabei aber keine Erektion zuzulassen, erwiesen sich als unfähig, dieser Aufforderung Folge zu leisten. Keiner der Männer konnte seine Erektion auf Dauer unterdrücken. Womit wieder einmal die im Grunde altbekannte Tatsache bewiesen wäre, dass der Geschlechtstrieb über kurz oder lang stärker ist als der Wille.

Erektion 3

Warum haben Männer morgens nach dem Erwachen häufig eine Erektion?

An diesem umgangssprachlich als »Morgenlatte« bezeichneten Phänomen ist die gefüllte Harnblase schuld. Sie übt auf die Venen im Beckenbereich einen starken Druck aus und behindert so den Blutabfluss Richtung Herz. Als Folge staut sich das Blut zurück, unter anderem auch in die schwammartigen Schwellkörper des männlichen Gliedes. Dies hat die gleiche Wirkung wie die Blutfülle bei sexueller Erregung: Der Penis richtet sich auf *(→ Erektion 1)*.

Erektion 4

Warum lässt die männliche Erektionsfähigkeit im Alter nach?
Dafür, dass es Männern mit zunehmendem Alter schwerer fällt, eine Erektion zu bekommen oder aufrechtzuerhalten, ist vor allem das Wachstum von faserigem Bindegewebe im Penisinneren verantwortlich, das bereits im Alter zwischen 30 und 40 beginnt. Diese Bindegewebseinlagerung hat zur Folge, dass vor allem die Elastizität und Dehnbarkeit der Schwellkörper *(→ Erektion 1)* immer mehr nachlässt.
Gleichzeitig werden auch die Arterien und Venen in diesem Bereich zunehmend starrer, wodurch der Blutdurchfluss zum Teil ganz erheblich behindert wird. Weniger elastisches Gewebe und weniger Blut führen schließlich dazu, dass das Glied nicht mehr so hart wird. Und da sich die abführenden Venen nicht mehr so gut zusammenziehen und den Blutabfluss verhindern können, ist es auch nicht mehr möglich, den erigierten Penis sehr lange in diesem Zustand zu halten. Auch die sonst häufigen Erektionen im Schlaf werden dadurch mit zunehmendem Alter immer seltener.

Erinnerung
→ Gedächtnis

Erkältung

Warum erkälten wir uns?
Weil Abkühlung die körpereigene Abwehr schwächt, sodass uns von anderen Menschen aufgenommene Viren und Bakterien krank machen können, mit denen wir sonst leicht fertig werden. Hinzu kommt, dass wir uns in der

kalten Jahreszeit oft gemeinsam mit zahlreichen Personen in geschlossenen Räumen aufhalten, sodass die Gefahr der Ansteckung erheblich ansteigt. Die Krankheitserreger lösen zunächst Infektionen der oberen Luftwege aus, was sich durch Schnupfen oder Husten bemerkbar macht. Das anfangs oft verspürte Frösteln, das sich bis zum Schüttelfrost steigern kann, ist also bereits ein Symptom, d. h. eine Auswirkung der Erkältung, und nicht etwa deren Ursache.

Die Anfälligkeit für Erkältungskrankheiten ist von Mensch zu Mensch sehr verschieden, wobei offenbar eine erbliche Veranlagung eine ebenso große Rolle spielt wie die körperliche Verfassung und ganz besonders der Grad der → *Abhärtung*. Während einige auch dann von Krankheitserscheinungen verschont bleiben, wenn sie im tiefsten Winter bei Eis und Schnee relativ leicht bekleidet herumlaufen, bekommen andere selbst im Hochsommer eine Erkältung, wenn sie sich nur kurz dem Wind aussetzen oder wenn ihr Schweiß am Körper verdunstet.

Nicht verwechseln darf man die banale und im Grunde harmlose Erkältung mit der von speziellen Viren hervorgerufenen Grippe, einer Infektionskrankheit, die durchaus gefährlich werden und sogar tödlich enden kann.

Erneuerung 1

Stimmt es, dass sich unser Körper alle sieben Jahre erneuert?

Grundsätzlich ja. Ein Großteil der täglich zugeführten Nahrung wird nämlich entweder als Betriebsstoff verbrannt oder dazu verwendet, überalterte Körperstrukturen durch neue zu ersetzen. Diese Erneuerung geht jedoch in den verschiedenen Geweben in höchst unterschiedlicher Geschwindigkeit vonstatten. So erfolgt der Gewebsumbau beispielsweise in Knorpeln und Sehnen verhältnismäßig langsam, in Drüsen – besonders in der Leber – sowie in Muskeln dagegen vergleichsweise sehr schnell. Selbst tote Substanzen, z. B. Haare, bleiben nicht unverändert, sondern erneuern sich dadurch, dass sie nach einer gewissen Zeit ausfallen und durch frisch nachwachsende ersetzt werden.

Wenn man also immer wieder hört, dass sich der menschliche Körper alle sieben Jahren erneuert, so trifft dies nur insofern zu, als in dieser Zeitspanne eben sämtliche Gewebe stofflich fast vollkommen ersetzt sind; in den meisten Organen geht der Umbau jedoch wesentlich rascher vonstatten.

Erneuerung 2

Ist die Erneuerungsgeschwindigkeit unserer Gewebe stets konstant?
Nein; drastisch erhöht ist sie vor allem nach Verletzungen, um auf diese Weise den Schaden möglichst rasch zu heilen. Dabei kann die Gewebserneuerung so vor sich gehen, dass sich die Zellen des geschädigten Organs verstärkt teilen; oft werden aber auch andere Zellen des Körpers veranlasst, an die Stelle der geschädigten oder verloren gegangenen Gewebe zu treten.
Der Körper verfügt dazu über eine Zellreserve, aus der sich, wenn es nötig ist, reife Körperzellen entwickeln können. Um diese bei Bedarf anzuregen, sich in die notwendige Richtung umzuwandeln, sind in den Geweben verschiedene Signalstoffe gespeichert, die bei einer Verletzung aktiv werden und so den Heilungsprozess anstoßen *(→ Wunde)*.

Erschöpfung 1

Wann sind wir körperlich erschöpft?
Wenn wir keine Luft mehr bekommen. In der Tat ist nicht etwa die muskuläre Anstrengung, sondern die maximale Sauerstoffaufnahme des Körpers der begrenzende Faktor, der eine weitere Leistungssteigerung verbietet. Zwar atmen wir bei körperlicher Anstrengung automatisch schneller und tiefer *(→ Atmung 4)*, und das Herz versucht dabei, durch heftigeres und rascheres Schlagen immer mehr Blut und damit Sauerstoff in den Körper zu pumpen, aber irgendwann ist es dazu einfach nicht mehr in der

Lage. Folge: Die Muskeln verbrauchen mehr Sauerstoff als sie erhalten – der Mediziner spricht von »Sauerstoffschuld« –, und das führt rasch zur Erschöpfung.
Deswegen sind auch Sportler so darauf aus, durch verschiedene – erlaubte und unerlaubte – Methoden die Sauerstofftransport-Fähigkeit ihres Blutes zu verbessern.

Erschöpfung 2

Warum macht geistige Anstrengung genauso müde wie körperliche?
→ *Anstrengung 4*

Ersticken 1

Ersticken wir, wenn wir nur lang genug die Luft anhalten?
Nein, das tun wir nicht. Das Atemzentrum im Gehirn misst nämlich ständig den Kohlendioxidgehalt unseres Blutes *(→ Atmung 4)*. Steigt dieser über einen gewissen Grenzwert, vertieft es automatisch die Lungentätigkeit, um so das überschüssige Kohlendioxid abzuatmen.
Diesen Mechanismus können wir zwar in gewissem Ausmaß willentlich beeinflussen, ganz ausschalten können wir ihn jedoch nicht. Spätestens wenn es uns infolge langen Luftanhaltens schwindelig wird und wir im Begriff sind, das Bewusstsein zu verlieren, greift das Atemzentrum ein und lässt uns, ob wir wollen oder nicht, nach Luft schnappen.

Ersticken 2

Wieso ersticken wir, wenn wir Autoabgase einatmen?
Das liegt an einem äußerst gefährlichen Bestandteil der Abgase, dem Kohlenmonoxid, das gemeinerweise vollkommen farb- und geruchlos ist und

die fatale Eigenschaft hat, ebenso wie der Sauerstoff eine Bindung mit dem roten Blutfarbstoff, dem Hämoglobin, einzugehen.
Da diese Bindung etwa 250-mal fester ist als die mit Sauerstoff, reichen bereits geringe Mengen von Kohlenmonoxid aus, um den größten Teil der eigentlich für den Sauerstofftransport bestimmten Plätze zu besetzen. Diese stehen dann natürlich dem Sauerstoff nicht mehr zur Verfügung, sodass wir selbst dann, wenn wir nach dem Kohlenmonoxid wieder normale Luft einatmen, jämmerlich ersticken müssen. Nur eine Überdruckbeatmung mit reinem Sauerstoff ist dann noch in der Lage, das Kohlenmonoxid wieder vom Hämoglobin zu verdrängen.

Ertrinken

Warum steigen Ertrunkene an die Wasseroberfläche auf?
Ein Ertrunkener sinkt zunächst auf den Grund des Gewässers. Dort wirken die Körperstellen, mit denen er den Boden berührt, wie ein Anker und halten ihn trotz der Luft in Lungen und Darm unten. Nach einiger Zeit bilden sich jedoch im Körper Fäulnisgase, die den Auftrieb erhöhen, sodass die Leiche langsam, aber sicher nach oben steigt.

Essen 1

Warum können manche Menschen viel mehr essen als andere, ohne dadurch dick zu werden?
Daran kann natürlich eine krankhafte Störung schuld sein, in der Regel ist für dieses Phänomen jedoch die Tatsache verantwortlich, dass ein dünner Mensch die zugeführte Nahrung weniger gut ausnützt als ein dickerer. Volkstümlich spricht man in diesem Zusammenhang von guten bzw. schlechten »Futterverwertern«.
Zu welcher Gruppe man gehört, hängt zum größten Teil von erblichen Faktoren ab. Laut einer Studie des Deutschen Instituts für Ernährungsfor-

schung ziehen schlanke Menschen die aufgenommenen Kalorien nicht so effizient zur Bildung von Fettpolstern heran wie korpulente und verbrauchen stattdessen einen größeren Anteil – täglich etwa 300 bis 400 Kilokalorien mehr als andere – zur Erzeugung von Körperwärme. Während »schlechte Futterverwerter« deshalb trotz reichlicher Nahrung schlank bleiben, können »gute Futterverwerter« auch schon bei mäßigem Essen und Trinken ordentlich an Gewicht zunehmen.

Essen 2

Warum kommt der Appetit beim Essen?

→ *Appetit 1*

Essen 3

Warum sollen wir nach reichlichem Essen nicht in kaltes Wasser springen?
Weil nach einer üppigen Mahlzeit ein Großteil unseres Blutes in die Verdauungsorgane strömt, um dort für den Abtransport der Nährstoffe bereitzustehen. In kaltem Wasser zwingen wir den Körper zusätzlich zu einer weiteren Leistung, nämlich zur Wärmeregulation, die unter anderem darin besteht, dass unsere Muskeln zu zittern beginnen *(→ Frieren 1)*.
Dazu benötigen die beteiligten Muskeln aber ihrerseits ziemlich viel Blut, das dann – zusammen mit demjenigen in den Verdauungsorganen – dem übrigen Körper fehlt. Vor allem das Gehirn wird nicht mehr ausreichend durchblutet, was sich bestenfalls als Schwindelgefühl und schlimmstenfalls im Verlust des Bewusstseins äußern kann. Und schwimmend ohnmächtig zu werden, ist natürlich alles andere als ungefährlich.

F

Falsches Wort

Warum reagieren wir auf ein »falsches Wort« manchmal völlig übertrieben?
→ *Aggression*

Falten 1

Warum wird die Haut im Alter faltig? Lässt sich dies durch reichliches Trinken verhindern?
→ *Haut 3*

Falten 2

Warum machen Sonnenstrahlen die Haut faltig?
→ *Sonne 3*

Falten 3

Warum ist faltige Haut vorteilhaft?
Dass faltige Haut nicht nur unschön ist, sondern auch Vorteile besitzt, geht aus kürzlich veröffentlichten Ergebnissen einer britischen Studie hervor. Die Forscher fanden nämlich heraus, dass Menschen mit zerfurchter Haut seltener an Hautkrebs erkranken.
Ihnen war aufgefallen, dass viele Patienten, die sie wegen Hautkrebs operierten, erstaunlich wenig Falten hatten. Daraufhin untersuchten die Wis-

senschaftler 239 Personen im Alter von etwa 70 Jahren und beurteilten deren Hautfalten auf einer Skala von eins bis acht, wobei sie weitere Faktoren wie Alter, Geschlecht oder Rauchen, die Einfluss auf die Faltenbildung haben, berücksichtigten. Und tatsächlich zeigte sich, dass die Personen mit einem Faltengrad von fünf oder mehr ein um 90 Prozent niedrigeres Hautkrebsrisiko hatten als die Probanden aus den Kategorien zwei und drei. Weshalb dies so ist, ist noch unklar, doch die Wissenschaftler vertreten eine Theorie: Sonnenstrahlen bauen in der Haut das so genannte Kollagen ab, einen Eiweißstoff, der für Festigkeit und Elastizität sorgt und dessen Fehlen zur Faltenbildung führt. Bei Glatthäutigen wird das Kollagen dagegen offenbar durch einen Wachstumsfaktor mit der Bezeichnung TGF-Beta ersetzt. Dieser Wachstumsfaktor schwächt aber das Immunsystem und erklärt damit möglicherweise die Anfälligkeit von glatthäutigen Menschen für das so genannte Basaliom, die häufigste Form des Hautkrebses.

Fasten

→ *Heilfasten*

Fehlgeburt

Woran liegt es, wenn eine Schwangerschaft mit einer Fehlgeburt endet?
Von einer Fehlgeburt spricht man, wenn eine Leibesfrucht mit weniger als einem Kilogramm Gewicht und weniger als 35 Zentimeter Körpergröße, dem sämtliche Lebenszeichen fehlen, bis zur 28. Schwangerschaftswoche abgestoßen wird. Dabei handelt es sich in der Frühphase der Schwangerschaft überwiegend um eine vollständige Fehlgeburt, bei der die Frucht mitsamt Mutterkuchen (Plazenta) ausgestoßen wird, während nach der 12. Schwangerschaftswoche meist eine von Wehen begleitete unvollständige Fehlgeburt stattfindet, bei der Teile des Mutterkuchens in der Gebärmutter verbleiben und dann nachträglich durch eine Auskratzung (Kürettage) entfernt werden müssen.

Für eine Fehlgeburt gibt es mehrere Ursachen: Die Fruchtanlage kann missgebildet und damit nicht lebensfähig sein; aber auch schwere Erkrankungen der Mutter, ja, sogar starke seelische Erschütterungen können den Tod des Embryos auslösen. Zudem spielt bisweilen eine Blutgruppenunverträglichkeit zwischen mütterlichem und kindlichem Blut eine entscheidende Rolle *(→ Blut 6)*.
Bei einigen Frauen besteht eine nicht erklärbare individuelle Veranlagung zu Fehlgeburten, sodass gleich mehrere Schwangerschaften in Folge auf diese fatale Weise enden.

Fernsehen

Schadet Fernsehen den Augen?
→ Auge 12

Fett 1

Macht nur Fett fett?
Was sich an allen möglichen Stellen in unsere unterste Hautschicht einlagert und diese polsterförmig anschwellen lässt, sodass unsere einstmals untadelige Figur mehr und mehr darunter verschwindet, ist tatsächlich Fett. Daraus nun allerdings den Schluss zu ziehen, es handele sich ausschließlich um abgelagerte Fettstoffe, die wir mit der Nahrung im Überfluss aufgenommen haben, ist falsch. Denn dann könnte ja jeder so viel essen, wie er wollte, und bliebe trotzdem schlank, solange er nur weitgehend auf Fette verzichtete.
Das aber ist leider nicht so. Zwar macht eine fettreiche Kost natürlich am schnellsten dick, aber auch andere Nahrungsbestandteile wie Kohlenhydrate und Eiweiß, schlagen sich, wenn wir mehr von ihnen aufnehmen, als wir brauchen, in Form der gefürchteten Pölsterchen nieder. Das liegt daran, dass die einzelnen Körperzellen mithilfe komplizierter biochemischer Prozesse durchaus in der Lage sind, auch Eiweiß und Kohlenhydrate in Fett umzuwandeln.

Bei unseren Urahnen, denen nicht wie heute alles, wonach sich ihr Magen sehnte, in Hülle und Fülle zur Verfügung stand, war dieser Mechanismus überlebenswichtig. Zwar gaben sie fett- und damit energiereicher Nahrung, wo immer möglich, den Vorzug; diese war jedoch oft unerreichbar. Deshalb mussten sie geradezu froh sein, dass sie beispielsweise auch mit dem Verzehr zuckerhaltiger Beeren energiehaltige Fettdepots aufbauen konnten.
Bei unserer heutigen bewegungsarmen Lebensweise, bei der wir in der Regel weit weniger Energie verbrauchen, als wir uns tagtäglich mit der Nahrung zuführen, ist dieses körperliche Notprogramm nicht nur vollkommen entbehrlich, sondern im Hinblick auf unsere Figur sogar in höchstem Maße lästig.

Fett 2

Können wir auf Fett in der Nahrung ganz verzichten?
Nein, das können wir nicht. Zum einen ist der Organismus auf mehrfach ungesättigte Fettsäuren angewiesen, die eben nur in Fetten vorhanden sind; und zum anderen sind eine Reihe lebenswichtiger Vitamine nur in Fettstoffen löslich, können also nur zusammen mit Fetten in den Körper aufgenommen werden. Im übrigen entfalten sich viele Geschmacksstoffe nur in Anwesenheit von Fetten.

Fett 3

Steigt unser Cholesterinspiegel, wenn wir reichlich Fett und Eier essen?
→ *Cholesterin 2*

Fett 4

Warum haben viele Frauen an Po und Oberschenkeln Fettpolster?
→ *Frauen 11*

Feuchte Hände

Warum ist der Händedruck mancher Menschen feucht und kalt?
Das liegt daran, dass sich auf der Handinnenfläche besonders viele Schweißdrüsen befinden. Diese sondern aber nicht nur dann Flüssigkeit ab, wenn es uns besonders warm ist, sondern über das vegetative, nicht unserem Willen unterworfene Nervensystem auch dann, wenn wir ängstlich und nervös sind. Da Schweiß die Aufgabe hat, der Haut durch Verdunstung Wärme zu entziehen, sie also zu kühlen, fühlt sich eine feuchte Hand gleichzeitig auch kalt an.

Fieber 1

Warum bekommen wir Fieber?
Die Körpertemperatur wird durch ein im Zwischenhirn gelegenes Steuerungszentrum auf einem Normalwert zwischen 36,5 und 37,5 °C gehalten. Steigt sie auf Werte zwischen 37,5 und 38° C, so spricht man von erhöhter Temperatur, zwischen 38 und 38,5° C von leichtem und jenseits von 38,5° C von hohem Fieber, wobei der Höchstwert im Allgemeinen bei 41 °C liegt, da bei dieser Temperatur das Körpereiweiß zu gerinnen beginnt.
Dieser Temperaturanstieg wird durch bestimmte Stoffe ausgelöst, die als Begleiterscheinung von Infektionskrankheiten, aber auch bei der Zerstörung von Körperzellen – z. B. durch Unfälle oder bösartige Geschwülste – sowie beim Eindringen körperfremden Eiweißes in den Organismus ausgeschüttet werden und das erwähnte Zwischenhirn-Zentrum beeinflussen. Dieses setzt dann – vergleichbar mit einer modernen Heizungsanlage – den »Sollwert« für die Körpertemperatur hinauf: Das Fieber steigt. Das hat – auch wenn sich der Betroffene dadurch matt und schwach fühlt – durchaus positive Auswirkungen, denn wie die meisten chemischen Reaktionen werden auch die im Körper ablaufenden Abwehrvorgänge durch eine Temperaturerhöhung angeregt und beschleunigt.
Neben allgemeinem Krankheitsgefühl ist Fieber vielfach mit Appetitlosig-

keit sowie Kopf- und Gliederschmerzen verbunden. Säuglinge und Kleinkinder reagieren auf eine starke Zunahme der Körpertemperatur vielfach mit Krämpfen, während bei Erwachsenen eher → *Schüttelfrost* auftritt. Zudem werden Fieberphasen nicht selten von Bewusstseinseinschränkungen und Sinnestrübungen begleitet.

Fieber 2

Wenn wir Fieber haben, frieren wir einmal, dann schwitzen wir wieder. Woran liegt das?

Fieber entsteht, wenn in dem Regelkreis, der für die konstante Körperwärme sorgt, der »Sollwert« erhöht wird *(→ Fieber 1)*. Auf diese Sollwertsteigerung muss der Organismus aber erst mit vermehrter Wärmeproduktion reagieren, was eine Weile in Anspruch nimmt. In dieser Zeit des steigenden Fiebers hängt die Körpertemperatur also dem vorgegebenen Wert hinterher; und wenn sie niedriger ist, als sie sein sollte, empfinden wir das als Frieren. Das kann so stark werden, dass wir regelrecht → *Schüttelfrost* bekommen. In der Mittelphase des Fiebers, in der Soll- und Istwert übereinstimmen, frieren wir weder noch schwitzen wir. Wenn das Fieber aber zurückgeht und der Sollwert wieder auf die normalen 37 °C eingestellt wird, ist die Temperatur noch eine Weile zu hoch, und der Körper bemüht sich, sie wieder nach unten einzuregulieren. Dazu produziert er große Mengen von Schweiß, der, wenn er verdunstet, kühlend wirkt. Die Folge ist, dass wir massiv schwitzen. Daher sind Schweißausbrüche am Ende einer fiebrigen Erkrankung normalerweise ein sicheres Zeichen dafür, dass wir bald wieder gesund sein werden.

Fieber 3

Ist Lampenfieber echtes Fieber?
→ *Lampenfieber*

Fieber 4

Warum wirken Wadenwickel fiebersenkend?
→ *Wadenwickel*

Fieberbläschen

Wie entstehen Fieberbläschen?
Als Fieberbläschen bezeichnet man umgangssprachlich kleine, nässende Blasen, die von so genannten Herpes-Viren bevorzugt im Mund-Lippen-Bereich hervorgerufen werden. Derartige Blasen erzeugen die Viren aber nicht andauernd, also gewissermaßen zwangsläufig. Im Normalfall leben sie nämlich auf und in unserem Körper – genauer gesagt, im Bereich der Nervenwurzeln –, ohne dass wir ihre Existenz überhaupt bemerken, weil das körpereigene Immunsystem durchaus in der Lage ist, ihre schädigende Tätigkeit zu unterbinden. Wenn jedoch die Abwehrkraft des Immunsystems aufgrund einer allgemeinen körperlichen Schwäche – beispielsweise im Zusammenhang mit einer fiebrigen Erkrankung – herabgesetzt ist, haben die Herpes-Viren plötzlich leichtes Spiel und lassen die gefürchteten juckenden, zum Teil sogar schmerzenden Bläschen sprießen.
Es ist also nicht etwa so, dass Fieberbläschen eine unmittelbare Folge der erhöhten Körpertemperatur sind; vielmehr entstehen sie immer dann, wenn es die verursachenden Viren, begünstigt durch die körperliche Abwehrschwäche, bei ihrer zerstörerischen Tätigkeit besonders leicht haben.

Figur 1

Warum sind 90-Jährige selten dick?

Weil sie, wenn sie dick wären, kaum dieses hohe Alter erreicht hätten. Der Grund liegt darin, dass sich schlanke Menschen in der Regel weit mehr bewegen. Diese Bewegung ist aber für die so genannten Insulin-Rezeptoren überaus wichtig, die bei Bedarf den beim Kohlenhydratabbau anfallenden Traubenzucker (Glukose) in die Muskelzellen hineinbefördern. Bei mangelnder Bewegung nehmen die Insulin-Rezeptoren hinsichtlich Zahl und Funktion massiv ab, der Körper kann die Kohlenhydrate nicht mehr vollständig verwerten und setzt sie nach der Umwandlung in Fett ab.

Außerdem lässt der Glukose-Überschuss die Zuckerkonzentration im Blut steigen. Darauf reagiert der Körper mit vermehrter Ausschüttung von Insulin, das normalerweise den Zuckerspiegel senkt, nun aber, weil zu wenige Rezeptoren vorhanden sind, nicht wirken kann. In der Folge entwickelt sich die gefürchtete Zuckerkrankheit, der Cholesterinspiegel im Blut erhöht sich, die Arterien verkalken und der Blutdruck steigt; alles Faktoren, die die Lebenserwartung drastisch verringern.

Figur 2

Warum haben manche Frauen so eine knabenhafte Figur?

→ *Frauen 4*

Film 1

Warum erkennen wir im Kino nicht, dass der Film aus lauter Einzelbildern besteht?

Das liegt an einer besonderen Eigenschaft unseres Ultrakurzzeitgedächtnisses *(→ Gedächtnis 1)*, in dem ein Reiz, nachdem er bereits wieder verschwunden ist, noch etwa eine Viertelsekunde nachwirken kann. Bei optischen Reizen ermöglicht dieser Effekt eine Art »fotografisches Gedächtnis«. Das kann man leicht mit einem Bleistift überprüfen, den man rasch vor dem Auge vorbeiführt. Der Eindruck, der dann entsteht, ist nämlich nicht eine Fülle einzelner Bilder, sondern ein einziger, zusammenhängender Schatten. Nimmt das Auge Lichtreize relativ schnell hintereinander, aber weniger als 16- bis 18-mal pro Sekunde wahr, so entsteht ein flackernder oder – wenn die Lichtreize sehr hell sind – flimmernder Eindruck. Folgen einzelne Bilder noch rascher aufeinander, wie das im Kino der Fall ist, so verschmelzen sie zu einem zusammenhängenden, bewegten Eindruck.

Film 2

Warum drehen sich Räder im Film scheinbar rückwärts?

Die Illusion einer rasanten Verfolgungsjagd, bei der maskierte Gangster in einem Western einer fliehenden Postkutsche nachsetzen, leidet oft erheblich darunter, dass sich die Räder der Kutsche, je schneller sie fährt, immer langsamer und schließlich sogar rückwärts zu drehen scheinen.

Schuld daran ist die Kamera, deren Einzelaufnahmen nicht schnell genug aufeinander folgen, um die Bewegung der Speichen in ihrer Rasanz einfangen zu können. Der Eindruck der fortlaufenden Bewegung wird ja dadurch hervorgerufen, dass wir die winzige Pause zwischen den einzelnen Bildern mit einer Art »Nachbild« aus unserem Kurzzeitgedächtnis füllen *(→ Film 1)*. Im Fall der drehenden Räder führt unser Auge von Bild zu Bild automatisch einen Abgleich mit der nächstliegenden Speiche durch, ohne erkennen zu können, dass diese nicht dieselbe ist wie im vorhergehenden Bild.

Folgen die Einzelbilder eines sich drehenden Rades so schnell aufeinander, dass sich auf jeder Aufnahme immer wieder eine Speiche genau an derselben Stelle befindet wie eine andere im Bild zuvor, so haben wir den Eindruck, das Rad stehe still. Fährt die Kutsche aber mit einer Geschwindigkeit, in der eine Speiche immer kurz hinter der Position erscheint, in der wir auf dem vorhergehenden Bild ihre vorauslaufende Nachbarin gesehen haben, so haben wir den Eindruck, das Rad drehe sich zurück.

Fingernägel 1

Wie entstehen unsere Finger- und Fußnägel?
Die Nägel bestehen ebenso wie die Haare aus Keratin, einer Hornsubstanz, die von den Zellen des Nagelbetts, mit dem der Nagel fest verwachsen ist, gebildet werden. Bei der Teilung dieser Zellen sterben zahlreiche von ihnen ab, verhornen in der Folge und bauen so die etwa 0,5 Millimeter dicke Nagelplatte auf, die etwa 3 Millimeter im Monat wächst.

Fingernägel 2

Wachsen alle Fingernägel gleich schnell?
Nein, die Nägel des Zeigefingers wachsen schneller als die des Daumens, und bei einem Rechtshänder wachsen die Fingernägel der rechten Hand schneller als die der linken. Bei einem Linkshänder verhält es sich entsprechend umgekehrt.

Fingernägel 3

Wachsen Finger- und Fußnägel gleich schnell?
Nein, das tun sie nicht. Im Vergleich zu Fingernägeln brauchen abgerissene Fußnägel mehr als doppelt so lang, bis sie ihre Ursprungslänge wieder erreicht haben.
Dafür gibt es im Wesentlichen zwei Gründe: Zum einen ist die Blut- und damit Nährstoffversorgung der nagelbildenden Zellen in den Fingern besser als in den Zehen. Zum anderen hat das Tageslicht einen positiven Effekt auf das Nagelwachstum, und von diesem Licht bekommen die Hände nun einmal viel mehr ab als die in dunklen Socken steckenden Füße.

Fingernägel 4

Wie entstehen die weißen Flecken auf den Fingernägeln?

Die kleinen weißen Flecken oder Streifen auf den Fingernägeln, die langsam mit den Nägeln herauswachsen und mit diesen irgendwann abgeschnitten werden, beruhen entgegen weit verbreiteter Meinung keinesfalls auf einem Kalzium- oder Magnesiummangel, sondern auf feinen Veränderungen der mehrschichtigen Hornstruktur der Nagelplatte. Diese Veränderungen wiederum gehen auf winzige Verletzungen des nagelbildenden Gewebes im Nagelbett zurück, wie sie beispielsweise bei nicht sachgerechter Maniküre, aber auch als Folge von Stößen auf den Fingernagel entstehen können.

Da Rechtshänder derartige Stöße häufiger auf die rechte Hand abbekommen, weisen sie an den Nägeln der rechten Hand deutlich häufiger weiße Flecken auf als an denen der linken. Bis so ein weißer Fleck vom Nagelmond zum Nagelrand gewandert ist, dauert es etwa vier Monate.

Fingernägel 5

Warum kauen manche Menschen ständig an ihren Fingernägeln, und warum kratzen wir uns am Kopf, wenn wir angestrengt nachdenken?

Aus psychologischer Sicht gehört das Nägelkauen ebenso wie das Kratzen am Kopf zu den so genannten Übersprungshandlungen. Darunter versteht man Tätigkeiten, die Menschen – aber auch Tiere – unbewusst ausführen, wenn sie einen seelischen Überdruck nicht loswerden können. So laufen Löwen, die im Zoo in ihrer Bewegungsfreiheit erheblich eingeschränkt sind, stundenlang hinter dem Käfigzaun hin und her, und unter Stress stehende Pferde scharren ausdauernd mit den Hufen.

In schwierigen Situationen – etwa einem Blackout bei einer wichtigen Prüfung –, die zudem oft noch mit einem intensiven Gefühl des Verlassenseins verbunden sind, stellen derartige Handlungen gewissermaßen ein Ventil dar, durch das sich die angestaute Spannung einen Ausweg sucht.

Flüstern

Wie flüstern wir?

Die normale Sprache entsteht dadurch, dass die im Kehlkopf ausgespannten Stimmbänder in Schwingungen versetzt werden und dadurch einen Ton erzeugen. Dieser wird vom Strom der Ausatemluft in Rachen, Mund und Nase getragen und mithilfe des Gaumens, der Zunge, der Lippen und der Zähne zu unterscheidbaren Lauten geformt *(→ Sprechen 1)*.

Bei der Flüstersprache schwingen die Stimmbänder dagegen nicht mit und liegen geschlossen aneinander, wobei die Luft durch eine dreieckige Lücke zwischen den Kehlkopfknorpeln hindurchströmt. Aus dem dabei entstehenden zischenden Geräusch werden nun die einzelnen Laute wie bei der normalen Sprache gebildet, mit dem einzigen Unterschied, dass sie tonlos sind. Da hierzu der Kehlkopf nicht erforderlich ist, kann sich auch derjenige noch flüsternd verständigen, dem wegen einer Krankheit große Teile des Organs operativ entfernt werden mussten.

Frauen 1

Sind Frauen tatsächlich das »schwache Geschlecht«?

Nein, das sind sie ganz und gar nicht. Nach einem Bericht der englischen Fachzeitschrift »British Medical Journal« sind Jungen im Vergleich zu Mädchen schon von der Zeugung an körperlich schwächer und auch für seelische Probleme leichter anfällig. Bei der Geburt liegt ein männliches Baby in seiner Entwicklung durchschnittlich zwischen vier und sechs Wochen hinter einem Mädchen zurück, und auch Fehlgeburten kommen bei männlichen Feten häufiger vor als bei weiblichen.

Auch später weisen Frauen in der Regel eine stabilere Gesundheit auf als Männer. Zwischen 40 und 65 haben sie deutlich weniger Herzinfarkte und holen erst in höherem Alter auf. Daran ist unter anderem der Schutz vor Arterienverkalkung durch das weibliche Geschlechtshormon Östrogen verantwortlich. Auch beim Cholesterin-Stoffwechsel wirkt das Östrogen mit, in-

dem es die Bildung des »guten« HDL-Cholesterins fördert und für den Abtransport des »schlechten« LDL-Cholesterins *(→ Cholesterin 1)* sorgt.
Allerdings gibt es natürlich auch Krankheiten, von denen Frauen in weit stärkerem Maße bedroht sind als Männer. Hier spielt neben den eigentlichen »Frauenkrankheiten« vor allem die Osteoporose (Knochenschwund) eine wichtige Rolle. Daneben kommen auch ernste seelische Depressionen bei Frauen weitaus häufiger vor als bei Männern.
Grundsätzlich gilt jedoch, dass Frauen im Vergleich zu Männern keinesfalls das schwächere, sondern vielmehr eindeutig das stärkere Geschlecht sind, was sich nicht zuletzt in einer deutlich höheren Lebenserwartung niederschlägt *(→ Alter 6)*.

Frauen 2

Warum werden Frauen älter als Männer?
→ Alter 6

Frauen 3

Warum reagieren Frauen im Allgemeinen gefühlsbetonter als Männer?
Das liegt daran, dass die beiden Hälften unseres Gehirns unterschiedliche Aufgaben haben und verschiedenartig arbeiten: Die linke Gehirnhälfte ist analytisch, logisch, detailversessen, sprachbegabt und verarbeitet Faktenwissen; die rechte ist emotionaler, kreativer, sorgt für den Überblick und kümmert sich um autobiografische Erinnerungen. Beide Hälften sind über den so genannten Balken miteinander verbunden und tauschen darüber ständig Informationen aus. Dieser Balken aber ist bei Frauen deutlich ausgeprägter als bei Männern.
Forschungen haben ergeben, dass Männer weit mehr auf die linke Hirnhälfte spezialisiert sind, wohingegen Frauen beide Hälften fast gleichwertig benützen. Das führt dazu, dass bei ihnen rationale, vernunftsmäßige Pro-

zesse oft durch die rechte, gefühlsmäßige Hirnhälfte beeinflusst werden. Umgekehrt führt diese ausgeprägte Verbindung beider Gehirnhälften aber auch dazu, dass sich Frauen ihrer Gefühle meist weit mehr bewusst sind als Männer und diese daher besser im Griff haben.

Frauen 4

Warum haben manche Frauen so eine knabenhafte Figur?
Sofern nicht eine Essstörung dahinter steckt, beruht eine männliche Figur bei Frauen auf einem hohen Spiegel männlicher Geschlechtshormone. Diese sind bei jeder Frau in geringer Menge vorhanden, werden jedoch normalerweise vom weiblichen Hormon Östrogen in ihrer Wirkung überdeckt. Östrogen verleiht der Frau die typische Figur mit ausgeprägten Brüsten, schlanker Taille, breiteren Hüften und rundem Po.
Gerät das Östrogen gegenüber den männlichen Hormonen ins Hintertreffen, so sind all diese Merkmale deutlich schwächer ausgebildet, und die Frau gleicht in gewisser Hinsicht tatsächlich einem schlanken Knaben.

Frauen 5

Kann eine Frau impotent sein?
→ *Impotenz 2*

Frauen 6

Ist Rauchen für Frauen gefährlicher als für Männer?
→ *Rauchen 1*

Frauen 7

Wer hört besser: Männer oder Frauen?
→ *Hören 4*

Frauen 8

Warum haben Frauen häufiger X-Beine als Männer?
→ *X-Beine*

Frauen 9

Warum leiden Frauen häufiger unter Verstopfung als Männer?
→ *Verstopfung 1*

Frauen 10

Wirken Medikamente bei Männern und Frauen gleich?
→ *Medikamente 2*

Frauen 11

Warum haben viele Frauen an Po und Oberschenkeln Fettpolster?
Die nicht gerade sehr attraktiven, jedoch typisch weiblichen Fettpolster an Oberschenkeln, Po und Hüften haben schon Millionen von Frauen zur Verzweiflung gebracht. Und seit jeher haben sich Wissenschaftler darüber Gedanken gemacht, welchen Sinn die auffälligen Rundungen haben könnten. Einige sahen darin sexuelle Signale, andere vermuteten in den Extrapfunden Depots für schlechte Zeiten.

Vor kurzem haben polnische Forscher der Universität Wroclaw eine neue Theorie aufgestellt: Nach ihrer Auffassung sind die weiblichen Problemzonen zwar unschön, aber aus entwicklungsgeschichtlicher Sicht durchaus sinnvoll. Denn mit ihrem zusätzlichen Gewicht helfen sie Frauen, die ein Kind erwarten, in der Balance zu bleiben. In der Schwangerschaft verlagert sich der körperliche Schwerpunkt durch den wachsenden Bauch immer mehr nach vorne; ein aufrechter Gang wäre daher ohne Gegengewicht schwierig und kraftaufwendig. Während der Evolution waren demnach Frauen mit Fettpölsterchen an Po und Schenkeln ihren dünneren Geschlechtsgenossinnen gegenüber eindeutig im Vorteil.

Frauen 12

Warum schminken Frauen ihre Augen?

Wenn man eine Frau fragt, warum sie der Umgebung ihrer Augen beim Schminken besondere Aufmerksamkeit schenkt, wird sie darauf kaum eine schlüssige Antwort geben können. Sie tut das eben, weil es alle tun.

In Wirklichkeit ist es aber so, dass die Malkunst dazu dient, die Augen größer scheinen zu lassen. Große Augen gelten nämlich von alters her als Schönheitsideal. Das wird unter anderem aus der Tatsache deutlich, dass sich die Frauen in früheren Zeiten den Tollkirschenextrakt »Belladonna« – der Name bedeutet nicht umsonst »Schöne Frau« – in die Augen träufelten und damit ihre Pupillen über viele Stunden erweiterten. Die dabei auftretende erhöhte Lichtempfindlichkeit und das unscharfe Sehen nahmen sie um der Schönheit willen bewusst in Kauf.

Fremdsprache

Warum lernen Kinder eine Fremdsprache leichter als Erwachsene?

→ *Sprechen 3*

Frieren 1

Warum zittern wir oder klappern gar mit den Zähnen, wenn wir frieren?
Das liegt daran, dass der Organismus, sobald die Temperatur abfällt, damit beginnt, überall im Körper kleine Muskeln anzuspannen und wieder zu lockern, ohne dass wir darauf einen Einfluss haben. Diese ständigen Muskelkontraktionen erzeugen einerseits Wärme und zeigen sich andererseits in mehr oder minder heftigem Zittern.
Reicht diese Methode der Wärmeproduktion nicht aus, werden auch größere, normalerweise willentlich beeinflussbare Muskeln in das ständige An- und Entspannen einbezogen. Folge: Das Zittern wird stärker. Merkwürdigerweise beginnen dabei meist zuerst die Kaumuskeln zu zittern, was dazu führt, dass die ständig gegen den Oberkiefer schlagenden Unterkieferzähne ein klapperndes Geräusch verursachen.

Frieren 2

Warum frieren Frauen stärker als Männer?
Das lässt sich nicht eindeutig beantworten, hängt aber wohl hauptsächlich damit zusammen, dass der Körper einer Frau prozentual aus mehr Fett besteht als der eines Mannes. Nun ist Fett zwar gut geeignet, Wärme zu isolieren, aber diese Wärme muss zuvor erst einmal entstehen; und dazu ist unabdingbar ein gewisses Maß an Muskelarbeit erforderlich.
Frauen besitzen aber im Normalfall eine geringer ausgeprägte Muskulatur als Männer. Und wenn sie dann auch noch bemüht sind abzunehmen – wie es ja häufig der Fall ist –, führen sie den Muskeln im Rahmen einer Diät zu wenig Brennstoff zu, sodass deren Tätigkeit zusätzlich beeinträchtigt wird.

Frieren 3

Warum bekommen wir eine Gänsehaut, wenn wir frieren oder uns ängstigen?

→ *Gänsehaut*

Frieren 4

Warum sind Babys gegen Kälte viel empfindlicher als Erwachsene?
Grundsätzlich funktionieren bei einem neugeborenen Baby schon sämtliche Mechanismen, die der Regulierung der Körperwärme dienen: Es kann schwitzen und die Blutgefäße zur Wärmeabgabe bzw. -speicherung erweitern oder verengen. In einem Punkt ist es einem Erwachsenen sogar überlegen: Es kann, ohne zu zittern, die Wärmebildung massiv erhöhen *(→ Frieren 1)*. Dazu dient ihm das nur bei Neugeborenen – hauptsächlich im Schulterbereich – vorhandene, so genannte braune Fettgewebe, das über einen komplizierten biochemischen Mechanismus Wärme produzieren kann.
Aber mit all diesen Möglichkeiten ist es dennoch nicht in der Lage, seine zwei entscheidenden Nachteile auszugleichen, dass nämlich seine Körperoberfläche im Verhältnis zu seinem Volumen fast dreimal so groß ist wie bei einem Erwachsenen, und dass zudem die dünne Haut mit dem kaum vorhandenen Fettpolster – der berühmte »Babyspeck« entwickelt sich in der Regel erst bis zum dritten Lebensmonat – so gut wie keine wärmeisolierende Wirkung hat. Die Gefahr der Auskühlung ist also erheblich größer als im späteren Leben, eine Tatsache, der die Eltern durch geeignete Maßnahmen, vor allem durch angemessene Bekleidung, unbedingt Rechnung tragen müssen.

Frieren 5

Kann man sich, wenn man friert, durch Trinken von Alkohol aufwärmen?
→ *Alkohol 5*

Frieren 6

Warum frösteln wir manchmal, obwohl es überhaupt nicht kalt ist?
→ *Frösteln 1*

Frostbeulen

Wie und warum bilden sich Frostbeulen?
Frostbeulen, von denen besonders häufig junge Frauen, aber auch Beschäftigte in Kühl- und Lagerhäusern betroffen sind, stellen eine Art chronische Entzündung dar, die aufgrund einer Kälteschädigung des Gewebes entsteht. Wird ein derart durch Kälte vorgeschädigtes Gewebe – etwa durch einen drückenden Schuh – zusätzlich gereizt, kann sich sogar bei Temperaturen über 0 °C eine Frostbeule bilden.
Entscheidend für das Entstehen der Frostbeule ist die mangelhafte Durchblutung des betroffenen Gewebes, die auf der krankhaften Verengung feiner Arterien infolge der vorhergehenden Kälteschädigung beruht.

Frösteln 1

Warum frösteln wir manchmal, obwohl es überhaupt nicht kalt ist?
Frösteln ist ein von innen kommendes Kältegefühl, das unabhängig von der tatsächlich herrschenden Temperatur auftritt. Es befällt uns zum Teil aufgrund äußerer, zum weitaus größeren Teil aber aufgrund innerer, seelischer Einflüsse und wird über das vegetative Nervensystem, das die

nicht unserem Willen unterliegenden Körperfunktionen steuert, ausgelöst.
So fröstelt auch ein Gesunder beim Anblick »eiskalter Winterszenen«, bei Quietsch- und Kratzgeräuschen *(→ Frösteln 2)*, bei Angst und Erwartung gruseliger Schilderungen oder Darstellungen. Aber auch starker Blutverlust, massive Gewichtsabnahme und beginnendes Fieber können Frösteln auslösen *(→ Fieber 2)*, ferner kann es in der Genesungsphase nach einer ernsten Erkrankung auftreten.
Schließlich macht ein inneres Kältegefühl bisweilen auch auf Krankheiten aufmerksam: So ist ein bevorstehender Gefäßverschluss, vor allem an den Beinen, oft ebenso mit Frösteln verbunden wie die beginnende Lähmung infolge eines Schlaganfalls.

Frösteln 2

Warum lösen bestimmte Geräusche bei uns ein unangenehmes Frösteln aus?
Vielen Menschen jagt das Kratzen von Kreide auf einer Tafel kalte Schauer den Rücken hinunter, andere reagieren ähnlich auf das Knirschen von Styropor, das Scharren von Holz auf Stein oder ähnliche Geräusche. Das kann sogar so weit gehen, dass sie allein schon bei der bloßen Vorstellung schaudern und eine Gänsehaut bekommen.
Warum das so ist, wissen wir bis heute nicht. Obwohl das Phänomen seit jeher bekannt und auf der ganzen Welt verbreitet ist, gibt es kaum Erkenntnisse über die Ursachen. Lange Zeit glaubte man, es wären die hochfrequenten Töne, die das unangenehme Gefühl beim Hörer auslösen; doch entsprechende Laboruntersuchungen konnten diese Vermutung nicht bestätigen. Auch die Lautstärke hat erstaunlicherweise kaum Einfluss auf das Frösteln.
Als man entdeckte, dass das Kratzen an der Tafel eine bemerkenswerte Ähnlichkeit mit den Warnschreien bestimmter Affen hat, kam die Theorie auf, das Schaudern am Rücken sei vielleicht ein primitiver Reflex, der uns

aus einer frühen Phase unserer Evolution erhalten geblieben sei. Aber auch das ist nicht mehr als eine vage Vermutung.
Es bleibt uns also nichts anderes übrig, als weiterhin mit dem lästigen Frösteln zu leben, ohne genau zu wissen, was es damit auf sich hat.

Fruchtbarkeit 1

Wie lang dauern die fruchtbaren Tage der Frau, und warum ist das so?
Die fruchtbaren Tage, an denen es zur Empfängnis kommen kann, dauern von höchstens sechs Tagen vor bis zwei Tage nach dem Eisprung. Das liegt daran, dass die männlichen Samenzellen nach einem Geschlechtsverkehr im Körper der Frau maximal sechs Tage überleben und die weibliche Eizelle allenfalls 24 Stunden befruchtungsfähig bleibt. Gelangen die Spermien früher oder später in den weiblichen Körper, so sind sie zur Zeit des Eisprungs entweder schon tot oder treffen keine Eizelle mehr an, die sie befruchten können.

Fruchtbarkeit 2

Kann Stress unfruchtbar machen?
Und ob er das kann! Obwohl man die genaue Ursache noch nicht kennt, weiß man schon lange, dass Stress für die Verwirklichung eines Kinderwunsches fatal sein kann. Umgekehrt kann ein unerfüllter Kinderwunsch für viele Paare durchaus zu einem wachsenden Stressfaktor werden.
Offenbar wirkt seelischer Druck derart auf das Gehirn ein, dass die Schaltzentrale zwischen Psyche und dem körperlichen Befinden direkt beeinflusst wird. Stress macht nicht nur krank, sondern auch unfruchtbar, indem er über die Hirnanhangdrüse die Hormonbildung und damit auch das diffizile Zusammenspiel der Geschlechtshormone beeinflusst. Untersuchungen haben überdies ergeben, dass der Körper in Stress-Situationen unter anderem vermehrt Prolaktin ausschüttet, ein Hormon, das ansonsten während

der Stillzeit gebildet wird und nicht nur die Milchproduktion anregt, sondern normalerweise auch eine erneute Empfängnis verhütet *(→ Stillen 1)*. Bekannt ist zudem, dass seelische Belastungen bei einer Frau die Entwicklung der Eibläschen stören können, sodass der Eisprung ausbleibt, ferner, dass der Schleim im Gebärmutterhals so verändert wird, dass die Samenzellen ihn nicht durchdringen können, und dass sich nicht selten die Eileiter regelrecht zusammenkrampfen.

Interessant sind in diesem Zusammenhang die Ergebnisse eines Versuchs, bei dem sich eine Gruppe kinderloser Frauen zwei Stunden pro Woche mit anderen Betroffenen über ihr Problem mit der Unfruchtbarkeit unterhielt. Eine andere Gruppe wurde mit Techniken vertraut gemacht, Stress und Verbitterung über den unerfüllten Kinderwunsch besser zu verarbeiten. Innerhalb eines Jahres wurden daraufhin mehr als die Hälfte der Probandinnen beider Gruppen schwanger, während es in einer Kontrollgruppe im selben Zeitraum nur 20 Prozent waren.

Aber auch Männer sind, was den Kinderwunsch betrifft, seelisch keineswegs robuster. Körperlicher und psychischer Stress kann die Samenbildung und die Beweglichkeit der Spermien ungünstig beeinflussen. Liegt die Ursache der Kinderlosigkeit an den Spermien des Mannes, so können die dadurch entstehenden Schuldgefühle zusätzlich Potenzprobleme verursachen. Männer erleben die Kinderlosigkeit nämlich häufig mit einem Gefühl der Ohnmacht, weil sie sich vielfach zur Passivität verdammt fühlen.

Fruchtbarkeit 3

Macht Rauchen unfruchtbar?

→ Rauchen 5

Fruchtwasser

Warum macht dem Kind im Mutterleib der Druck des umgebenden Fruchtwassers nichts aus?

Weil der Fetus das Fruchtwasser fortlaufend schluckt, sodass innerhalb seines Körpers der gleiche Druck herrscht wie außerhalb. Beschwerden, wie diejenigen, unter denen Taucher infolge der erheblichen Druckdifferenz leiden, sind somit ausgeschlossen. Das ist natürlich nur deshalb möglich, weil das ungeborene Kind seinen Sauerstoff mit dem mütterlichen Blut über die Nabelschnur erhält und daher nicht gezwungen ist zu atmen.

Frühgeborene

Stimmt es, dass zu früh geborene Kinder dümmer sind als ihre Altersgenossen?

Nein, das ist falsch. Etwa fünf Prozent aller Kinder kommen zur Welt, bevor das Wachstum im Mutterleib vollkommen abgeschlossen ist. Sie sind daher zu diesem Zeitpunkt leichter und kleiner als später Geborene. Sofern das Geburtsgewicht über 1 500 Gramm liegt, holen sie diesen Entwicklungsrückstand jedoch in der Regel schnell wieder auf, und es besteht im Allgemeinen kein Grund zur Sorge, dass sie deshalb weniger intelligent sein könnten.

Frühjahrsmüdigkeit

Warum sind wir im Frühjahr so müde?

Wer in den Monaten März bis Mai morgens nur mühsam aus dem Bett kommt, tagsüber zu nichts Lust hat und nur schlapp »herumhängt«, statt einer sinnvollen Tätigkeit nachzugehen, gehört mit großer Wahrscheinlichkeit zu den knapp 60 Prozent der Bevölkerung, die unter »Frühjahrsmüdigkeit« leiden, einem Phänomen, das Wissenschaftler folgendermaßen definieren: »Minderung der Leistungs- und Konzentrationsfähigkeit mit Müdigkeit, körperlicher Abgeschlagenheit, Antriebslosigkeit und Gereiztheit sowie deutlichen Stimmungsschwankungen«.

Eine der plausibelsten Erklärungen für die Frühjahrsmüdigkeit ist der Jahreszeitenwechsel: Die Umstellung von Glühwein und Kerzenschein auf das Leben draußen, das lichte Grün der Natur, die Helligkeit der ersten Sonnenstrahlen und die steigenden Temperaturen machen dem Organismus zu schaffen. Der winterliche Rückzug in warme Räume, Flucht vor klimatischen Reizen, mangelnde Bewegung und schweres Essen haben Gehirn, Kreislauf und Muskeln träge gemacht. Unser Körper schläft eigentlich noch, hinkt dem kalendarischen Frühlingsanfang hinterher und hat erhebliche Schwierigkeiten, sich wieder auf die neuen Gegebenheiten – mehr Licht und intensivere Strahlung – einzustellen. Dieser Anpassungsprozess raubt ihm die letzten Energiereserven, und das bekommen wir als Frühjahrsmüdigkeit zu spüren.

Vor allem muss sich der Hormonhaushalt erst wieder umstellen, wobei der Lichtwechsel eine entscheidende Rolle spielt. Die winterliche Dunkelheit führt nämlich zur vermehrten Ausschüttung des Hormons Melatonin, das uns müde und antriebsschwach macht. Hingegen beeinflusst das Licht des Frühlings die Ausschüttung von Serotonin, das man – salopp formuliert – als »Gute-Laune-Hormon« bezeichnen kann und dessen Fehlen Lustlosigkeit, Mattigkeit und Gereiztheit verursacht. Durch die längeren Tage mit viel mehr Licht wird unser Organismus also veranlasst, die Melatonin-Produktion zu drosseln und die Ausschüttung von Serotonin anzukurbeln. Und diese Umstellung nimmt eben einige Zeit in Anspruch.

Frühstück

Warum schmecken den meisten Menschen zum Frühstück keine stark gewürzten Speisen?

→ *Schmecken 5*

Furz 1

Wieso bekommen wir manchmal Blähungen, und wie entsteht ein »Furz«?
→ *Blähungen*

Furz 2

Warum stinkt ein »Furz«?
Das sich als Folge des Luftschluckens und vor allem von verdauungsbedingten Gärungsvorgängen im Darm ansammelnde Gas (→ *Blähungen*) besteht normalerweise zum größten Teil aus den geruchlosen Bestandteilen Wasserstoff, Kohlendioxid und Methan. Der nicht selten überaus unangenehme Gestank stammt – abhängig von der aufgenommenen Nahrung – von winzigen Mengen flüchtiger bakterieller Abbauprodukte, wobei neben Indol, Skatol und Mercaptan vor allem der an faule Eier erinnernde Schwefelwasserstoff eine ebenso wichtige wie widerliche Rolle spielt.

Füße 1

Warum werden unsere Füße mit zunehmendem Alter größer?
Das liegt, wie so viele andere altersbedingte Erscheinungen, daran, dass das Körpergewebe mit der Zeit immer mehr an Spannung und Elastizität verliert und schlaffer wird. Davon sind auch die Füße nicht ausgenommen, auf die unser Körpergewicht im Lauf der Jahre und Jahrzehnte mit insgesamt Hunderten von Tonnen drückt. Wenn wir Pech haben, werden unsere Füße dabei regelrecht platt, wobei sie problemlos ein bis zwei Schuhnummern größer werden können. Aber auch wenn sie ihre natürliche Wölbung einigermaßen behalten, geben sie der enormen Last, die im Lauf des Lebens auf ihnen ruht, doch allmählich nach. Solange damit keine Schmerzen verbunden sind, handelt es sich also um einen ganz normalen Vorgang, den wir, da wir ohnehin nichts dagegen tun können, gelassen hinnehmen sollten.

Füße 2

Wieso riechen Füße?

Der oft überaus peinliche Fußgeruch ist ein weit verbreitetes Problem, an dem viele Menschen leiden. Die Ursache liegt grundsätzlich in zu wenig Luft rund um den Fuß. Wir alle schwitzen nun einmal besonders stark in den Achselhöhlen, an Stirn, Handinnenflächen und Fußsohlen, wobei die Schweißabsonderung an den Füßen noch zusätzlich durch Strümpfe aus synthetischen Materialien, durch Gummistiefel und vor allem natürlich durch mangelhafte Reinlichkeit begünstigt wird.

Da die Füße zwei Drittel des Tages in geschlossenen Schuhen stecken, kann die Feuchtigkeit dort nicht so gut verdunsten wie an den anderen Körperstellen. Das führt dazu, dass der Schweiß und die darin enthaltenen Fettsäuren ungehindert mit den Haut- und vor allem Hornhautbakterien, manchmal auch mit zwischen den Zehen lebenden Fußpilzen, reagieren können. Und das führt zu dem lästigen Geruch.

Füße 3

Warum bekommen wir beim Wandern Blasen an den Füßen?

→ *Blasen*

G

Gähnen 1

Warum gähnen wir?

Gähnen ist eigentlich eine ziemlich unspektakuläre, alltägliche Sache, die besonders bei Müdigkeit oder Langeweile unwillkürlich, geradezu zwanghaft, auftritt. Zuerst bemerkt man nur ein Gefühl, das tief hinten zwischen Rachen und Ohren zu sitzen scheint. Dann öffnet sich der Mund ein wenig, und die Lungen saugen Luft ein. Immer stärker weitet sich der Mund, die Augen schließen sich, und manchmal quellen dabei Tränen aus den Augen, weil die Gesichtsmuskeln beim Gähnen auf die Tränendrüsen drücken. Zudem steigt die Herzfrequenz leicht an und kleine Blutgefäße verengen sich.
Gähnen ist ein Reflex, eine immer wieder auftretende, automatisch ablaufende Reaktion auf einen bestimmten Reiz. Worin allerdings der auslösende Reiz besteht, d. h., warum wir überhaupt gähnen, darüber sind sich die Wissenschaftler bislang nicht im Klaren. Lange Zeit galt das Gähnen als ein Versuch des Körpers, sich mit weit aufgerissenem Rachen eine ordentliche Portion frischer Luft zu holen, um so den Sauerstoffmangel im Gehirn und damit die Schläfrigkeit zu vertreiben. Doch jeder von uns hat sicher schon die Erfahrung gemacht, dass das nicht funktioniert. Zwar wird das Gehirn durch das tiefe Einatmen tatsächlich besser durchblutet, doch amerikanische Forscher haben festgestellt, dass die Menschen auch bei sehr guter Sauerstoffversorgung des Blutes gähnen.
Sie vermuten deshalb, dass Gähnen weniger ein körperlich notwendiger oder auch nur sinnvoller Vorgang als vielmehr in erster Linie ein soziales Signal ist, was durch die auffällige Tatsache untermauert wird, dass Gähnen ansteckt *(→ Gähnen 2)*. Auch der amerikanische Psychologe Robert Provine von der Universität in Baltimore sieht im Sinn des Gähnens keinesfalls die Verbesserung der Atemtätigkeit, sondern ebenfalls ein eher psychologisches Phänomen, das die Zugehörigkeit zu einer sozialen Gruppe und zu-

gleich eine überlegene Gleichgültigkeit ausdrücken soll. Nach seiner Auffassung vermitteln Sportler, die kurz vor einem Wettbewerb gähnen, ihren Gegnern dadurch ihre Fitness, Ausdauer und Motivation.

Gähnen 2

Warum ist Gähnen ansteckend?

Jeder kennt das: Egal, wie fröhlich die Runde und wie gut die Stimmung ist, sobald der Erste anfängt zu gähnen, gähnen bald alle anderen mit – und kurz darauf gehen alle nach Hause.

Gähnen wirkt in höchstem Maße ansteckend, und in dem zwischenmenschlichen Signal, das damit übermittelt wird – keinesfalls in vermehrter Sauerstoffaufnahme –, scheint auch seine eigentliche Aufgabe zu liegen *(→ Gähnen 1)*. Als anschauliches Beispiel werden gern die Paviane angeführt: Am Abend, wenn die Herde in kleinen Gruppen gemütlich versammelt ist, fängt irgendwann einer an zu gähnen, und bald tun es ihm die anderen nach. Wenig später machen sich alle auf den Weg zu den Schlafplätzen. Das Gähnen stellt bei den Pavianen lediglich ein Signal dar, dass nun Schlafenszeit ist, und soll nach Ansicht von Wissenschaftlern möglicherweise bewirken, dass die ganze Herde zur selben Zeit schlafen geht und kein Spätheimkehrer die ruhende Sippe stört. Bei uns Menschen, deren Vorväter ja auch in ähnlichen Horden lebten, ist das ansteckende Gähnen deshalb wohl lediglich ein rituelles Überbleibsel aus kämpferischen Urzeiten.

Gähnen 3

Gähnen Kinder schon im Mutterleib?

Ja, das tun sie tatsächlich. Amerikanische Forscher aus South Carolina haben herausgefunden, dass Kinder im Mutterleib bereits in der elften Woche anfangen zu gähnen. Und das nicht etwa aus Langeweile: Das Gähnen innerhalb der Gebärmutter dient dazu, den Druck in der Lunge zu vermindern und Gewebefetzen sowie abgesondertes Sekret hinauszubefördern und damit eine Ausweitung der Atemwege zu verhindern.

Gänsehaut

Warum bekommen wir eine Gänsehaut, wenn wir frieren oder uns ängstigen?

An der Seite jedes einzelnen Körperhaares befindet sich ein winziger Muskel, der sich bei einem Kältereiz – aber erstaunlicherweise auch bei Angst oder Schrecken – zusammenzieht und das Haar aufrichtet. Dabei zieht der Muskel die darüber liegende Haut ein klein wenig nach innen, und die Gesamtheit der so entstandenen Miniatur-Hautkrater erzeugt das bekannte Bild der Gänsehaut.

Geburt 1

Warum bringen menschliche Mütter ihre Kinder im Vergleich zu Tieren viel mühsamer zur Welt?

Selbst die Weibchen der uns entwicklungsgeschichtlich nahe stehenden Affen haben weit weniger Probleme, ihre Babys zur Welt zu bringen, als Menschenmütter. Schuld daran sind zwei typisch menschliche Eigenheiten: das verhältnismäßig voluminöse Gehirn, das wiederum einen großen Kopfumfang bedingt, und der aufrechte Gang.

Dieser ist nämlich nur mit einem sehr stabilen Becken möglich, das so starr sein muss, dass es alle Belastungen beim Gehen, Laufen und Springen aushält. Doch nicht nur der knöcherne Anteil des Beckens ist bei menschlichen Müttern besonders kräftig und wenig elastisch, auch der muskuläre Beckenboden ist sehr dick und straff, da er beim aufrechten Gang den gesamten Inhalt der Bauchhöhle trägt.

Bei der Geburt muss sich also der im Vergleich zu Tieren extrem große Kopf durch ein im Vergleich zu Tieren extrem starres Becken pressen. Der Vor-

gang ist daher mit einer bis an die körperlichen und seelischen Grenzen der Frau gehenden Belastung verbunden, den sie in der Regel nur erfolgreich bewältigt, wenn ihr eine Hebamme hilfreich zur Seite steht.
Man kann also ohne Übertreibung sagen, dass wir Menschen mit dem im Tierreich einmalig schwierigen Geburtsvorgang für unsere typisch menschlichen Eigenschaften, den aufrechten Gang und das große Gehirn, bezahlen müssen.

Geburt 2

Ist eine Geburt für ein Kind tatsächlich ein extrem belastender Vorgang, von dem es sich lange nicht erholt?
Das wird von einigen Psychotherapeuten immer wieder behauptet, ist aber aus medizinischer Sicht eher zweifelhaft. Vielmehr scheint es so zu sein, dass das Baby an die belastende Geburt sehr gut angepasst ist. Wäre dies nicht der Fall, könnten sich die lebenswichtigen Funktionen wie Atmung und Kreislauf nicht so rasch wieder vollkommen erholen.
Bis an die Leistungsgrenze belastete Neugeborene würden vollkommen erschöpft und apathisch in sich zusammensinken, was menschliche Babys aber keinesfalls tun. Im Gegenteil: In der Regel haben sie ihre Augen nach der Geburt schnell offen und wenden sich aufmerksam ihrer Umwelt zu. Äußere Einflüsse – etwa den Körpergeruch der Mutter – können sie schon sehr bald erkennen und bewerten, und meist reagieren sie äußerst lebhaft darauf.

Geburt 3

Warum werden viele Frauen einige Tage nach einer Geburt tieftraurig?
Sobald eine Mutter ihr Neugeborenes zum ersten Mal in den Armen hält, sind in der Regel Schmerzen und Mühen der Geburt vergessen. Die während der Entbindung vom Körper produzierten, schmerzlindernden hormonähnli-

chen Substanzen, die so genannten Endorphine, erzeugen im Normalfall für etliche Stunden eine geradezu glückselige Stimmungslage.
Doch nach einigen Tagen schlägt bei etwa der Hälfte der jungen Mütter die gute Laune ins Gegenteil um: Sie werden tieftraurig, weinen scheinbar grundlos, sind verwirrt, haben keinen Hunger, können nicht schlafen und fühlen sich hilflos und allein gelassen. Umgangssprachlich bezeichnet man diese für die Frauen qualvolle Zeit als »Heultage« oder auch als »Baby-Blues«.
Eine eindeutige Erklärung für diese Veränderungen gibt es bisher nicht. Die Mediziner gehen davon aus, dass das durcheinander geratene Hormonsystem der jungen Mutter, das nach der Geburt erst wieder in Ordnung kommen muss, sowie die völlig veränderte Lebenssituation dafür verantwortlich sind. Wenn diese Theorie auch zuweilen bezweifelt wird, so spricht für sie die Tatsache, dass sich die Heultage durch Hormone, die die Mutter unmittelbar nach der Geburt bekommt, in vielen Fällen vermeiden lassen.
In der Regel bessert sich die Stimmungslage nach einigen Tagen aber auch ohne Behandlung. Nur bei wenigen jungen Müttern verschlimmert sie sich noch weiter und geht in eine regelrechte Depression über, die unbedingt konsequenter ärztlicher Behandlung bedarf.

Geburt 4

Warum kann ein Baby bei der Unterwassergeburt nicht ertrinken?

Werdende Mütter, denen der Frauenarzt zu der bewährten Methode rät, ihr Baby im Wasser zur Welt zu bringen, wenden häufig ein, ihr Kind könnte unter Wasser versuchen zu schreien und dabei ertrinken. Diese Sorge ist jedoch unbegründet, denn der so genannte Anti-Diving-Reflex, der auch beim Baby-Schwimmen eine wichtige Rolle spielt, verhindert, dass das Neugeborene unter Wasser Atembewegungen ausführt.
Der Reflex wird von Rezeptoren in der Gesichtshaut ausgelöst, die, sobald sie registrieren, dass der Kopf des Kindes von Wasser umgeben ist, umgehend dafür sorgen, dass das Neugeborene weiterhin über die Nabelschnur

mit Sauerstoff versorgt wird. Erst wenn das Baby auftaucht und von der Hebamme an die Brust der Mutter gelegt wird, beginnt es, selbstständig über seine Lungen zu atmen.

Geburt 5

Wodurch entstehen Wehen?

Wehen entstehen durch rhythmische Zusammenziehungen der Gebärmutter, die dadurch ausgelöst werden, dass der Fetus, sobald er die für die Geburt erforderliche Größe erreicht hat, ein Hormon freisetzt, das die Gebärmutter dazu veranlasst, sich kräftig zusammenzuziehen. Der Zweck ist, das ungeborene Kind aus der Gebärmutter heraus in die Scheide und von dort weiter nach außen zu drücken.

Der größte Engpass, der sich ihm dabei in den Weg stellt, ist der Gebärmutterhals, dessen unteres Ende man als Muttermund bezeichnet. Dieser hat nämlich vor der Geburt einen Durchmesser von gerade mal zwei Millimetern, was etwas mehr als Stecknadelkopfgröße entspricht. Man kann sich vorstellen, dass es erheblicher Kräfte bedarf, diese winzige Öffnung so weit auszudehnen, dass der Kopf des Kindes hindurchpasst. Die dabei zwangsläufig auftretenden Schmerzen machen einen Großteil der Wehen aus.

Geburt 6

Haben alle Frauen bei einer Geburt etwa gleich viele Wehen?

Nein, die Zahl schwankt sehr stark; aber man kann sagen, dass eine Erstgebärende die meisten Gebärmutterzusammenziehungen *(→ Geburt 5)* benötigt, um ihr Kind zur Welt zu bringen, und dabei etwa 150 Wehen verspürt. Bei einer zweiten Geburt sinkt diese Zahl auf weniger als 100 ab, bei weiteren häufig sogar auf unter 50.

Es gibt sogar Geburten, bei denen die werdende Mutter – vor allem wenn sie schon mehrere Kinder bekommen hat und ihr Gebärmutterhals entsprechend dehnbar geworden ist – nicht mehr als zwei bis drei leichte Wehen verspürt, bevor das Kind das Licht der Welt erblickt.

Geburt 7

Benötigen ältere Frauen tatsächlich mehr Wehen, um ein Kind zur Welt zu bringen?

Ja, das trifft zu. Obwohl eine Frau, die schon mehrere Kinder zur Welt gebracht hat, zu einer erneuten Geburt im Allgemeinen weniger Wehen benötigt *(→ Geburt 6)*, gilt dennoch, dass eine jüngere Frau grundsätzlich leichter Kinder bekommt.

Bei Frauen, die ihr erstes Kind gebären, dauern die Wehen für jeweils zehn Jahre, die sie älter als 25 sind, im Durchschnitt eine Stunde länger.

Geburt 8

Warum geht der Muttermund nicht nach jeder Wehe in seine Ausgangsgröße zurück?

Die Wehen werden durch Zusammenziehungen der kräftigen Gebärmuttermuskulatur ausgelöst *(→ Geburt 5)*. Diese Zusammenziehungen halten immer nur kurze Zeit an, danach muss sich der Muskel eine Weile von der Anstrengung erholen. Damit sich der Gebärmutterhals in diesen Pausen nicht jedes Mal wieder zusammenzieht, sondern von Wehe zu Wehe ein bisschen weiter offen bleibt, verfügt die Gebärmutter über eine Fähigkeit, die kein anderer Muskel des menschlichen Körpers besitzt: Vor jeder Pause verhakt sie die Muskelfasern ineinander, sodass diese in der zuletzt erreichten Lage verharren. Bei der nächsten Zusammenziehung werden diese Verbindungen gelöst, der Gebärmutterhals wird ein bisschen weiter aufgedehnt und diese Öffnung wieder durch Verhakung gesichert. So geht das Stück für Stück weiter, bis schließlich eine Größe erreicht ist, durch die der kindliche Kopf hindurchpasst.

Gedächtnis 1

Warum können wir uns etwas merken?

Die lebensnotwendige Fähigkeit, bestimmte Dinge und Ereignisse nicht wieder zu vergessen, sondern bei Bedarf abrufen zu können, verdanken wir unserem Gedächtnis. Dieses ist zwar in seiner Funktionsweise noch nicht bis in alle Einzelheiten erforscht, dennoch stehen einige grundlegende Dinge fest.

Es sind gewissermaßen drei »Speicher«, die uns die Verwaltung der unzähligen, laufend auf uns einströmenden Informationen ermöglichen: Ultrakurzzeit-, Kurzzeit- und Langzeitgedächtnis. Das Ultrakurzzeitgedächtnis behält ins Gehirn gelangte Informationen durchschnittlich nur 15 bis 20 Sekunden, danach löscht es sie wieder. Nur Informationen, die wichtig erscheinen, gibt es ans Kurzzeitgedächtnis weiter. Dieses hat eine Kapazität von etwa 24 Stunden. Danach löscht es entweder die vorläufig abgelegten Informationen oder leitet sie an das Langzeitgedächtnis weiter, wo alles gespeichert wird, was unser Gehirn für besonders wichtig erachtet.

Eine solche Speicherung geschieht, grob gesagt, indem bestimmte vom Körper hergestellte Eiweißmoleküle – so genannte Gedächtnismoleküle – die Information sozusagen stofflich verankern, ähnlich den chemischen Prozessen, die Bildinformationen eines Films unlöschbar machen. Im Langzeitgedächtnis abgelegte Informationen können daher auch nach längerer Zeit immer wieder abgerufen werden.

Gedächtnis 2

Wieso erinnern wir uns nicht mehr an unsere ersten Lebensjahre?

Im hohen Alter lässt vor allem das Kurzzeitgedächtnis nach (→ *Gedächtnis 1)*, weshalb sich alte Leute scheinbar »nichts mehr merken« können. Das Langzeitgedächtnis funktioniert aber noch einwandfrei, sodass Erinnerungen an Ereignisse der Jugendzeit oft noch sehr lebhaft sind.

Bei Säuglingen ist es gerade umgekehrt: Bei ihnen ist die Fähigkeit, Langzeitinformationen zu speichern, zunächst noch auf sehr wenige Bereiche – beispielsweise auf das Erlernen koordinierter Bewegungen – beschränkt. Im Gedächtnis eines kleinen Kindes werden also keine Erlebnisse gespeichert, und deshalb können wir uns später an unsere ersten beiden Lebensjahre überhaupt nicht und an Ereignisse bis zum achten Lebensjahr nur sehr lückenhaft erinnern.

Gedächtnis 3

Warum verändern sich unsere Erinnerungen im Lauf der Zeit?
Amerikanische Forscher haben folgenden Test durchgeführt: Sie baten Versuchspersonen, ihnen zu berichten, unter welchen Umständen sie von der Explosion der Raumfähre »Challenger« erfahren hätten, und zeichneten die Aussagen auf einem Tonband auf. Jahre später wiederholten sie die Befragung und mussten feststellen, dass dieselben Personen nun zum Teil völlig andere Geschichten erzählten, überzeugt davon, die Wahrheit zu sagen. Selbst wenn man ihnen ihre erste Aussage vorspielte, blieben sie hartnäckig bei ihrer veränderten Darstellung.

Forscher führen das Phänomen, wonach sich die Erinnerung an ein bestimmtes Ereignis im Lauf der Zeit ändert, auf die Tatsache zurück, dass wir unentwegt mit neuen Eindrücken, Fakten und Situationen konfrontiert werden, die vom Gehirn mit den im Langzeitgedächtnis *(→ Gedächtnis 1)* abgespeicherten Informationen kombiniert werden. Unser Gehirn überarbeitet unser Wissen also fortlaufend, vergleicht es mit neu gewonnenen Erkenntnissen und passt es diesen an. Wenn es bei seinem ständigen Abgleich ermittelt, dass in unserem Gedächtnis etwas abgespeichert ist, was nach neueren Erkenntnissen so nicht sein kann, korrigiert es die Erinnerung entsprechend, sodass wir einen Vorfall, ohne uns dessen bewusst zu werden, später oft ganz anders schildern, als wir ihn ursprünglich wahrgenommen haben.

Deshalb ist es durchaus angebracht, wenn wir unseren eigenen Erinnerungen – und noch mehr denen anderer Personen – mit einer gewissen Skepsis begegnen.

Gedächtnis 4

Warum liegt uns ein Wort oder Name manchmal nur »auf der Zunge«?
Jeder kennt es, und es ist zum Verrücktwerden: Da liegt einem ein Wort, ein Begriff, ein Name ganz vorne auf der Zunge, aber das Gehirn lässt ihn nicht heraus. »Hallo, Herr äh..., äh...« – das Ganze ist überaus peinlich.

Was in jüngeren Jahren nur ein lästiges Phänomen ist, kann mit zunehmendem Alter einen gefährlichen Teufelskreis einleiten. Denn wer häufiger nicht mehr auf die Namen seiner Mitmenschen kommt, meidet die Gesellschaft und zieht sich in die Einsamkeit zurück. Das aber hat verheerende Folgen: Durch mangelndes Sprachtraining geht es mit der Abruffähigkeit immer weiter bergab, denn die leidige Wortfindung scheint zum größten Teil nichts anderes zu sein als Trainingssache.

Für diese Erklärung sprechen jedenfalls die Ergebnisse neuer Studien. Mehr als 100 amerikanische Probanden wurden von Forschern mit selten benutzten Wörtern konfrontiert. Beispielsweise sollten sie auf die Frage: »Wie sagt man, wenn ein König offiziell von seinem Thron zurücktritt?« mit »abdanken« antworten. Dieser Begriff fiel jedoch etlichen der Kandidaten nicht sofort ein. Hörten die Versuchsteilnehmer aber vorher phonetisch ähnliche Wörter wie »abstrakt« oder »bedanken«, ging ihnen das »abdanken« leichter über die Lippen.

Die Forscher schließen daraus, dass sich derartige Aussetzer durch sprachliches Training minimieren lassen, und raten deshalb, mit gezieltem Training dagegen anzukämpfen, beispielsweise oft Kreuzworträtsel zu lösen, Scrabble zu spielen und überhaupt viel mit anderen Menschen zu reden.

Gedächtnis 5

Warum bleiben uns bestimmte Ereignisse zeitlebens im Gedächtnis, während wir andere sofort wieder vergessen?

Es ist schon sehr erstaunlich: An bestimmte Ereignisse, die lange zurückliegen, erinnern wir uns vollkommen mühelos, obwohl diese Dinge im Grunde so unwichtig sind, dass wir sie getrost vergessen könnten. So bleibt uns vielleicht der Text eines Schlagers in Erinnerung, der uns nicht einmal besonders gut gefällt. Anderes aber, das für uns von Bedeutung ist und das wir deshalb behalten sollten, will einfach nicht in unseren Kopf, und wir vergessen es gleich wieder.

Woran das liegt, ist im Einzelnen noch nicht geklärt, da die Funktionsweise des Gehirns und speziell des Gedächtnisses uns noch immer viele Fragen aufgibt. Dennoch ist einiges wissenschaftlich gesichert: Dinge und Ereignisse, die in uns starke Gefühlsregungen auslösen – beispielsweise eine Liebesaffäre oder auch eine besonders schöne Feier –, behalten wir leichter und länger im Gedächtnis als trockene Fakten.

Warum merken wir uns dann aber den blöden Schlagertext? Das liegt an der Tatsache, dass sich unserem Gedächtnis alles leichter einprägt, was sich oft wiederholt. Wer englische Vokabeln immer und immer wieder lernt, der behält sie irgendwann, und wer eine bestimmte Melodie oder einen Text sehr oft hört, der vergisst ihn manchmal zeitlebens nicht mehr.

Psychologen sprechen bei dem unbewussten Sich-Einprägen von »Priming«. Dieses Phänomen macht sich auch die Fernsehwerbung zunutze, indem sie einen Spot und dann einige Minuten später noch eine kurze Ergänzung sendet. So wird die Information »geprimt« und dadurch fester im Gedächtnis verankert.

Gedächtnis 6

Beeinträchtigt Stress unser Gedächtnis?

Das scheint tatsächlich so zu sein. Und hierin liegt womöglich auch der

Grund dafür, dass Zeugen eines Verbrechens aus der Reihe potenzieller Täter mitunter zielsicher den Falschen wählen.

Zu dieser Annahme führte ein Experiment an 66 Studenten: Jemand las ihnen 20 Wörter vor, die mit »Bett« und »Müdigkeit« zu tun hatten. Als man die Probanden anschließend fragte, ob das Wort »Hut« vorgekommen sei, verneinten sie wahrheitsgemäß. Das Wort »Schlaf« aber wollten 60 Prozent gehört haben, obwohl es gar nicht dabei gewesen war. Nun wiederholten die Forscher ihr Experiment; diesmal wurde jedoch die Hälfte der Kandidaten zuvor durch einen Auftritt in grellem Scheinwerferlicht massiv in Aufregung versetzt. Von dieser Stressgruppe waren nun sogar 80 Prozent felsenfest überzeugt, »Schlaf« gehört zu haben. Sie tippten ihr »Ja« viel schneller als die Ungestressten, die sich offensichtlich nicht so sicher waren.

Die Wissenschaftler spekulieren, dass es im Gehirn gespeicherte Assoziationen unter Stress möglicherweise leichter haben könnten, eine Erinnerung zu beeinflussen – der Begriff »Schlaf« ist in unseren Köpfen nun einmal eng mit der Müdigkeit verknüpft. Das würde auch erklären, warum Zeugen einer kriminellen Tat bei der Gegenüberstellung statt auf den wahren Täter nicht selten auf einen anderen zeigen: auf den nämlich, der in ihrer Vorstellung am ehesten das Bild eines Bösewichts verkörpert.

Gedächtnis 7

Warum sind kleine Kinder so vergesslich?

→ *Kinder 9*

Gehen

Wie viele Muskeln sind in Aktion, wenn wir gehen?

→ *Muskel 2*

Gehirn 1

Ist der Vorrat an Nervenzellen im Gehirn irgendwann aufgebraucht?

Tag für Tag verlieren wir Millionen von Gehirnzellen, zum einen durch natürlichen Zerfall, zum anderen durch eigenes Zutun, z. B. übermäßigen Alkoholkonsum. Früher war man der Meinung, diese Gehirnzellen seien unwiederbringlich verloren. Doch Forschungen, die amerikanische Wissenschaftler aus New Jersey durchgeführt haben, lassen hoffen. Demnach bilden sich im so genannten Hippocampus, einer gewundenen Struktur tief unterhalb der Schläfen, ständig neue, unspezifische Zellen, die sich in funktionsfähige Nervenzellen umwandeln können und dem Gehirn dazu dienen, Ereignisse zeitlich einzuordnen.

Die Wissenschaftler teilten Ratten in zwei Gruppen und blockierten bei einer davon die Neubildung der Nervenzellen durch eine Art Chemotherapie. Solange die Blockade bestand, hatten die betroffenen Ratten erhebliche Mühe, sich an einmal Gelerntes zu erinnern. Dies gelang ihnen erst, als die Forscher die Bildung der neuen Zellen wieder zuließen.

Wie weit diese Erkenntnisse auf Menschen anwendbar sind, ist allerdings noch ebenso unklar wie die Antwort auf die Frage, ob es in Zukunft vielleicht einmal gelingt, Gehirnschäden durch Aktivierung der stillen Zellreserven günstig zu beeinflussen.

Gehirn 2

Warum ist es wichtig, schon Babys geistig zu fordern?

→ *Baby 1*

Gehirn 3

Warum sind sämtliche Gehirntumoren bösartig?

→ *Tumor 1*

Gehirn 4

In welchem Alter beginnt unsere Gehirnleistung nachzulassen?
Bereits ab dem 20. Lebensjahr geht es mit unseren geistigen Fähigkeiten stetig bergab, auch wenn uns das meist erst auffällt, wenn wir im täglichen Leben erste Probleme bekommen. Bei der Untersuchung von 350 Personen im Alter von 20 bis 90 Jahren stellten amerikanische Wissenschaftler fest, dass das Gehirnpotenzial ab etwa 20 Jahren abnimmt, und zwar bei jungen Menschen ebenso schnell wie bei älteren. Dass die jüngeren das zunächst nicht merken, liegt schlicht daran, dass sie noch etliche Jahre über mehr Gehirnmasse verfügen, als sie benötigen.
Von 50 an wird es dann offensichtlich: Neues zu lernen und zu behalten, fällt uns immer schwerer. Auch die Erinnerungen spielen uns im Alter einen Streich: Zunehmend geben wir frühere Erlebnisse völlig verzerrt wieder *(→ Gedächtnis 3)*.
Doch etwas Tröstliches haben die Forscher auch herausgefunden: Ältere Menschen mit guter Allgemeinbildung können aufgrund ihrer umfassenden Lebenserfahrung einen Großteil der geistigen Einbußen kompensieren.

Gehör

→ Hören

Gelbsucht

Wie kommt es zur Gelbsucht?
Im Gegensatz zur weit verbreiteten Meinung ist die Gelbsucht keine eigenständige Krankheit, sondern nur ein Symptom, das folgendermaßen entsteht: Wenn rote Blutkörperchen abgebaut werden, wird der braunrote Farbstoff Bilirubin frei. Dieser wird in der Leber verarbeitet und als Hauptfarbstoff der Galle mit dieser in den Dünndarm ausgeschieden.
Ist nun die Funktion der Leberzellen oder der Abfluss der Galle aus irgend-

einem Grund – häufig durch eine krankhafte Veränderung der Leber – behindert, so funktioniert die Bilirubin-Verarbeitung nicht mehr, die Galle staut sich in die Leber zurück, und der Farbstoff tritt ins Blut über. Auf diesem Weg gelangt er unter anderem in die Haut und färbt diese gelblich bis bronzefarben braun. Außerdem erscheint er in der Lederhaut des Auges, wo er wegen des weißen Untergrundes meist zuerst zu erkennen ist.
Da das Bilirubin nun nicht mehr mit der Galle in den Dünndarm abfließt, ist der Stuhl auffallend hell gefärbt. Dagegen erscheint der Urin bräunlich, weil der im Blut vermehrt vorhandene Farbstoff teilweise über die Nieren ausgeschieden wird.

Gelenk 1

Ist bewusstes Knacken mit den Gelenken gefährlich, und warum gelingt es nicht mehrfach hintereinander?

Sofern das Gelenkknacken willkürlich, z. B. durch Ziehen an den Fingern, ausgelöst wird, ist es harmlos. Es entsteht, wenn die sich im Gelenk berührenden Knochen durch den Zug auseinander schnappen. In dem dadurch weiter gewordenen Gelenkspalt entsteht ein Unterdruck, woraufhin sich wie in einer geöffneten Sprudelflasche innerhalb der Gelenkflüssigkeit kleine Gasbläschen bilden. Bis sich diese Bläschen wieder aufgelöst haben, was etwa 10 bis 30 Minuten dauert, kann das Gelenk nicht wieder zum Knacken gebracht werden.

Gelenk 2

Wieso knackt bei manchen Menschen das Kiefergelenk, wenn sie den Mund weit öffnen?

→ *Kiefergelenk*

Gelenk 3

Warum verstauchen wir uns Fuß- und Kniegelenk viel öfter als z. B. Schulter- oder Hüftgelenk?
→ *Verstauchung*

Gesäß

Dient das Gesäß tatsächlich nur zum Sitzen?
Nein, die Hauptaufgabe des Muskels, dem unser Hinterteil seine Form verdankt, besteht darin, uns das Aufstehen aus sitzender Stellung zu ermöglichen. Wenn wir uns setzen, erschlafft der Muskel, in Aktion tritt er erst und spannt sich an, wenn wir uns wieder erheben.

Geschlecht

Kann man das Geschlecht des künftigen Kindes schon bei der Zeugung bzw. Empfängnis beeinflussen?
Nein, das funktioniert nicht; zumindest nicht bei der »normalen« Zeugung durch Geschlechtsverkehr. Die immer wieder propagierte Methode, bei der eine Zeugung kurz vor dem Eisprung wegen der angeblich schnelleren männlich bestimmenden Samenfäden die Chance auf einen Sohn erhöhen soll, führt ebenso wenig zum Erfolg wie basische oder saure Scheidenspülungen. Auch Diätempfehlungen mit den Mineralien Natrium und Kalium für einen Jungen bzw. Magnesium und Kalzium für ein Mädchen sind untauglich; und schließlich hat auch die Eindringtiefe des Penis beim Geschlechtsverkehr keinerlei Einfluss auf das Geschlecht des gezeugten Kindes.
Ob es ein Junge oder ein Mädchen wird, lässt sich allenfalls durch diverse Verfahren im Zusammenhang mit der künstlichen Befruchtung vorherbestimmen. Diese sind bei uns jedoch allesamt verboten und zudem dort, wo sie angewandt werden, mit sehr hohen Kosten verbunden.

Geschlechtshormone

Warum steigern männliche Geschlechtshormone die sportliche Leistungsfähigkeit?
Weil männliche Geschlechtshormone, so genannte Androgene, neben anderen Wirkungen einen Gewebe aufbauenden – in der medizinischen Fachsprache: anabolen – Effekt haben, weshalb sie auch als Anabolika bezeichnet werden. Sie sorgen dafür, dass das mit der Nahrung aufgenommene Eiweiß im Körper weit besser verwertet und vor allem zum Aufbau von Muskeln herangezogen wird. Mehr Muskulatur bedeutet aber gerade in sportlichen Disziplinen, die viel Kraft und Ausdauer verlangen – wie Ringen, Gewichtheben, Laufen und vor allem Radfahren – einen enormen Vorteil, der sich in unmittelbarer Leistungssteigerung niederschlägt.
Für Frauen hat die Einnahme männlicher Geschlechtshormone allerdings schlimme Nebenwirkungen: Ihre Stimme wird tiefer, der Bart wächst und der ganze Körperbau wird kräftiger. Daneben gerät der gesamte, fein abgestimmte Hormonhaushalt vollkommen durcheinander, was langfristig verheerende Folgen haben kann.

Geschlechtsverkehr

Warum üben wir den Geschlechtsverkehr nicht in der Öffentlichkeit aus?
Dass wir – im Gegensatz zur Mehrzahl der Tiere – eine sexuelle Scham besitzen, dass wir also intime Handlungen mit unserem Geschlechtspartner in der Regel dort ausüben, wo wir allein und ungestört sind, ist aus unserer Stammesentwicklung heraus zu erklären: Schon bei manchen Affenarten – von denen wir schließlich abstammen – bauen Männchen und Weibchen eine relativ feste Bindung zueinander auf. Sie suchen die Nähe des anderen, teilen mit ihm die Nahrung und verstehen sich offenbar besonders gut mit ihm. Aus dieser Beziehung, die man getrost als »Verliebtheit« bezeichnen kann, entwickelt sich nicht selten ein sexuelles Verhältnis.
Fänden nun die geschlechtlichen Aktivitäten innerhalb der Affengruppe

statt, in der eine strenge Rangordnung herrscht, bestünde die Gefahr, dass ein dominantes Alpha-Männchen oder hochrangiges Weibchen die Beziehung durch einen Angriff stören würde. In der Abgeschiedenheit haben Affenmann und -frau eine wesentlich größere Chance, ungestört zu bleiben, was vor allem dem Weibchen zugute kommt, das seine Partnerwahl so unbeeinflusst von mehreren dominanten Männchen treffen kann.
Die menschliche Sexualität ist das Ergebnis unserer Stammesgeschichte, in deren Verlauf – ebenso wie bei den Affen – die Frage, wie man einen Partner zum Kinderzeugen findet, stets eine überragende Rolle gespielt hat.

Geschmack

→ *Schmecken*

Gesichtsausdruck

Warum haben manche Menschen einen freundlichen, andere hingegen einen eher mürrischen Gesichtsausdruck?
Das beruht im Grunde auf einer Gewöhnungs- und Anpassungsreaktion der Gesichtshaut, genauer gesagt, auf den sich darin einprägenden Falten und Furchen. Wie diese aussehen, hängt nämlich von der darunter liegenden, so genannten mimischen Muskulatur ab, die ihrerseits für einen je nach Stimmung fröhlichen, traurigen oder verzagten Gesichtsausdruck verantwortlich ist. Die durch derartige Muskelbewegungen entstehenden Falten graben sich mit der Zeit immer tiefer ein und verschwinden dann auch bei muskulärer Ruhe nicht mehr, so wie wir das beispielsweise auch von den Beugefalten am Handteller kennen.
Wer nun meist fröhlich ist und viel lacht, bekommt daher auf Dauer ein anderes Gesichtsfaltenmuster als ein von Grund auf mürrischer und griesgrämiger Mensch oder als einer, dem sich im Lauf der Zeit tiefe Zornesfalten in die Stirn geprägt haben. Da die mimische Ausdrucksmöglichkeit mit zunehmendem Alter häufig immer mehr nachlässt, ist alten Menschen

nicht selten ein »verschlossener« oder »vergeistigter« Gesichtsausdruck eigen.

Gespräch

Warum vergessen einige ein Gespräch sofort wieder, während andere stundenlang darüber nachsinnen?
Das liegt zum einen natürlich am Inhalt des Gesprächs, also daran, wie bedeutsam es für den Einzelnen ist. Daneben spielt aber auch eine persönliche Eigenschaft eine Rolle, die die Psychologen »Kognitionsbedürfnis« nennen. Unter »Kognition« versteht man ganz allgemein die komplexen Abläufe im Gehirn, die mit Wahrnehmen, Erkennen, Denken und Erinnern zu tun haben. Und das Bedürfnis, sich über etwas Gedanken zu machen, und damit auch das Verlangen, nach einer Unterhaltung über das Gesagte nachzudenken, ist von Mensch zu Mensch sehr verschieden. Während die Diskussion für einige sofort »gegessen« ist, sinnieren andere stundenlang darüber nach.

Gestikulieren

Warum gestikulieren wir auch beim Telefonieren?
→ *Sprechen 12*

Glatze

→ *Haarausfall*

Gleichgewichtssinn

Warum sind wir nicht in der Lage, in einem fahrenden Zug mit geschlossenen Augen die Fahrtrichtung festzustellen?
Weil die Sinneszellen des Gleichgewichtsorgans zwar auf Bewegungsänderungen – also auf Beschleunigung, Verzögerung und Kurven –, nicht jedoch auf gleichförmige Bewegungen reagieren. Diese können wir ausschließlich mit den Augen erkennen.
Fährt der Zug, in dem wir sitzen, an oder bremst er, spüren wir auch mit geschlossenen Augen, in welche Richtung die Fahrt geht. Rollt er aber mit gleichmäßiger Geschwindigkeit dahin, sind wir nicht mehr in der Lage, die Bewegungsrichtung gefühlsmäßig zu bestimmen. Würde ein Zug vollkommen erschütterungsfrei fahren, könnten wir mit geschlossenen Augen nicht einmal feststellen, ob wir überhaupt in Bewegung sind. Da eine Zugfahrt normalerweise aber eben nicht so glatt verläuft, erschließt sich uns der Bewegungseindruck aus dem Rattern und Rütteln. Wir erkennen daraus zwar, dass wir fahren, wissen aber nicht, in welche Richtung.

Grillen

Warum sind Grillpartys gefährlich?
Im Sommer über einem offenen Holzkohlengrill Steaks, Koteletts und Würstchen zu braten, ist zwar eine wunderbare Sache, kann aber durchaus der Gesundheit schaden. Denn beim Grillen entstehen unter Umständen Stoffe, die als Krebs erregend gelten.
Zum einen sind das Substanzen mit der komplizierten Bezeichnung »Polyzyklische Aromatische Kohlenwasserstoffe« (PAK). Sie bilden sich, wenn organisches Material nicht vollständig verbrennt. Das kommt beim Grillen vor allem dann vor, wenn Fleischsaft oder Marinade in die Glut tropft. Der dabei entstehende Rauch kann dann die PAK enthalten und sich an der Oberfläche des Grillgutes niederschlagen, wodurch sie in den Körper gelangen. Deshalb sollte man nur mageres Fleisch braten und ölhaltige Marinaden vor dem Grillen ab-

tupfen. Aber auch das Bestreichen oder gar Bespritzen des Grillgutes mit Bier sollte man besser unterlassen. Denn Bier enthält organische Substanzen, die durch unvollständige Verbrennung ebenfalls PAK-haltigen Rauch bilden.
Auf keinen Fall sollte man Kieferzapfen oder harzhaltiges Holz ins Feuer legen, denn bei deren Verbrennung entstehen nicht nur PAK, sondern daneben auch noch die ebenfalls als Krebs erregend geltenden »Benzpyrene«.
Eine dritte nicht ganz ungefährliche Stoffgruppe, die sich beim Grillen bilden kann, sind die so genannten Nitrosamine. Sie entstehen vor allem dann, wenn man Lebensmittel brät, in denen nitrithaltiges Pökelsalz steckt, wie es z. B. bei Schinkenspeck, Fleisch- und Bockwürsten der Fall ist. Das Nitrit kann sich nämlich bei den hohen Grilltemperaturen mit dem Eiweiß des Fleisches zu diesen Nitrosaminen verbinden. Deshalb sollte man grundsätzlich zu ungepökeltem Fleisch greifen, etwa zu Hähnchen, Rindersteaks oder Hackfleisch.

Gürtelrose

Warum können nur Menschen an einer Gürtelrose erkranken, die früher schon einmal Windpocken hatten?
Die Gürtelrose ist eine Hautkrankheit, die ihren Namen der Tatsache verdankt, dass die auffälligen Veränderungen gürtelförmig dem Verlauf eines Rückenmarknervs folgen. Es handelt sich dabei um eine Infektionskrankheit mit dem so genannten Varizella-Zoster-Virus als Erreger, dem gleichen Virus, das auch für die Windpocken verantwortlich ist.
Tatsächlich kann man nur dann an einer Gürtelrose erkranken, wenn man früher – im Allgemeinen während der Kindheit – schon einmal Windpocken hatte. Einige Viren bleiben nämlich versteckt im Körper zurück und können später – oft viele Jahrzehnte nach den Windpocken – wieder aktiv werden. Eine andere Möglichkeit der Krankheitsentstehung besteht, wenn sich in der Folge der Windpocken keine vollständige Immunität ausgebildet hat. Infiziert man sich dann im Erwachsenenalter erneut mit dem Varizella-Zoster-Virus, so entwickelt sich ebenfalls eine Gürtelrose.

H

Haar 1

Warum werden unsere Haare im Alter grau oder weiß?
Es sind Pigmentzellen, die den Farbstoff für das Haar liefern. Da die Pigmentbildung im Lauf des Lebens aber immer mehr abnimmt – das schwankt von Mensch zu Mensch sehr stark und geht in manchen Familien früher vonstatten als in anderen –, ist irgendwann der Zeitpunkt erreicht, wo für die Haare kein Farbstoff mehr zur Verfügung steht. Sie sehen dann grau aus. Lagern sich im Alter zwischen und in den Hornzellen der Haare Luftbläschen ein, so erscheint das Haar glänzend weiß.

Haar 2

Warum haben manche Menschen glatte und andere krause Haare?
Ob Haare glatt, wellig, lockig oder gekräuselt sind, hängt von der Form ihres Querschnitts ab, also davon, ob sie eher rund oder oval sind. Ferner spielt der Sitz in der Haut – mehr oder weniger geneigt – eine Rolle, und schließlich verändern auch äußere Einflüsse, insbesondere die Luftfeuchtigkeit, das Erscheinungsbild der Haare.
Bei einem Kind kann sich die Art der Behaarung infolge des Schädelwachstums noch ändern, sodass aus zunächst glattem Haar im Lauf der Zeit durchaus lockiges werden kann.

Haar 3

Warum empfinden wir manche Dinge als »haarsträubend«?
Daran sind dieselben kleinen Muskeln an jedem einzelnen Haaransatz

schuld, die auch die so genannte → *Gänsehaut* entstehen lassen, indem sie sich bei Kälteeinwirkung zusammenziehen und die Haare aufrichten. Bei Tieren, bei denen sich zwischen den so aufgerichteten Haaren des Fells eine stärkere isolierende Luftschicht festhalten kann, dient dieser Mechanismus der Wärmeregulation. Beim Menschen mit seiner feinen Flaumbehaarung funktioniert das zwar nicht, dennoch stellen sich auch bei ihm die Haare auf. Der gleiche Effekt macht sich aber auch bemerkbar, wenn wir erschrecken oder vor etwas Angst haben. Dies macht wiederum nur bei Tieren Sinn, da sie, wenn sich ihr Fell aufrichtet, größer und damit für einen Gegner bedrohlicher wirken. Von Menschen, und mögen sich ihnen die Nacken- und Rückenhaare noch so sehr sträuben, kann man das hingegen kaum behaupten.

Haar 4

Wachsen Haare eigentlich immer weiter?

Nein, Länge und Lebensdauer der Haare sind begrenzt. Das Kopfhaar wächst täglich etwa um 0,3 Millimeter, also pro Monat ungefähr einen Zentimeter. Nach einiger Zeit, die je nach Körpergegend variiert, wird das Haar durch ein neu von unten nachwachsendes ausgestoßen. Kopfhaare werden etwa sieben Jahre alt und können deshalb recht lang werden, während Wimpern, Augenbrauen und Schamhaare nur eine Lebensdauer von wenigen Monaten erreichen.

Es ist also nicht etwa so, dass die Haare der Brust oder der Beine bei einer gewissen Länge aufhören zu wachsen; vielmehr fallen sie einfach aus und werden durch neue ersetzt.

Haar 5

Wachsen unsere Haare tatsächlich schneller und dichter, wenn wir sie oft schneiden?

Nein, das ist absoluter Blödsinn. Schnelleres und dichteres Wachstum durch

häufiges Schneiden kann man allenfalls bei einem Parkrasen erreichen, bei dem die Graspflanzen auf das ständige Mähen mit der Bildung neuer Ausläufer reagieren. Bei Haaren gibt es derartige Ausläufer jedoch nicht; vielmehr wird jedes einzelne von seiner Wurzel her gebildet. Nur dort lebt es; der sichtbare Teil ist totes Hornmaterial, an dem es absolut nichts gibt, was den Haar bildenden Zellen mitteilen könnte, wie lang das Haar ist oder wie und wann es geschnitten wurde. Somit hat die Haarwurzel keinerlei Möglichkeit, auf häufiges Schneiden in irgendeiner Form zu reagieren.
Dasselbe gilt übrigens auch für das Rasieren, und zwar immer und überall am Körper.

Haar 6

Warum wird das Haar im Alter schütter?
Weil weniger Haare nachwachsen als ausfallen. Jeder erwachsene Mensch – egal ob Mann oder Frau – verliert durchschnittlich etwa 70 bis 100 Haare am Tag. Durch falsche Ernährung, Krankheit oder Stress und dadurch bedingte Veränderungen der Durchblutung im Haarwurzelbereich kann diese Zahl sogar noch wesentlich höher werden.
Dass wir in jungen Jahren dennoch dichtes Kopfhaar haben, liegt daran, dass die Zahl der täglich neu gebildeten Haare etwa gleich groß ist wie die der ausfallenden. Mit zunehmendem Alter gerät diese empfindliche Balance jedoch immer mehr aus dem Gleichgewicht. So wie überall im Körper die Erneuerung von Gewebe mit dem Alter nachlässt *(→ Alter 1)*, werden auch in vielen Haarwurzeln weniger Eiweißstoffe gebildet, die das Haar zum Leben braucht. Die Folge ist, dass vermehrt Haare ausfallen.
Dass der Haarwuchs auf diese Weise spärlicher wird, betrifft, wie gesagt, Männer ebenso wie Frauen. Daneben gibt es noch eine andere Ursache für das Schütterwerden der Haare, die jedoch nur für Männer von Bedeutung ist: Erblich bedingt, kommt es bei ihnen vor, dass die Haarwurzeln im Alter nicht wesentlich weniger, sondern vor allem erheblich dünnere Haare produzieren. Diese sehen dann auf der Kopfhaut aus wie ein zarter Flaum, so-

dass von weitem der Eindruck entsteht, der betroffene Mann werde allmählich kahlköpfig.
Allerdings werden die Haare im Alter keineswegs bei allen Männern weniger oder dünner. Bei einigen nimmt der Haarwuchs – aus bisher ungeklärten Gründen – mit dem Älterwerden sogar zu.

Haar 7

Wieso bekommen Haare Spliss, und warum lässt sich dieser nicht reparieren?
→ *Spliss*

Haar 8

Warum hat unser Kopfhaar oft eine andere Farbe als unser Bart- oder Schamhaar?
Auch wenn Frauen sich damit oft nur ungern abfinden wollen: Die Haarfarbe ist genetisch festgelegt. Allerdings sind für die Farbe der Kopfhaare andere Gene zuständig als für die der Bart- oder Schamhaare. Die Haare im Gesicht sind daher häufig rötlicher oder viel dunkler als die Haare auf dem Kopf. Schamhaare sind bei Hellblonden, Rot- und Schwarzhaarigen meist gleichfarbig, bei anderen in der Regel deutlich dunkler als die Kopfbehaarung.

Haar 9

Wachsen Haare nach dem Tod weiter?
Kurze Zeit nach dem Tod eines Menschen sehen dessen Kopf- und – bei Männern – vor allem Barthaare länger aus als zu Lebzeiten, woraus man fälschlich den Schluss ziehen könnte, die Haare seien noch weitergewach-

sen. Das ist aber vollkommen unmöglich, weil die Haar bildenden Zellen nur arbeiten können, solange sie über den Blutkreislauf mit Nährstoffen versorgt werden.

Der Grund für das scheinbare Haarwachstum liegt in der Tatsache, dass die Kopfhaut ziemlich rasch trocken wird und schrumpft. Das Gesicht des Toten erscheint dadurch maskenhaft starr, und die daraus einige Millimeter hervorstehenden Haare wirken länger als vor dem Tod.

Haarausfall 1

Wieso bekommen vor allem Männer einen kahlen Kopf?

Für Haarausfall gibt es mehrere Gründe: Er kann erblich bedingt sein, im Gefolge anderer Krankheiten auftreten oder – in Form des kreisrunden Haarausfalls (Alopecia areata) – vermutlich auf einem Angriff des Körpers gegen eigene Strukturen, einer so genannten Autoimmunreaktion *(→ Immunsystem 3),* beruhen.

Der bei Männern besonders häufige hormonell bedingte Haarausfall (Alopecia androgenetica) ist im engeren Sinn eigentlich keine Krankheit, sondern eher eine anlagebedingte Abweichung vom Normalen. Er ist auf eine erbliche Überempfindlichkeit der Haarwurzeln gegen männliche Geschlechtshormone (Androgene) zurückzuführen und kommt, da Androgene in geringer Menge auch bei Frauen vorhanden sind, in abgeschwächter Form auch bei diesen vor. Allerdings werden bei Frauen die Haare meist nur dünner, ohne dass eine echte Glatze entsteht.

Haarausfall 2

Warum fallen bei der Behandlung bösartiger Tumoren mittels Chemotherapie die Haare aus?

→ *Chemotherapie*

Haarausfall 3

Warum haben glatzköpfige Männer häufiger Prostatabeschwerden als behaarte?
Das ist zwar noch nicht bis in alle Einzelheiten geklärt, hängt aber nach neueren Forschungen wahrscheinlich damit zusammen, dass der Vergrößerung der Prostata, an der viele ältere Männer leiden, und dem hormonell bedingten Haarausfall *(→ Haarausfall 1)* ein ähnlicher auslösender Mechanismus zugrunde liegt. So ist bei Prostataerkrankungen die Umwandlung des männlichen Geschlechtshormons Testosteron in Hydrotestosteron stark erhöht, und eben dieser Umbauvorgang ist auch für den erblich bedingten Haarausfall verantwortlich.

Haarausfall 4

Sind Männer mit Glatze tatsächlich potenter?
Das ist durchaus möglich. Bei den meisten Männern liegt die Ursache für den Haarausfall nämlich in einer übermäßigen Produktion des Geschlechtshormons Testosteron *(→ Haarausfall 1)*. Testosteron aber ist das Hormon, das den Mann männlich und damit auch potent macht. Hierin liegt der Hauptgrund, warum kahlköpfige Männer auf viele Frauen so anziehend wirken.

Handkantenschlag

Warum lässt ein »Handkantenschlag« den Getroffenen sofort zusammensinken?
Ein Handkantenschlag an den Hals gilt in der Selbstverteidigung als äußerst wirksames Mittel, um einen Angreifer schnell und effektiv auszuschalten. Seine Wirkung beruht auf einem höchst sinnvollen Regelmechanismus zur Einstellung eines konstanten Blutdrucks. Dazu befinden sich im Gebiet der

Halsschlagader Rezeptoren, die ständig den aktuellen Druck messen und an das Kreislaufzentrum im Gehirn melden. Steigt oder sinkt der Blutdruck über bzw. unter einen bestimmten Grenzwert, reagiert dieses Zentrum sofort und regelt ihn durch Weiter- bzw. Engerstellung der Blutgefäße wieder auf den Normwert ein.
Ein wuchtig geführter Handkantenschlag erzeugt im Halsgebiet eine gewaltige Druckwelle, die bei den Rezeptoren einen »falschen Alarm« auslöst. Sie melden dem Kreislaufzentrum dann irrtümlich einen bedrohlichen Druckanstieg, woraufhin dieses den Blutdruck sofort drastisch absenkt. Der plötzliche Abfall weit unter den Normalwert ist daran schuld, dass der Betroffene schlagartig das Bewusstsein verliert.

Handschweiß

Warum ist der Händedruck mancher Menschen feucht und kalt?
→ *Feuchte Hände*

Harndrang

→ *Wasserlassen*

Haut 1

Was hat unsere Haut mit Hausstaub zu tun?
Unsere Haut ist an der Oberfläche von zahllosen winzigen Hornplättchen bedeckt, denen sie ihre Widerstandsfähigkeit gegen die vielfältigsten äußeren Einflüsse verdankt. Diese kleinen Plättchen werden vom Inneren der Haut her fortlaufend neu gebildet, wodurch die alten locker werden und abfallen. Jedes Mal, wenn wir uns reiben oder kratzen, wenn wir uns an- oder ausziehen, ja, oft schon, wenn wir uns nur bewegen, lösen sich Millionen und Abermillionen dieser winzigen Partikel ab

und schweben, leicht wie sie sind, mit der Luft davon, um irgendwo in der Umgebung niederzusinken. Man kann daher getrost davon ausgehen, dass der größte Teil des Hausstaubs aus diesen Hautabfallprodukten besteht.
Deshalb nützt es auch nichts, in technischen Betrieben, in denen es auf hundertprozentige Staubfreiheit ankommt – beispielsweise bei der Herstellung von Computerprozessoren –, lediglich durch entsprechende Einrichtungen dafür zu sorgen, dass von außen kein Staub in die Fabrikationshallen dringt; vielmehr müssen sämtliche Mitarbeiter absolut staubdichte Schutzkleidung tragen, die zuverlässig verhindert, dass auch nur eine einzige ihrer abgeschilferten Hautschuppen nach außen gelangt.

Haut 2

Warum wird die Haut mancher Menschen dunkel, wenn sie Silberschmuck tragen?
Weil Silberschmuck häufig nicht aus reinem Silber besteht, sondern noch Zusätze von Kupfer, Zinn und Zink enthält. Diese werden vom Körperschweiß, den wir ständig in geringen Mengen abgeben, angegriffen und oxidieren dann. Die Metalloxide schlagen sich auf der Haut nieder und färben diese schwarz. Männer sind von der unschönen Verfärbung eher betroffen, da ihr Schweiß saurer und damit aggressiver ist und die Metalle stärker angreift als der von Frauen.

Haut 3

Warum wird die Haut im Alter faltig? Lässt sich dies durch reichliches Trinken verhindern?
Ob wir es wahrhaben wollen oder nicht, unsere Haut unterliegt demselben Alterungsprozess wie sämtliche anderen Gewebe und Organe und wird dadurch in all ihren drei Schichten dünner, weniger elastisch und brüchiger

(→ *Alter 1)*. Daher legt sie sich mit der Zeit immer mehr in Falten, die dann – so unschön das zum Teil auch sein mag – bestehen bleiben.
Allerdings ist diese Hautalterung nicht bei allen Menschen gleich. Sie wird von inneren und äußeren Faktoren gesteuert, wobei von innen her vor allem der Stoffwechsel, das Immunsystem, aber auch anlagemäßige Komponenten eine Rolle spielen, während von außen her das Sonnenlicht am meisten zur Faltenbildung beiträgt *(→ Sonne 3)*. Auch starkes Rauchen lässt die Haut schneller alt werden. Da dieser Prozess so gut wie nichts mit dem Verlust von Flüssigkeit zu tun hat, lässt er sich auch nicht durch reichliches Trinken aufhalten.

Haut 4

Wie entsteht die lästige Hornhaut an Händen und Füßen?
→ *Hornhaut*

Haut 5

Warum ist faltige Haut vorteilhaft?
→ *Falten 3*

Haut 6

Stirbt man, wenn man die Haut komplett mit Farbe bedeckt, tatsächlich an fehlender Hautatmung?
Nein, das ist ein häufig geäußerter Irrtum, der schon deswegen nicht stimmen kann, weil wir von dem für uns lebenswichtigen Sauerstoff allenfalls ein Prozent über die Haut aufnehmen.
Trotzdem ist es höchst gefährlich, die ganze Haut beispielsweise mit Goldbronze – wie man das aus dem Film »Goldfinger« kennt – zu überziehen.

Damit verhindert man nämlich jegliche Absonderung von Schweiß, dessen Verdunstung für die Wärmeabgabe des Körpers von enormer Bedeutung ist. Deshalb starben die für die Festzüge im Altertum und Mittelalter bronzierten Jünglinge nicht an mangelhafter »Hautatmung«, sondern an innerer Überhitzung.
Dass die Schauspielerin in »Goldfinger« überlebt hat, liegt übrigens schlicht daran, dass sie immer nur auf der der Kamera zugewandten Seite bemalt war und daher noch ausreichend schwitzen konnte.

Haut 7

Warum wird die Haut an Händen und Füßen im Badewasser »schrumpelig«?

Vielfach hört oder liest man, das liege daran, dass die obere Hautschicht Wasser aufnehme, wodurch sie sich ausdehne und kleine, weiße Falten werfe. Das kann aber nicht sein, weil Wasseraufnahme das Gegenteil bewirken würde und die Haut nicht faltig, sondern prall und straff werden ließe.
In Wirklichkeit ist es so, dass die Haut im Badewasser kein Wasser aufnimmt, sondern sogar Feuchtigkeit abgibt. Die Wände der Hautzellen wirken nämlich als so genannte semipermeable Membran, d. h., sie können zwar Wasser heraus-, aber keines hereinlassen. Dass von dem Schrumpeligwerden nicht unser ganzer Körper betroffen ist, hat seine Ursache in den winzigen Talgdrüsen, die mit ihrem Sekret jedes einzelne unserer zahlreichen Körperhärchen einfetten und geschmeidig halten und dabei gleichzeitig die umgebende Haut wasserundurchlässig machen. Diese Härchen und damit auch das Fett fehlen aber an Handflächen und Fußsohlen. Das Wasser kann hier also viel leichter entweichen als am übrigen Körper, mit der Folge, dass sich hier die Haut runzelt.

Hautabschürfung

Warum tun Hautabschürfungen so weh?

Hautabschürfungen kommen recht häufig vor, besonders bei Kindern, die ja oft stürzen. Dabei wird die schützende Oberhaut abgerieben, sodass die darunter liegende Lederhaut mit ihren zahlreichen Blutgefäßen und Nerven frei liegt. Diese Nerven sind der Grund dafür, dass eine Hautabschürfung, obwohl sie eigentlich nicht sehr tief reicht, dennoch erstaunlich heftig schmerzt.

Heilfasten

Was bewirkt das »Heilfasten«?

Eines gleich vorweg: Beim Heilfasten geht es zwar immer auch um die Reduktion überschüssigen Körpergewichts, diese steht jedoch keinesfalls im Vordergrund. Vielmehr liegen die entscheidenden Ziele neben einer Entschlackung des Körpers in der Umstellung des Stoffwechsels und damit verbunden in der Anregung der körperlichen Selbstheilungskräfte sowie in der Wiederherstellung des seelischen Gleichgewichts. Die Wurzeln der verschiedenen Heilfasten-Kuren sind spiritueller Natur und haben in der Regel einen religiösen Hintergrund.

Gemeinsam ist ihnen, dass der Betroffene eine gewisse Zeit nichts Festes zu sich nimmt, dass er sich bemühen muss, vom Alltag abzuschalten, dass er krank machende Verhaltensweisen wie Rauchen und übermäßigen Alkoholkonsum vermeidet, sich gezielt körperlich betätigt, an meditativen Gesprächen teilnimmt und schließlich etwa drei Liter Flüssigkeit täglich trinkt, um damit die Entschlackung zu fördern.

Bereits am ersten Fastentag erschöpfen sich die Kohlenhydratvorräte der Leber weitgehend, und der Körper wird gezwungen, Fett in Energie umzuwandeln. Dies setzt sich in den nächsten Tagen verstärkt fort, und die Betroffenen nehmen dabei deutlich ab. Begleitend absolvieren sie gymnastische Übungen, um ihre körperliche Leistungsfähigkeit zu erhalten. Nach maximal vierwöchigem Fasten schließt sich die Aufbauphase an. Als Folge des verstärkten Kohlenhydrat- und Eiweißaufbaus und der damit zusammenhängenden Wasserbindung steigt das Gewicht nun wieder leicht an, wobei es sich aber – sofern der Betroffene nicht wieder in alte, falsche Essgewohnheiten verfällt – nicht um einen Wiederaufbau des vorher reduzierten Fettgewebes handelt.

Heilungswille

Welche Rolle spielt der Heilungswille des Patienten bei der Bekämpfung einer Krankheit?

Das lässt sich natürlich nicht exakt ermitteln, fest steht jedoch, dass der feste Wille eines Kranken, wieder gesund zu werden, für den Genesungsprozess von großer Bedeutung ist, was offenbar mit dem Einfluss der Psyche auf das Immunsystem zu tun hat. So wie fortgesetzter Stress das körpereigene Abwehrsystem nachgewiesenermaßen schädigt, so sind positive Assoziationen in der Lage, es zu stärken.

Forscher der Britischen Psychologischen Gesellschaft in Winchester haben sich eingehend mit diesem Phänomen beschäftigt. Sie teilten 80 an Brustkrebs erkrankte Frauen in zwei Gruppen, die beide der üblichen Behandlung mit Chemotherapie und Bestrahlungen unterzogen wurden. Eine Gruppe nahm jedoch zusätzlich an Entspannungsübungen und einem speziellen Experiment teil: Die Frauen wurden aufgefordert, sich die Zerstörung der Krebszellen durch weiße Blutkörperchen möglichst lebhaft vorzustellen. Um ihre Fantasie anzuregen, zeigte man ihnen Bilder, die die weißen Blutkörperchen als Soldaten darstellten, die mit einem Bajonett auf die Tumorzellen einstachen. Dabei untersuchten die Forscher über einen längeren Zeitraum hinweg das Immunsystem der Patientinnen und konnten feststellen, dass sich bei ihnen im Gegensatz zu den Frauen der Kontrollgruppe die für die Krebsbekämpfung wichtigen weißen Blutkörperchen deutlich verändert hatten.

Heiserkeit

Warum wird unsere Stimme manchmal heiser?
Unsere Stimme entsteht durch Schwingungen der Stimmlippen im Kehlkopf (→ *Sprechen 1)*. Ist dieser an einer Entzündung erkrankt oder weisen die Stimmlippen Missbildungen auf, äußert sich das darin, dass die Stimme heiser wird. Das kann aber auch ohne krankhafte Veränderungen, allein durch eine Überbeanspruchung des Stimmbildungsorgans, passieren.
Meist liegt die Ursache der Heiserkeit jedoch in einer unzureichenden Befeuchtung der Stimmlippen durch die zahlreichen kleinen Schleimhautdrüsen im Kehlkopf. Deren Sekret hält die Stimmlippen nämlich nicht nur feucht und elastisch, sondern sorgt auch dafür, dass sich der Spalt zwischen ihnen beim Aneinanderlegen vollkommen schließt. Fehlt diese Flüssigkeit, so dringt beim rhythmischen Schluss der Stimmritze während der Tonbildung Nebenluft durch, und das führt dazu, dass die Stimme eigentümlich rau, eben heiser klingt.

Heißhunger

Warum haben schwangere Frauen häufig Heißhunger auf Speisen, die ihnen sonst gar nicht besonders schmecken?
→ *Schwangerschaft 19*

Helfen

Warum drücken wir uns in der Gemeinschaft gern davor, anderen zu helfen?
Es ist schon ein merkwürdiges Phänomen: Wenn wir gefordert sind, einer anderen Person – beispielsweise einem Unfallopfer – zu Hilfe zu kommen, tun wir das in der Regel sofort und gern. Sind wir aber Teil einer größeren Menschenmenge und sollen dieselbe Hilfe leisten, dann überlassen wir das lieber einem anderen.

Diese paradoxe Reaktion – dass umso weniger geholfen wird, je mehr Zuschauer anwesend sind – bezeichnen Psychologen als »Verantwortungsdiffusion«. Sie beruht offenbar vor allem darauf, dass jeder das Gefühl hat, es könnte ein anderer mit mehr Kompetenz anwesend sein. Keiner will dann die Verantwortung übernehmen, weil er fürchtet, er könne sich vor den anderen blamieren. Die fatale Folge ist, dass dem in Not Befindlichen am Ende niemand hilft.

Herz 1

Kann das Herz auch außerhalb des Körpers schlagen?
Ja, das kann es tatsächlich. Wird es über die Kranzgefäße nur ausreichend mit sauerstoff- und nährstoffreichem Blut versorgt, so ist es in der Lage, auch außerhalb des menschlichen Körpers viele Stunden lang rhythmisch seine Arbeit zu verrichten. Was das Herz – nicht nur unermüdlich, sondern zugleich auch höchst effizient – am Laufen hält, sind nämlich nicht etwa Nerven, die, vom Gehirn kommend, in das Herz einstrahlen, sondern spezielle Herzmuskelfasern, die aufgrund ihres besonderen, nur unter dem Mikroskop erkennbaren Aufbaus in der Lage sind, aus sich selbst heraus elektrische Impulse zu erzeugen.

Die Gesamtheit dieser Muskelfasern – in Form von Knoten und Leitungen ziehen sie von der Herzbasis bis hin zur Spitze – stellen gewissermaßen einen eigenen Motor dar, der bei jedem Herzschlag eine koordinierte, wellenförmige Bewegung der einzelnen Abschnitte des Herzmuskels auslöst. Dadurch ziehen sich zuerst die Vorhöfe zusammen und pressen ihr Blut in die Kammern, bevor es Sekundenbruchteile später aus den beiden Kammern in die Lunge bzw. die Körperhauptschlagader gepumpt wird.

Herz 2

Auf welche Weise passt der Organismus die Herzleistung an die jeweiligen Bedürfnisse an?

Das ohne äußere Einflüsse funktionierende Erregungsleitungssystem des Herzens *(→ Herz 1)* stellt gewissermaßen das primäre, der Herzarbeit übergeordnete Zentrum dar. Daneben wird das Herz aber noch von vegetativen Nerven, die für die Steuerung der unwillkürlich ablaufenden Körperfunktionen verantwortlich sind, beeinflusst. Ein Teil dieser Nerven, die unter dem Begriff Sympathikus zusammengefasst werden, steigern dabei Schlagfrequenz, Kraftentwicklung und Erregungsgeschwindigkeit, während ihre Gegenspieler, die zum Parasympathikus gehörenden Nerven, auf die Herzarbeit dämpfend und verlangsamend einwirken.

Herz 3

Warum haben Menschen mit schwachem Herzen oft dicke Beine? Und warum müssen sie nachts häufig zur Toilette?

Das Herz ist eine Pumpe, die in zwei Abschnitte aufgeteilt ist: Die linke Hälfte versorgt den Organismus mit frischem, sauerstoffreichem Blut, die rechte pumpt das verbrauchte Blut aus dem Körper wieder ab und führt es der Lunge zur erneuten Aufbereitung zu. Der Herzmuskel leistet dabei tagein tagaus Schwerstarbeit.

Ist er aufgrund krankheitsbedingter Veränderungen geschwächt, so ist er im Allgemeinen zwar noch in der Lage, Blut in den Körper hineinzubefördern, tut sich jedoch überaus schwer, das Blut – speziell aus den Beinen – wieder hochzupumpen. Folge: Das Blut staut sich im Unterschenkelbereich, dehnt die dort vorhandenen Venen aus und erzeugt schließlich einen solchen Druck, dass es aus den Blutgefäßen heraus in das umgebende Gewebe gepresst wird. Dieses schwillt dadurch deutlich sichtbar an: Füße und Unterschenkel werden auffällig dick.

Legt der Herzkranke abends im Bett die Beine hoch, erleichtert er dem Herzen die Pumparbeit: Das Blut fließt zusammen mit der in die Gefäße zurückströmenden Flüssigkeit wieder in den rechten Herzabschnitt und von dort über die Lunge erneut in den Körper. Die nun stark erhöhte Blutmenge gelangt natürlich auch in die Nieren, wo ein Großteil der Flüssigkeit herausgefiltert und als Harn in die Blase transportiert wird. Folge: Der Herzkranke muss nachts ständig auf die Toilette.

Herz 4

Warum leiden Herzkranke unter Atemnot?

Weil das Herz das Blut nicht nur in den Körper, sondern auch in die Lunge und wieder aus ihr herauspumpt. Dies ist lebensnotwendig, da das Blut nach jedem Umlauf wieder mit Sauerstoff angereichert werden muss.
Ist der Herzmuskel nun durch krankhafte Veränderungen geschwächt, so ist er zu dieser anstrengenden Pumparbeit nur noch bedingt in der Lage, und das frische, sauerstoffreiche Blut staut sich in die Lunge zurück. Der dadurch in den kleinen Blutgefäßen des Lungengewebes entstehende Druck führt zum Austritt von Blutflüssigkeit, die die Lunge von innen her gewissermaßen unter Wasser setzt. Dadurch wird deren eigentliche Aufgabe, nämlich der Gasaustausch, extrem behindert und der gesamte Körper in der Folge nur noch unzureichend mit Sauerstoff versorgt. Deshalb fühlt sich der Herzkranke schon bei geringen Anstrengungen erschöpft und ringt in dem verzweifelten Bemühen um mehr Sauerstoff ständig nach Luft.

Herz 5

Kann das Herz beim Niesen stehen bleiben?

→ *Niesen 3*

Herzinfarkt 1

Warum erhöht eine üppige Mahlzeit das Herzinfarkt-Risiko?
Mit dieser Frage hat sich in letzter Zeit ein amerikanisches Forscherteam vom Brigham Women's Hospital in Boston intensiv beschäftigt und dabei in einer groß angelegten Untersuchung an knapp 2 000 weiblichen Herzinfarkt-Patienten herausgefunden, dass ein auffällig hoher Anteil der Frauen vor dem Infarkt eine üppige Mahlzeit zu sich genommen hatte.
Die Forscher schließen daraus, dass die ersten Stunden nach einem gehaltvollen, fettreichen Essen die größte Gefahr für das Herz darstellen. Sie erklären diese Tatsache mit der verstärkten Ausschüttung von Hormonen während des Essens und bei der Verdauung, wodurch einerseits Herzschlag und Blutdruck steigen, andererseits im Körper chemische Substanzen ausgeschüttet werden, die die Bildung von Blutpfropfen begünstigen, die dann ein Herzkranzgefäß verstopfen können. Außerdem wächst mit dem erhöhten Blutdruck auch die Gefahr, dass Teile der Beläge in einer verkalkten Arterie abplatzen und mit dem Blutstrom mitgerissen werden. Gelangen sie auf ihrem Weg in eine Herzkranzarterie, so können sie diese ebenfalls verschließen und damit einen Herzinfarkt auslösen.

Herzinfarkt 2

Stimmt es, dass Alkohol das Herzinfarkt-Risiko senkt?
→ *Alkohol 12*

Herzinfarkt 3

Schützt Muttermilch vor Herzinfarkt?
→ *Muttermilch*

Herzklopfen

Warum atmen wir in bedrohlichen Situationen hektisch, bekommen Herzklopfen, einen trockenen Mund, weiche Knie, kalte Füße und ein flaues Gefühl im Magen?

→ *Angst 1*

Hexenschuss

Wie entsteht ein Hexenschuss?

Schon der Name sagt einiges über das Leiden aus, das medizinisch Lumbago genannt wird: Der Schmerz trifft einen im Rücken tatsächlich wie ein Schuss und lässt jede Bewegung zur Qual werden. Ein Hexenschuss ist jedoch keine eigenständige Krankheit, vielmehr umfasst der Begriff spezielle Symptome mit unterschiedlichen Entstehungsmechanismen.

Meist liegt die Ursache darin, dass sich Segmente der Wirbelsäule gegeneinander verschieben, wodurch es zu einer Blockade im gesamten Bewegungssystem kommt. Dabei können die Schmerzen sowohl durch Knorpeldruck auf austretende Nerven als auch durch Verspannung oder Zerrung der Muskulatur entstehen.

Hitze 1

Warum kann es passieren, dass jemand, der lange regungslos in der Hitze steht, plötzlich ohnmächtig zusammenbricht?

→ *Ohnmacht 1*

Hitze 2

Wieso empfinden wir Hitze bei hoher Luftfeuchtigkeit besonders intensiv?
Das liegt daran, dass der bei hoher Luftfeuchtigkeit reichlich fließende Schweiß eben gerade wegen dieser Feuchtigkeit nicht verdunsten und uns daher auch nicht kühlen kann. Der fehlende Kühleffekt führt seinerseits zu einer vermehrten Schweißabgabe, allerdings nun erst recht ohne viel Aussicht auf Erfolg. Der Körper sehnt sich also nach erfrischender Abkühlung, wird in seinen Bemühungen, diese zuwege zu bringen, jedoch von der umgebenden feuchten Hitze massiv behindert. Daher belastet uns die Luftfeuchtigkeit im »Treibhausklima« tropischer Länder weit mehr, als wir das von entsprechenden Temperaturen in unseren Breiten gewohnt sind.

Hitze 3

Warum fühlen wir uns in sehr kalten oder heißen Gegenden mit zunehmender Aufenthaltsdauer immer wohler?
→ *Akklimatisation*

Hitze 4

Warum haben viele Menschen bei großer Hitze Probleme mit dem Blutkreislauf?
→ *Blutkreislauf*

Hitzepickel

Wie entstehen Hitzepickel?
Als Hitzepickel bezeichnet man umgangssprachlich hirsekorngroße, wasserhelle Bläschen, die bei hohen Temperaturen vor allem dann auf der Haut

erscheinen, wenn man eng anliegende Kleidung trägt. Diese verstärkt nämlich noch die ohnehin schon üppige Bildung von Schweiß, der jedoch nicht verdunsten kann, sodass er sich in den Ausführungsgängen der Schweißdrüsen zurückstaut und diese verstopft. Folge: Der von den Drüsen weiterhin produzierte Schweiß kann nicht mehr abfließen und sammelt sich in den kleinen Hautbläschen.

Hitzewallungen

Warum bekommen Frauen in den Wechseljahren oft Hitzewallungen?
Mit dem Ausdruck »Hitzewallungen« oder »fliegende Hitze« bezeichnet man umgangssprachlich ein vollkommen überraschend auftretendes, überaus intensives, den Körper wie eine Welle durchströmendes Wärmegefühl. Häufig beginnt es an der Brust und wandert von dort aus über den Hals zum Kopf hinauf, wobei die Haut meist auffällig rot wird. Oft steigt dabei der Blutdruck, und das Herz hämmert. Obwohl diese Hitzewallungen vollkommen ungefährlich sind, machen sie vielen Frauen vor allem während der Wechseljahre schwer zu schaffen.
Wissenschaftler gehen davon aus, dass die Ursache in der Ausschüttung von Regulationshormonen liegt, die im Temperaturzentrum des Gehirns den Sollwert für die Körpertemperatur nach oben verstellen, wodurch es zu plötzlichen Erweiterungen der Hautblutgefäße kommt *(→ Körpertemperatur 1)*.

Hitzschlag

Sind Hitzschlag und Sonnenstich ein und dasselbe?
Nein, keinesfalls, obwohl beide meistens mit Kopfschmerzen, Schwindel oder Übelkeit beginnen. Ein Sonnenstich entsteht durch direkte und starke Sonneneinstrahlung auf den ungeschützten Kopf. Anzeichen sind ein hochroter, heißer Kopf, kühle Haut, Unruhe, möglicherweise auch Erbrechen

und Bewusstseinsschwund. Kinder sind besonders gefährdet, da ihre Schädeldecke dünn ist und ihre Haare sie noch kaum schützen.
Ein Hitzschlag kann dagegen auch ohne Sonneneinwirkung durch andere aufheizende Einflüsse entstehen und tritt dann ein, wenn der Körper die Schweißbildung einstellt und ein Wärmestau entsteht. Man erkennt den Hitzschlag am hochroten Kopf, an der heißen, trockenen Haut, am stumpfen Gesichtsausdruck, am taumelnden Gang und an der sehr hohen Körpertemperatur. Der Betroffene kann das Bewusstsein verlieren, und – falls ihm nicht rasch geholfen wird – sogar an einem Kreislaufzusammenbruch sterben.

Hoden 1

Warum liegen die Hoden in einem sackartigen Gebilde außerhalb der Bauchhöhle, und warum ist dieser Sack nicht immer gleich groß?
Aufgabe der Hoden ist die Erzeugung befruchtungsfähiger Samenzellen. Hierfür benötigen sie eine Temperatur, die konstant ein paar Grad unter der übrigen Körperwärme liegt. Deshalb ist es sehr wichtig, dass die bei einem Embryo innerhalb der Bauchhöhle angelegten Hoden vor der Geburt nach unten rutschen und – gleichsam außerhalb des Körpers – im Hodensack zum Liegen kommen.
Sinkt die Außentemperatur – z. B. im Winter oder bei einem Bad in kaltem Wasser –, so sorgt ein Reflex dafür, dass sich die feinen Muskeln in der Haut des Hodensacks anspannen und ihn näher an den warmen Körper heranziehen, wodurch er deutlich kleiner wird. Umgekehrt erweitert er sich bei hoher Außentemperatur und vergrößert damit die zur Kühlung verfügbare Hautfläche.

Hoden 2

Warum tut es so weh, wenn man sich am Schienbein anschlägt oder wenn ein Mann einen Stoß in die Hoden bekommt?
→ *Schmerz 6*

Höhe 1

Warum wird es uns in größeren Höhen schwindelig und übel? Und wie entsteht ein »Höhenrausch«?

Ursache für die so genannte Höhenkrankheit, die Menschen befällt, die unvorbereitet schnell in große Höhen aufsteigen oder befördert werden, ist die mangelhafte Sättigung des Blutes mit Sauerstoff. Diese wird primär durch den geringeren Sauerstoffgehalt ausgelöst, aber auch durch den in größeren Höhen nachlassenden Luftdruck, der den Sauerstoff nicht mehr mit der nötigen Kraft in die Lungen und damit ins Blut befördert.

Hinzu kommt, dass sich bei raschem Aufstieg in große Höhen die Darmgase ausdehnen. Der aufgeblähte Darm drängt dann das Zwerchfell nach oben und engt den Raum, der der Lunge zum Atmen zur Verfügung steht, erheblich ein, was natürlich die Sauerstoffversorgung des Organismus noch mehr verschlechtert. Auf Sauerstoffmangel aber reagiert vor allem das Gehirn überaus empfindlich.

Erste Anzeichen wie Vertiefung der Atmung, Beschleunigung des Pulses und Erhöhung des Blutdrucks, mit denen der Organismus versucht, sich den geänderten Verhältnissen anzupassen, zeigen sich bereits in 2 000 bis 3 000 Metern Höhe. Weiter oben nimmt die körperliche Leistungsfähigkeit rapide ab, und der Betroffene hat Mühe, sich zu konzentrieren. Merkwürdigerweise bemerkt er aber von diesen bedrohlichen Symptomen kaum etwas; vielmehr sind die beginnenden Störungen der Gehirnfunktion häufig von einem Gefühl der Unbeschwertheit, ja, oft sogar von regelrechter Euphorie begleitet. Dieser so genannte Höhenrausch, der zu Selbstüberschätzung und grenzenlosem Leichtsinn führen kann, ist einer der Hauptgründe dafür, dass es zu Beginn der Luftfahrt so viele Unfälle gegeben hat.

Schließlich machen dem Betroffenen Lufthunger, Atembeschwerden, Reizbarkeit, Kopfschmerzen, Übelkeit, Erbrechen und der so genannte Höhenschwindel zu schaffen. In sehr großen Höhen ab etwa 5 000 Metern kommt es dann zu Erstickungsgefühlen und Bewusstseinstrübungen, weiter zu Flüssigkeitsansammlungen in der Lunge mit extremer Atemnot, Herzrasen,

Schleimhautblutungen bis hin zu Krämpfen und Bewusstlosigkeit mit Gefahr des Höhentodes bei circa 7 000 bis 8 000 Metern.
Nur der rasche Abstieg in ungefährlichere Zonen – eventuell verbunden mit reiner Sauerstoffbeatmung – kann dann noch helfen.

Höhe 2

Warum ist es in großen Höhen lebenswichtig, sehr viel zu trinken?
Das liegt an der außerordentlich trockenen Luft, die wiederum mit der eisigen Kälte zu tun hat. Da kalte Luft viel weniger Feuchtigkeit aufnehmen kann als warme, wird die Luft mit steigender Höhe und abnehmender Temperatur immer trockener. Das hat zur Folge, dass der Körper bei jedem Ausatmen Feuchtigkeit abgibt, beim Einatmen aber keine zurückerhält.
Dieser atembedingte Flüssigkeitsverlust kann in extremen Höhen bis zu sechs Liter am Tag ausmachen. Deswegen ist jeder Bergsteiger, der hoch hinaus will, darauf angewiesen, so viel zu trinken, wie er nur kann. Tut er das nicht, dickt das Blut rasch ein und kann vom Herz nicht mehr durch den Körper transportiert werden. Das hat zunächst Erfrierungen in den schlecht durchbluteten Händen und Füßen und kurz darauf unweigerlich den Tod zur Folge.

Höhe 3

Warum tun uns bei schnellen Höhenänderungen die Ohren weh?
Die Schmerzen beruhen auf druckbedingten Verformungen des Trommelfells, das das Mittelohr vom äußeren Gehörgang trennt. Steigen wir beispielsweise mit einem kleinen Flugzeug ohne Druckkabine rasch in die Höhe, so sinkt der äußere und damit auch im Gehörgang herrschende Luftdruck ab, während der Druck im Innenohr konstant bleibt und das Trommelfell nach außen drückt.
Dafür, dass der Schmerz dann nicht zu heftig wird, sorgt die so genannte

Eustachi-Röhre, eine häutige Verbindung zwischen Rachenraum und Mittelohr, über die ein Druckausgleich – in diesem Fall durch Abfließen von Luft in den Rachen – erfolgt. Dies geht so lange vonstatten, bis zwischen Gehörgang und Mittelohr kein Druckunterschied mehr besteht. Sinken wir nun schnell in tiefer liegende Zonen, passiert genau das Gegenteil: Der Druck im Gehörgang steigt und presst jetzt das Trommelfell mit Macht in das Mittelohr hinein, wo noch der niedrigere Höhendruck herrscht. Hierbei treten so lange Schmerzen auf, bis sich der Druck im Mittelohr über die Eustachi-Röhre wieder dem Außendruck angeglichen hat.
Besonders unangenehm wird der Schmerz, wenn der Druckausgleich durch den häutigen Schlauch, beispielsweise aufgrund einer entzündlichen Schleimhautschwellung, behindert ist. Dann hilft es, durch mehrmaliges Schlucken mit geöffnetem Mund die Eustachi-Röhre kurzfristig zu öffnen oder im Fall des Höhenabstiegs mit zugehaltener Nase Luft unter Druck ins Mittelohr zu pressen.

Höhentraining

Weshalb wirkt Höhentraining leistungsfördernd?
Weil die Luft in großen Höhen nur wenig Sauerstoff enthält und weil dort der Luftdruck geringer ist als in niedrigen Lagen. Dadurch wird das für den Sauerstofftransport in den roten Blutkörperchen enthaltene Hämoglobin nur noch unzureichend beladen – in 6 000 Metern Höhe beispielsweise höchstens zu zwei Dritteln –, sodass der gesamte Organismus nicht mehr ausreichend mit Sauerstoff versorgt wird.
Zum Glück verfügt unser Körper nun aber über einen Regulationsmechanismus, mit dem er auf den Sauerstoffmangel reagiert: Er erhöht ganz einfach die Hämoglobin-Konzentration und damit auch die Sauerstofftransport-Kapazität im Blut. Kehrt der Betroffene dann wieder ins Flachland zurück, so weist sein Blut einen beträchtlichen Hämoglobin-Überschuss auf und kann so den Körper bei jedem Atemzug mit mehr Sauerstoff versorgen, was ihn erheblich leistungsfähiger macht.

Hören 1

Wie können wir erkennen, aus welcher Richtung ein Geräusch kommt?
Liegt eine Geräuschquelle genau vor uns, so erreichen die davon ausgehenden Schallwellen beide Ohren gleichzeitig. Befindet sie sich dagegen seitlich von uns, treffen die Wellen zunächst auf das näher liegende Ohr, während sie beim entfernteren geringfügig später ankommen. Dabei sind wir in der Lage, bereits Zeitunterschiede von einer dreißigtausendstel Sekunde wahrzunehmen, und können auf diese Weise Geräuschquellen richtungsmäßig unterscheiden, die von uns aus gesehen nur zehn Winkelgrade auseinander liegen.
Dies lässt sich durch einen einfachen Versuch nachweisen: Hält man sich die Enden eines etwa zwei Meter langen Gartenschlauchs an beide Ohren und bittet eine andere Person, auf den Schlauch zu klopfen, so wird der dadurch erzeugte Schall über die darin enthaltene Luft auf die Ohren übertragen. Liegt die Klopfstelle nicht genau in der Mitte des Schlauches, so sind die Schallwege verschieden lang und man vermutet die Quelle des Schalls auf der Seite des Ohres, bei dem er zuerst ankommt.

Hören 2

Warum werden wir, wenn wir in einer Gesellschaft in eine anregende Diskussion vertieft sind, schlagartig hellhörig, sobald in einer anderen Gesprächsrunde unser Name fällt?
Diese Erscheinung, die sicher jeder schon einmal erlebt hat, wird auch als »Cocktailparty-Phänomen« bezeichnet. Sie beruht darauf, dass kaum mehr als zwei Prozent dessen, was wir ständig an Informationen aufnehmen, in unser Bewusstsein gelangt, während die übrigen 98 Prozent vom Gehirn unbewusst verarbeitet werden. Nur solche Informationen erregen unsere Aufmerksamkeit, die unseren Erwartungen widersprechen, also bei uns eine Überraschung auslösen, die neu oder sehr kompliziert sind oder im Zusammenhang mit unerwarteten Widerständen auftreten.

So bedient ein Autofahrer während einer längeren Tour sicher mehrere hundert Mal die Gangschaltung, ohne dass er sich darüber Gedanken macht. Bewusst wird ihm seine Tätigkeit erst, wenn die Schaltung einmal hängen bleibt oder ein Gang sich nicht einlegen lässt. Das hat den Vorteil, dass er sich, solange die Schaltung funktioniert, mit seiner begrenzten geistigen Kapazität auf Wichtigeres konzentrieren kann.
Das angesprochene Cocktailparty-Phänomen zeigt jedoch, dass vom Gehirn sämtliche aus der Umwelt eingehenden Informationen daraufhin analysiert werden, ob sie für uns momentan von Nutzen sind. Ist darunter etwas Überraschendes, etwa die unerwartete Nennung unseres Namens, so befördert das Gehirn das Gehörte so rasch in unser Bewusstsein, dass wir schlagartig aufmerksam werden und uns vielleicht der anderen Gesprächsrunde zuwenden.

Hören 3

Warum öffnen wir unbewusst den Mund, wenn wir ein leises Geräusch besser hören wollen?

Es sieht nicht unbedingt intelligent aus, wenn Menschen, die leisen Tönen – etwa dem entfernten Singen eines Vogels – lauschen, nicht nur ihre Hände hinter die Ohren legen, um auf diese Weise die Schall auffangenden Ohrmuscheln zu vergrößern, sondern – in der Regel unbewusst – auch noch den Mund weit aufreißen.
Dieses Verhalten lässt sich jedoch einfach und einleuchtend erklären: Zwischen dem an die Mundhöhle anschließenden Rachen und dem Mittelohr gibt es einen häutigen Verbindungsschlauch, den man Ohrtrompete oder Eustachi-Röhre nennt und dessen Aufgabe normalerweise darin besteht, bei abrupten Höhenwechseln für einen Druckausgleich zwischen Außenwelt und Mittelohr zu sorgen, um so Ohrenschmerzen und Schäden am Trommelfell zu verhindern *(→ Höhe 3)*.
Öffnet man nun sehr weit den Mund, so fängt man mit dem so gebildeten Trichter ebenfalls Schallwellen auf, die unter Umgehung des Gehörgangs

über die Ohrtrompete direkt ins Mittelohr geleitet werden und so tatsächlich die Hörwahrnehmung verbessern. Besonders gut funktioniert das, wenn man häufig schluckt, weil die Eustachi-Röhre während des Schlukkens mithilfe der Gaumenmuskeln weit geöffnet wird.

Hören 4

Wer hört besser: Männer oder Frauen?

Das lässt sich nicht eindeutig beantworten. Während Frauen nach neueren Studien den Männern überlegen sind, wenn es gilt, aus der Stille heraus leise hohe Töne wahrzunehmen, können Männer im Allgemeinen besser beurteilen, woher ein Geräusch kommt. Außerdem unterscheiden Männer so genannte binaureale Beats – Klänge unterschiedlicher Höhe, die wie ein einziger wandernder Ton erscheinen – besser. Dafür hören Frauen gleichmäßiger auf beiden Ohren.

Bemerkenswert ist, dass das weibliche Gehör offenbar hormonell beeinflusst wird. Es ist nämlich um die Zeit des Eisprungs am empfindlichsten, während es sich während der Menstruation stark dem des Mannes angleicht.

Hören 5

Warum hören wir nach dem Besuch einer Diskothek noch längere Zeit ein Pfeifen in den Ohren?

Das schrille Geräusch ist die Folge einer massiven Überbeanspruchung des Hörsystems. Anders als das Auge, das sich gegen grelles Licht durch Verengung der Pupille oder einfach durch Schließen schützen kann, ist das Ohr dem infernalischen Krach in einer Diskothek, der bis an die Schmerzgrenze heranreichen kann, hilflos ausgeliefert. Der stark überhöhte Schalldruck erreicht daher ungefiltert das empfindliche Innenohr, und dieses reagiert mit stundenlang anhaltenden schrillen und pfeifenden Ohrgeräuschen, bei längerer Einwirkung jedoch auch mit zunehmender Schwerhörigkeit.

Hören 6

Das Auge kann sich gegen zu starken Lichteinfall schützen. Kann das Ohr dies auch gegen zu starken Lärm tun?

→ *Lärm 2*

Hören 7

Wieso erkennen wir einmal Gehörtes wieder?

Weil wir nicht nur mit den Ohren, sondern vor allem mit dem Gehirn hören. In dessen Rinde existiert ein so genanntes Hörzentrum, das die akustischen Signale nicht nur entschlüsselt, sondern auch speichert. Erst durch den Vergleich mit früher Gehörtem wird den übertragenen Schallwellen eine Bedeutung zugeordnet. So können wir uns an Wörter, Geräusche oder Musikstücke erinnern und sie wiedererkennen.

Wie wichtig dieser Abgleich des neu Gehörten mit bereits Gespeichertem ist, merken wir, wenn wir Menschen in einer Fremdsprache oder auch nur in einem uns nicht vertrauten Dialekt sprechen hören. Auch in diesem Fall versucht unser Hörzentrum, den akustischen Wahrnehmungen einen Sinn zuzuordnen. Da es jedoch in seinem Speicher nichts Adäquates findet, ist es uns nicht nur unmöglich, die Bedeutung der Worte zu erfassen, sondern wir können nicht einmal wiedergeben, was wir da soeben gehört haben.

Bei Gehirnoperationen wurde festgestellt, dass die Anregung bestimmter Bereiche der Hirnrinde mit Elektroden bei dem Betroffenen Tonerinnerungen wachruft. Es ist dann fast so, als würde man die Tasten einer Musikbox drücken: Der Patient hört Töne und Musikstücke, die er von früher kennt.

Hören 8

Wieso hören wir sehr tiefe oder hohe Töne nur bei entsprechender Lautstärke, während wir einer leisen normalen Unterhaltung problemlos folgen können?

Das liegt an der so genannten Hörschwelle. Mit diesem Begriff bezeichnet der Mediziner den Schalldruck und damit die Lautstärke, die mindestens erforderlich ist, damit wir einen bestimmten Ton wahrnehmen. Diese Hörschwelle ist für die unterschiedlichen Tonhöhen sehr verschieden: Vor allem sehr tiefe Töne können wir nur bei erheblicher Lautstärke hören, weshalb sie generell mit mehr Energie erzeugt werden müssen, um hörbar zu werden. Am besten hören wir sinnvollerweise in dem Tonhöhenbereich, in dem wir uns normalerweise miteinander unterhalten, d. h., die menschliche Sprache nehmen wir auch dann noch mühelos wahr, wenn sie – rein physikalisch gesehen – ziemlich leise ist.

Hinzu kommt, dass wir ja im Grunde gar nicht mit den Ohren, sondern mit dem Gehirn hören. Erst dort werden die von den Hörzellen übermittelten Impulse zu Empfindungen verarbeitet. Und dabei wählt das Gehirn exakt das aus, was für uns gerade wichtig ist, und unterdrückt gekonnt störende Nebengeräusche *(→ Hören 2)*. Nur so ist die gewaltige Leistung eines geübten Dirigenten zu verstehen, der in der Lage ist, aus einem Meer von Tönen ein einziges Instrument herauszuhören und zu beurteilen, ob es falsch spielt *(→ Hören 11)*.

Hören 9

Wieso empfindet der eine ein Vogelkonzert als einheitliches Geräusch, während ein anderer die einzelnen Stimmen mühelos auseinander halten kann?

Das hängt ausschließlich von der inneren Aufnahmebereitschaft bzw. Konzentration ab. Auf jeden Menschen strömen fortwährend Unmengen von Informationen ein, die das Gehirn aufnimmt und verarbeitet. Ins Bewusstsein dringen jedoch nur die Dinge, die uns interessieren, die für uns einen momentanen Nutzen haben oder in uns Erinnerungen wachrufen *(→ Hören 2)*.

Wer sich also darauf konzentriert, aus einem Vogelkonzert einzelne Stimmen herauszuhören, wird mit der Zeit lernen, von welchem Vogel sie stammen. Vernimmt er sie dann wieder, rufen sie in seinem Gedächtnis Assoziationen hervor, und es bereitet ihm keine Mühe, sie aus einem Meer anderer Stimmen herauszufiltern. Je mehr Stimmen ein Mensch erkennt, desto transparenter wird für ihn der ganze Vogelchor. Ein anderer hingegen, den Vogelstimmen nicht interessieren und der deshalb keine einzige erkennt, hört nur ein gleichförmiges Geräusch, das ihm deshalb einheitlich vorkommt, weil er die einzelnen Bestandteile schlicht nicht unterscheiden kann.

Hören 10

Wieso wird eine schlafende Mutter auch in lauter Umgebung sofort wach, wenn ihr Baby weint?

→ Baby 7

Hören 11

Können wir unser Gehör trainieren?

Ja, das können wir. Wer ständig gefordert ist, winzige Nuancen akustisch zu erfassen, dem gelingt dies mit der Zeit immer besser. Das bedeutet, dass das oft ans Übernatürliche grenzende Hörvermögen von Dirigenten, die in der Lage sind, aus einem riesigen Orchester den Musiker herauszuhören, der gerade seinen Einsatz verpasst oder einen einzigen falschen Ton gespielt hat, neben einer angeborenen Begabung vor allem auf Übung beruht.

Um dies zu beweisen, ließen sich Forscher der Universität Magdeburg ein besonders klangvolles Experiment einfallen: Sie setzten jeweils sieben erfahrene Dirigenten, Profi-Pianisten und Nichtmusiker vor ein »Orchester« aus sechs Lautsprechern. Drei dicht nebeneinander stehende Boxen beschallten die Probanden von vorne, die drei anderen ebenso dicht stehenden von der Seite. Aus den Boxen ertönte nun unisono das gleiche Rauschsignal, nur jeweils eine Box wich in ihrer Bandbreite ein klein wenig ab. Diesen »Falschspieler« galt es zu entlarven, wobei die Probanden, deren Gehirnströme während des Versuches registriert wurden, immer dann einen Knopf drükken mussten, wenn einer der Lautsprecher auf den Außenpositionen »störte«.

Kam der Störton von vorne, konnten ihn alle Testteilnehmer dem verantwortlichen Lautsprecher zuordnen, und auch bei den Gehirnströmen zeigten sie eine ähnliche Reaktion. Anders beim schrägen Ton vom rechten Außenposten: Hier hatten die Dirigenten eindeutig die Ohren vorn; nur ihnen gelang die akustische Differenzierung, und sie zeigten auch als Einzige die entsprechende Hirnstromkurve. Nach Ansicht der Experten ist das vor allem darauf zurückzuführen, dass die für das Musikempfinden zuständigen Gehirnzellen bei den Dirigenten am besten trainiert sind.

Hören 12

Warum hören wir unsere eigene Stimme mit zugehaltenen Ohren lauter als mit offenen? Und warum kommt uns unsere Stimme auf einer Tonbandaufnahme so fremd vor?

Weil wir unsere Stimme kaum über die Ohrmuschel, sondern über die Schädelknochen als Schallleiter hören. Der Mediziner spricht in diesem Zusammenhang von »Knochenleitung«. Die Schalldruckwellen gelangen so direkt ins Innenohr, wo sie die Hörwahrnehmung hervorrufen.

Dabei werden auch Druckwellen auf die Luft des Gehörgangs übertragen und von dort nach außen abgestrahlt. Halten wir nun ein Ohr oder beide zu, so verhindern wir diese Abstrahlung: Die Schallwellen des Gehörgangs erreichen dann über Trommelfell und Mittelohr ungehindert das Innenohr und verstärken damit die wahrgenommene Lautstärke.

Da die Knochenleitung hohe Töne weitaus weniger verfälscht als tiefe, nehmen wir unsere Stimme höher wahr, als sie tatsächlich ist. Besonders mit sehr tiefer Stimme sprechende Männer haben daher oft Probleme, ihre eigene Stimme auf einer Tonbandaufnahme wiederzuerkennen.

Hören 13

Warum werden wir im Alter schwerhörig?
Weil sich die Nerven- und Sinneszellen im Innenohr im Lauf des Lebens nicht nur immer mehr abnützen, sondern auch zahlenmäßig schwinden. Hinzu kommen altersbedingte Herz-, Kreislauf- und Stoffwechselerkrankungen sowie lang wirksame Umwelteinflüsse, die noch nicht im Einzelnen erforscht sind. Die Altersschwerhörigkeit – sie betrifft beide Ohren gleichermaßen – beginnt zunächst fast unmerklich und nimmt dann immer mehr zu. Am Anfang fallen die hohen Töne wie Grillenzirpen, Vogelgezwitscher oder das Läuten des Telefons aus; in höherem Alter wird dann z. B. auch das Ticken einer Taschenuhr nicht mehr gehört.
Im Gegensatz zu vielen anderen Alterserscheinungen kann man gegen die zunehmende Schwerhörigkeit so gut wie nichts unternehmen. Wird sie so störend, dass sie Kommunikationsfähigkeit und Lebensfreude beeinträchtigt, bleibt dem Betroffenen nichts anderes übrig, als sich ein Hörgerät anpassen zu lassen.

Hornhaut

Wie entsteht die lästige Hornhaut an Händen und Füßen?
Die äußere Haut ist von einer dünnen Schicht schützender Hornplatten bedeckt, die sich ständig abstoßen und in gleichem Maß von unten her neu bilden. Wird die Haut an einer Stelle besonders stark beansprucht – z. B. durch ständige Reibung oder andauernden Druck –, so schützt sie sich dadurch, dass sie vermehrt Hornplatten bildet und die Abstoßung der alten

reduziert. Dadurch verdickt sich die Hornschicht nicht selten auf stattliche Ausmaße.

Hühneraugen

Wie entstehen Hühneraugen?

Hühneraugen sind nichts anderes als Verdickungen der → *Hornhaut* an Zehen und Fußsohle. Die Hornschicht beginnt im Allgemeinen dann zu wuchern, wenn auf die Zehe – vor allem durch zu enge Schuhe – ständig Druck ausgeübt wird. Schmerzhaft sind Hühneraugen deshalb, weil die Verdickung, die mehrere Zentimeter hoch werden kann, mit einem Zapfen bis in das Unterhautgewebe hineinragt und so bei jeder Bewegung auf die äußerst empfindliche Knochenhaut drückt. In Einzelfällen können Hühneraugen auch die Folge von Verformungen der Füße oder Zehen sein, aber auch in diesem Fall entstehen sie stets durch anhaltenden Druck auf die Fuß- oder Zehenhaut.

Humor

Warum lacht sich der eine über etwas kaputt, was einen anderen vollkommen kalt lässt?

→ *Lachen 5*

Hunger 1

Warum bekommen wir Hunger, und warum werden wir satt?

Dafür sind zwei getrennte Zentren im Hypothalamus, einem Teil des Zwischenhirns, verantwortlich: das Hunger- und das Sättigungszentrum. In diesen wird fortlaufend der Zuckerspiegel des Blutes gemessen und mit Sollwerten verglichen. Deshalb kann man durch Lutschen eines Bonbons das

Hungergefühl für einen gewissen Zeitraum unterdrücken. Zudem erhält der Hypothalamus über Nerven und durch die Vermittlung von Hormonen ständig Informationen über den Füllungszustand von Magen, Darm und Fettspeichern. Ergibt der Abgleich von Soll- und Istwert eine Differenz, so erzeugen die Gehirnzentren entweder ein Gefühl des Hungers oder der Sattheit, zwei entgegengesetzte Empfindungen, die wir unbewusst in das Gebiet des Magens projizieren.

In entsprechenden Experimenten konnte man zeigen, dass Tiere, deren Sättigungszentrum zerstört wurde, ununterbrochen weiterfraßen, solange sie nur irgendetwas Fressbares vor sich sahen. Umgekehrt führte die Zerstörung des Hungerzentrums zur Verweigerung jeglicher Nahrungsaufnahme, sodass die betreffenden Tiere, obwohl ihnen reichlich Fressbares zur Verfügung stand, elend verhungerten.

Hunger 2

Warum knurrt bei Hunger der Magen?

Das hängt damit zusammen, dass der Magen im leeren Zustand Bewegungen ausführt, die so lange zunehmen, bis er wieder mit Nahrung gefüllt wird. Diese als »Hungerkontraktionen« bezeichneten Zusammenziehungen des Magens, die von manchen Menschen geradezu als schmerzhaft empfunden werden, führen dazu, dass der Magensaft und die Luft, die bei Hunger vermehrt »leer geschluckt« wird, durcheinander gewirbelt werden, was oft mit einem glucksenden Geräusch einhergeht: Der Magen knurrt.

Hunger 3

Kann man das Hungergefühl durch Magenfüller unterdrücken?

Auch wenn es uns die Werbung immer wieder weismachen will: Das Hungergefühl dadurch zu unterdrücken, dass man den Magen mit nährwertarmen quellenden Substanzen füllt, funktioniert nur sehr bedingt und allenfalls für kurze Zeit.

Das Bedürfnis nach Nahrungsaufnahme wird nämlich von einem Gehirnzentrum ausgelöst, das dann Hunger signalisiert, wenn verschiedene Parameter erfüllt sind *(→ Hunger 1)*. Und von diesen Parametern ist der Füllungszustand des Magens nur ein einziger. Andere sind der Zuckergehalt im Blut und der momentane Zustand der Fettspeicher.

Allein durch einen vollen Magen lässt sich das Hungerzentrum daher nicht lange täuschen. Spätestens, wenn es feststellt, dass der Blutzuckerspiegel absinkt, der Darm Leerbewegungen ausführt und die Fettspeicher angezapft werden, schlägt es Alarm: Dann bekommen wir, ob wir es wollen oder nicht, auch mit vollem Magen Hunger.

Hunger 4

Warum haben extrem unterernährte Kinder so einen dicken Bauch?

Man sieht die erschreckenden Bilder immer wieder im Fernsehen: Hungersnöte vor allem in Afrika, ausgemergelte Menschen und Kinder mit kugelförmig aufgetriebenen Bäuchen. Und das, obwohl ihr Magen vollkommen leer ist.

Diese als »Hungerödem« bezeichnete Auftreibung kommt tatsächlich durch lang anhaltenden Nahrungsentzug zustande. Dem Organismus fehlen dann wichtige Eiweißstoffe, die normalerweise im Blut Wasser an sich binden. Dieses nicht mehr gebundene Wasser verteilt sich nun im ganzen Körper und führt zu den teilweise enormen Schwellungen.

Husten 1

Was passiert beim Husten, und warum bekommen wir dabei ein rotes Gesicht?

Der jedem bekannte Husten ist eine sehr sinnvolle Einrichtung, die es ermöglicht, Schleim, Staub und Fremdkörper aus den Atemwegen hinaus ins

Freie zu befördern. Das Ganze beginnt damit, dass wir sehr tief Luft holen; dann schließen wir den Kehldeckel, sodass die Luft nicht entweichen kann, und spannen die Bauchdecke an. Die Folge ist ein gewaltiger, bis auf das Hundertfache des Normalzustands ansteigender Druck im Brustraum, der jedoch nur eine Fünftelsekunde anhält. Öffnet sich der Kehldeckel nun schlagartig, so wird die Luft mit ungeheurer Wucht – bis zu 100 Stundenkilometer schnell – hinausgeschleudert und reißt alle in den Atemwegen befindlichen Fremdkörper mit sich.

Ausgelöst wird der Husten durch eine – meist entzündlich bedingte – Reizung der Schleimhaut in Rachen, Kehlkopf oder Luftröhre, weshalb alle Entzündungen der Luftwege mit Husten verbunden sind. Ferner kommt als Auslöser jeder Fremdkörper – z. B. in Form von Staubpartikeln – infrage.

Der vor dem Hustenstoß erzeugte Druckanstieg in der Brust behindert allerdings die Tätigkeit des Herzens, indem er den Blutrückstrom kurzfristig erheblich erschwert. Dies ist der Grund, warum man bei heftigem Husten ein dunkelrotes Gesicht bekommt und die Blutgefäße am Hals stark hervortreten.

Husten 2

Warum gelingt es uns nicht, einen Hustenreiz im Konzertsaal zu unterdrücken?

Hieran ist eine charakteristische Eigenart der so genannten Fremdreflexe, zu denen auch der Hustenreflex gehört, schuld: die Summierung unterschwelliger Reize. Man hustet also nicht nur als Folge eines einzigen, starken Reizes – wie beim Verschlucken –, sondern auch, wenn geringe Reize lange anhalten. Man fühlt dann zwar, dass man bald husten muss, kann es aber trotz aller Anstrengung nicht verhindern.

Doch warum überkommt uns während eines Konzertes oder einer Theaterdarbietung überhaupt das Verlangen zu husten? Die gelegentlich vertretene Theorie, daran sei die warme, trockene Luft schuld, hat einen entscheidenden Haken: Träfe sie zu, müssten auch Dirigent, Orchestermitglieder

oder Schauspieler ständig husten. Das aber ist mitnichten der Fall. Und das liegt wohl vor allem daran, dass die Darsteller viel zu konzentriert sind. Der bekannte Dirigent Simon Rattle hat einmal gesagt, das lästige Husten beim Konzert spiegele mangelnde Faszination durch die Musik wider. Und darin liegt wohl tatsächlich das ganze Geheimnis: Wenn wir nämlich von der Darbietung nicht vollkommen gefesselt sind, sodass wir Zeit haben, uns gedanklich mit einem möglichen Hustenanfall zu beschäftigen, dann passiert genau das eingangs Erwähnte – der Reiz wird immer stärker, und der Wunsch, ihm nicht nachgeben zu müssen, nimmt schließlich derart unser ganzes Denken ein, dass wir von dem, was auf der Bühne vor sich geht, überhaupt nichts mehr mitbekommen.
Jeder kann das an sich selbst ausprobieren, indem er sich intensiv auf ein im Kehlkopf entstehendes Kribbeln konzentriert: Je mehr er daran denkt, desto stärker und unwiderstehlicher wird der Drang, sich zumindest kräftig zu räuspern.
Und tatsächlich kann man bei einem Konzert beobachten, dass das Publikum auf einmal vollkommen still ist, wenn es von einer besonders faszinierenden Darbietung völlig in seinen Bann gezogen wird: Dann denkt schlicht niemand mehr daran zu husten.

Immunsystem 1

Kann man das Immunsystem stärken?
Ja, das kann man, und zwar dadurch, dass man den Körper nicht ständig durch unnötige Belastungen unter Druck setzt. Wer viel raucht und regelmäßig größere Mengen Alkohol trinkt, sich auch sonst unzureichend, d. h.

nicht genügend oder unausgewogen ernährt und obendrein noch zu wenig Schlaf hat, schwächt sein Immunsystem ganz erheblich.
Kleinstlebewesen wie Bakterien, Viren, Einzeller oder Pilze, die einem gesunden, wohl genährten und ausgeruhten Menschen nicht das Geringste anhaben können, sind nämlich durchaus in der Lage, geschwächte Organismen zu befallen und krank zu machen. Deshalb sind die unterernährten Bewohner der Slums in den Entwicklungsländern für Infektionen besonders empfindlich und sterben an Krankheiten, die in den reichen Industrieländern überhaupt keine Bedeutung haben.

Immunsystem 2

Ist unser Immunsystem lernfähig?
Das ist es durchaus. Während es von Geburt an über vergleichsweise wenige Abwehrmechanismen verfügt, mit denen es Kleinstlebewesen und gefährliche Substanzen unschädlich macht, bilden sich andere Bestandteile des Immunsystems, so genannte Antikörper, erst im Lauf des Lebens bei der Auseinandersetzung mit körperfremden Molekülen. Das Abwehrsystem »lernt« derartige Moleküle als gefährlich kennen und bildet spezifische Antikörper dagegen, mit denen es die Eindringlinge dann beim erneuten Zusammentreffen rasch aus dem Körper entfernt. Im Lauf des Lebens entwickelt sich so gewissermaßen ein »immunologisches Gedächtnis«, das es dem Organismus ermöglicht, krank machende Auslöser prompt zu identifizieren und unschädlich zu machen.

Immunsystem 3

Warum kann es passieren, dass unser Immunsystem unseren eigenen Körper angreift?
Normalerweise ist es die Hauptaufgabe unseres Immunsystems, körperfremde Moleküle zu erkennen und unschädlich zu machen. Zu diesem

Zweck bildet es spezifische Antikörper, die im Organismus nur darauf warten, dass die Substanz, auf die sie gewissermaßen »geeicht« sind, irgendwo erscheint, um sich dann sofort darauf zu stürzen und sie zu vernichten *(→ Immunsystem 2).*

Nun kann es aber passieren, dass das überaus komplizierte Abwehrsystem sich gleichsam »vertut« und Antikörper gegen körpereigenes Gewebe bildet. Dies kann zu schwersten gesundheitlichen Störungen führen, die man unter dem Oberbegriff »Autoimmunkrankheiten« zusammenfasst. Unter derartigen Krankheiten leiden in Europa und Nordamerika immerhin etwa fünf Prozent der erwachsenen Bevölkerung.

Warum solche Autoimmunkrankheiten entstehen, ist bis heute weitgehend ungeklärt. Nach einer Theorie werden sie von Erregern ausgelöst, die in der Lage sind, ihre Eiweißmoleküle denen des Wirtsorganismus nachzubauen. Greift das Immunsystem nun derartige Erreger an, »lernt« es im Zuge dieser Abwehraktion gewissermaßen fälschlicherweise, auch ähnlich gebaute körpereigene Strukturen als schädlich anzusehen und zu attackieren.

So entsteht beispielsweise die jugendliche Form der Zuckerkrankheit dadurch, dass das Immunsystem die Insulin produzierenden Zellen der Bauchspeicheldrüse als körperfremd ansieht und daher zerstört. Weitere Beispiele bekannter Autoimmunkrankheiten sind die Multiple Sklerose sowie die vielfältigen rheumatischen Erkrankungen.

Impfung

→ Schutzimpfung

Impotenz 1

Wieso hat männliche Impotenz ihre Ursache meist im Kopf?

Weil sie weitaus öfter seelisch als körperlich bedingt ist. Die Aufrichtung des männlichen Gliedes beruht darauf, dass die in ihm enthaltenen schwammartigen Schwellkörper so lange voll Blut gepumpt werden, bis sie vollkommen prall sind. Dabei werden die kleinen Venen, die das Blut normalerweise aus dem Glied ableiten, von winzigen Muskeln zusammengepresst, sodass das Blut nicht abfließen kann und sich in den Schwellkörpern staut *(→ Erektion 1).*

Diese Muskelzusammenziehungen werden von Nerven veranlasst, die zu diesem Zweck einen Stoff namens Azetylcholin absondern. Das Azetylcholin ist jedoch recht empfindlich und der ganze Vorgang daher äußerst störanfällig. Seelische Einflüsse wie Schuldgefühle oder Versagensängste können ihn vollkommen durcheinander bringen und damit die Erektion des Penis unmöglich machen.

Impotenz 2

Kann eine Frau impotent sein?

Wenn man von der eigentlichen Bedeutung des Wortes ausgeht, wonach »impotent« gleichbedeutend mit »machtlos« oder »unfähig« ist, kann eine Frau natürlich nicht impotent sein, da sie ja jederzeit in der Lage ist, Geschlechtsverkehr zu haben.

Wenn man aber zugrunde legt, dass die Impotenz des Mannes auf der fehlenden Erektionsfähigkeit seines Penis beruht, dann muss man feststellen, dass eine Frau durchaus dasselbe Problem haben kann. Bei ihr ist es die Klitoris, deren Schwellkörper sich unter Umständen unzureichend mit Blut füllen, woraufhin das hochempfindliche Organ keinerlei Anstalten macht, fest zu werden und sich aufzurichten. Das beeinträchtigt zwar grundsätzlich nicht die Fähigkeit zum – recht passiven – Geschlechtsverkehr, sehr wohl aber das sexuelle Erleben und kann die Frau insofern »impotent«, d. h. unfähig zum Orgasmus machen.

Impotenz 3

Macht Radfahren impotent?
→ *Radfahren*

Inkontinenz

Warum können ältere Menschen das Wasserlassen häufig nicht mehr kontrollieren?
→ *Wasserlassen 3*

Innere Uhr

Wie tickt unsere »innere Uhr«?
Dass die in unserem Körper ablaufenden Vorgänge, unsere Leistungsfähigkeit und unser Wohlbefinden periodischen zeitlichen Veränderungen, dem so genannten Biorhythmus, unterworfen sind, weiß man schon lange. In den letzten Jahren aber hat sich herausgestellt, dass es weit mehr »innere Uhren« gibt, die unterschiedlich gehen, dabei aber in faszinierender Weise fein abgestimmt ineinander greifen.
Da gibt es den Tagesrhythmus – in der Fachsprache »zirkadianer Rhythmus« genannt –, der festlegt, wann wir aufwachen, wann wir unser Leistungshoch haben, wann wir müde werden und wie viel Schlaf wir brauchen. Dieser Tagesrhythmus ist wie alle anderen inneren Uhren genetisch festgelegt, gehört also ebenso zu unserer Persönlichkeit wie unser Aussehen und lässt sich ebenso wie dieses praktisch nicht verändern. Wer ein Morgenmensch ist, nach kurzer Nacht gern früh aufsteht und in den ersten Stunden des Tages seine größten Leistungen vollbringt, wird sich niemals in einen Nachtmenschen verwandeln, der morgens gern lang im Bett bleibt, dessen Formkurve im Lauf des Tages ansteigt und der abends, wenn der Morgenmensch schon wieder ans Schlafen denkt, am fittesten ist.

Der täglich wiederkehrende Zeitablauf wird von Hormonen gesteuert, deren Ausschüttung von unseren Genen überwacht, aber in geringem Ausmaß auch vom Hell-Dunkel-Rhythmus beeinflusst wird. Wie empfindlich dieser Tagesrhythmus schon auf geringe Abweichungen reagiert, zeigt sich bei der Umstellung von Winter- auf Sommerzeit bzw. umgekehrt, einer Veränderung von lediglich einer einzigen Stunde, an die sich etliche Menschen nur mit großer Mühe gewöhnen und dazu nicht selten viele Tage brauchen.

Die innere Uhr, die uns den Tagesablauf vorschreibt, funktioniert auch dann noch, wenn wir uns – was in Experimenten vielfach bewiesen wurde – vollkommen von äußeren Einflüssen abschotten. Wer beispielsweise in einer künstlich beleuchteten Höhle lebt, in der er weder durch das Tageslicht noch durch irgendwelche Geräusche erkennen kann, wie spät es gerade ist, behält den 24-Stunden-Rhythmus trotzdem erstaunlich lange bei.

Die Tagesperiodik ist aber keinesfalls unser kürzester Taktgeber. Unser Herz beispielsweise schlägt etwa einmal pro Sekunde, und im Durchschnitt atmen wir alle vier Herzschläge einmal ein und aus. Unsere Augen zwinkern ungefähr alle zweieinhalb Sekunden, und die Muskeln unseres Verdauungstraktes ziehen sich etwa jede Minute einmal zusammen. All diese Sekunden, Minuten und Stunden addieren sich, die Rhythmen summieren sich, und alles zusammen ergibt die natürlichste Einheit der biologischen Zeit: den Tag.

Daneben gibt es aber durchaus auch Wochenrhythmen. So hat man festgestellt, dass sich der Säure- und Salzgehalt des Urins etwa alle sieben Tage ändert, dass unsere Körpertemperatur einem wöchentlichen Muster folgt und dass sich selbst Krankheiten an diese Zeiteinteilung halten: Die übliche Grippe z. B. dauert eine Woche, die Symptome der Windpocken treten gewöhnlich etwa zwei Wochen nach der Ansteckung auf, und Patienten mit Malaria sind am siebten Tag nach der Ansteckung am meisten gefährdet. Nach einem chirurgischen Eingriff schwankt der Grad der Wundschwellung häufig ebenfalls in einem siebentägigen Rhythmus: Am schlimmsten ist die Schwellung am 7., 14. und 21. Tag.

Bei den monatlichen Rhythmen ist natürlich die weibliche Menstruationsperiode am auffälligsten. Doch auch Männer leben in einem Monatsrhythmus: Der Bartwuchs hängt davon ab, aber auch die Körpertemperatur sowie die Schmerzempfindlichkeit. Als ein Wissenschaftler über 20 Jahre hinweg seine Lungenkapazität und Kraft beim Zugreifen aufzeichnete, fand er für beides monatliche Zyklen.

Daneben gibt es jährlich wiederkehrende Abläufe, die sich beispielsweise im unterschiedlichen sommerlichen und winterlichen Schlafbedürfnis, aber auch in einer jahreszeitlich bedingten Anfälligkeit für bestimmte Krankheiten äußert.

Diese genau ein Jahr dauernden Zyklen sind bisher die längsten, die entdeckt wurden. Das bedeutet jedoch nicht, dass es nicht weitaus längere periodisch wiederkehrende Körpervorgänge und -veränderungen gibt, die letztendlich bestimmen, wie schnell und auf welche Weise wir altern und wann wir schließlich sterben müssen.

Inzucht

Wieso ist Inzucht, also der Geschlechtsverkehr unter Verwandten, verboten?

Weil dabei die Gefahr, einen Erbschaden an die Nachkommen weiterzugeben, beträchtlich erhöht ist. Immerhin haben Geschwister die Hälfte der Erbanlagen gemeinsam. Ist ein Gen schadhaft, so besteht bei nicht blutsverwandten Eltern die große Chance, dass es durch die gesunde Erbanlage des anderen Elternteils unterdrückt bzw. überdeckt wird und damit keine schlimmen Auswirkungen hat. Kommen bei der Befruchtung hingegen ein mütterliches und väterliches Gen zusammen, die beide gleichermaßen defekt sind – und diese Gefahr besteht nun einmal besonders bei miteinander verwandten Eltern –, so ist das daraus entstehende Kind zwangsweise geschädigt.

Schon aus der Verbindung zwischen Vetter und Kusine, die nur etwas mehr als zehn Prozent der Erbfaktoren gemeinsam haben, entstehen dreimal so oft schwer geistig behinderte Kinder wie bei nicht verwandten Eltern. Zeugen Geschwister ein Kind, so ist das Risiko, dass dieses mit erheblichen Schäden zur Welt kommt, sogar fast 30-mal höher als im statistischen Durchschnitt.

J

Jeans

Warum sind enge Jeans ungesund?
Weil sie auf Dauer Schäden an der Wirbelsäule auslösen können. Enge und feste Jeans führen nämlich dazu, dass das Becken beim Sitzen zu weit nach vorn gekippt wird, und das hält die Wirbelsäule nur eine begrenzte Zeit aus. Bei Jungen und Männern besteht zudem die Gefahr, dass eine zu enge Hose die Hoden übermäßig erwärmt, wodurch auf Dauer die Spermienreifung beeinträchtigt werden kann.

Jetlag

Wie entsteht ein Jetlag, und wie lässt er sich beeinflussen?
Wie sehr sich unsere → *innere Uhr* schwer tut, mit einer raschen Zeitverschiebung von nur einer Stunde zurechtzukommen, merken wir jedes Mal, wenn im Frühjahr und Herbst die Uhren von Winter- auf Sommerzeit bzw. wieder zurückgestellt werden. Da ist es verständlich, dass ein schneller Sprung der Ortszeit um sechs bis acht Stunden, wie er bei Langstreckenflügen auftritt, unseren Biorhythmus vollkommen durcheinander bringt. Diese als Jetlag bezeichnete Erscheinung beruht darauf, dass Umwelt und inneres Zeitgefühl nicht mehr zueinander passen.
Wenn uns unser Körper mit bleierner Müdigkeit darauf aufmerksam macht, dass jetzt Zeit zum Schlafen wäre, befinden wir uns möglicherweise gerade unter lauter munteren Menschen, die soeben gefrühstückt haben; und wenn wir uns nach einem Flug in einem amerikanischen Hotel ins Bett legen, weil es kurz vor Mitternacht ist, ist uns innerlich nach allem Möglichen, nur nicht nach Schlafen zumute. Je nach genetischer Veranlagung kann es mehrere Tage bis zu einer ganzen Woche dauern, bis unsere innere

Uhr und alles, was uns ständig umgibt, wieder harmonisch aufeinander abgestimmt sind.
Wissenschaftler der Universität von Virginia haben allerdings bei Versuchen an Ratten festgestellt, dass die Leber offenbar einen eigenen Zeitrhythmus hat und sich mit dem Jetlag schwerer tut als das Gehirn. Fütterten die Forscher die Tiere zu anderen Zeiten, dann verkrafteten sie den durch Beleuchtungswechsel simulierten Jetlag deutlich besser, weil sich die Leber so rechtzeitig auf die zeitliche Verschiebung einstellen konnte.
Für Fernreisende bedeuten diese Ergebnisse, dass sie die unangenehmen Folgen des Jetlag möglicherweise vermindern können, wenn sie ihre Mahlzeiten schon einige Tage vor der Reise an die Zeit des Ziellandes anpassen.

Joggen 1

Worauf beruht das Hochgefühl, das Jogger manchmal empfinden?
Bei vielen Joggern stellt sich oft schon nach wenigen Kilometern ein ungeheures Wohlgefühl ein, das man als »Runner's High« bezeichnet und das dem Erleben beim Sex nicht ganz unähnlich ist. Schuld daran sind hormonähnliche Eiweißstoffe, so genannte Endorphine. Das sind vom Gehirn erzeugte körpereigene Schmerzmittel, die ähnlich wie Opium wirken. Sie durchströmen den Körper bei ausdauernder sportlicher Betätigung vermehrt und können, weil sie nicht nur schmerzlindernd, sondern auch stimmungsaufhellend wirken, geradezu süchtig machen. Darin liegt wohl der Hauptgrund, warum manche Menschen vom Laufen gar nicht genug bekommen können.

Joggen 2

Macht Joggen müde?
Ja, das macht es – allerdings nur, wenn man es übertreibt. Amerikanische

Wissenschaftler haben festgestellt, dass vor allem Läufer, die oft auf Asphalt joggen, allmählich eine Blutarmut entwickeln. Der ständige Aufprall auf den harten Untergrund beschädigt nämlich die roten Blutkörperchen. Außerdem fördert das Laufen die Bildung von Blutplasma, was wiederum die Dichte der roten Blutkörperchen verringert. Daher gelangt schließlich weniger Sauerstoff in den Körper, und das äußert sich auf Dauer in chronischer Müdigkeit.

Jucken 1

Warum juckt es uns manchmal?
Vom medizinischen Standpunkt aus hat die Juckempfindung eine enge Beziehung zum Schmerz und wird vielfach als dessen Vorstadium gedeutet. Gestützt wird diese Annahme durch die Tatsache, dass es bis heute nicht gelungen ist, spezielle »Juckrezeptoren« zu finden.
Dass aber ein Juckreiz nicht das Gleiche ist wie ein Schmerzreiz, kann jeder Neurodermitis-Patient aus eigener Erfahrung bestätigen: Juckreiz kann sich nämlich bis ins Unerträgliche steigern, ohne dass die Empfindung in ein Gefühl des Schmerzes umschlägt. Wissenschaftliche Experimente haben das inzwischen bestätigt: Bei Probanden wurde auf elektrischem Wege ein Juckreiz ausgelöst und die Stärke der Stimulation immer mehr gesteigert, ohne dass die Juckempfindung in Schmerzen übergegangen wäre. Auch unser Verhalten ist bei Juckreiz anders als bei Schmerzempfindungen: Juckt es uns, fangen wir unwillkürlich an, uns zu kratzen; tut etwas weh, ziehen wir den betreffenden Körperteil zurück und versuchen, der Schmerzquelle zu entkommen.
Weil man so wenig über das Zustandekommen des Juckreizes weiß, hat man sich auf folgende wissenschaftliche Definition geeinigt: »Juckreiz ist die Empfindung, die reflexartiges Kratzen hervorruft« *(→ Kratzen 2)*. Bemerkenswert ist jedenfalls, dass bestimmte Substanzen wie Salpetersäure oder Histamin, wenn sie auf die Haut aufgebracht werden, umgehend einen Juckreiz auslösen. Das Histamin ist es auch, das bei vielen allergischen Er-

krankungen, beispielsweise der Reaktion auf einen → *Mückenstich,* im Körper freigesetzt wird und heftiges Jucken verursacht.
Warum es uns aber während des Tages häufiger und scheinbar völlig grundlos an verschiedenen Körperstellen juckt, ist noch nicht eindeutig geklärt. Hautärzte gehen davon aus, dass ein solches Jucken durch ein Übermaß an Reizen ausgelöst wird, und zwar sowohl an äußeren Reizen, die unmittelbar auf die Haut einwirken, als auch an inneren – beispielsweise durch starke Anspannung ausgelösten – Gefäß- und Nervenreaktionen. Während lang anhaltender, quälender Juckreiz stets eine krankhafte Ursache hat, ist das gelegentliche Hautjucken vollkommen harmlos.

Jucken 2

Wenn uns die Haut juckt, warum hilft es dann, wenn wir uns kratzen?
→ *Kratzen 2*

K

Kaffee 1

Warum macht uns Kaffee munter?
Das liegt an dem darin enthaltenen Koffein, das zum einen anregend auf unser Nervensystem wirkt und zum anderen ein Gegenspieler des körpereigenen Adenosins ist. Das Adenosin aber hemmt die Energieproduktion der Zellen und wirkt somit entspannend. Tritt Koffein an seine Stelle, kann der Körper Fett schneller zur Energiebereitstellung heranziehen: Wir werden spürbar leistungsfähiger. Zudem fördert Koffein die Ausschüttung von

Stresshormonen, wodurch Grundumsatz und Körpertemperatur steigen, das Herz schneller schlägt und die Atmung beschleunigt wird.
Da all diese munter machenden Wirkungen des Koffeins natürlich dann alles andere als günstig sind, wenn wir schlafen wollen, sollten Menschen, die ohnehin schon unter Schlafproblemen leiden, darauf verzichten, am Spätnachmittag oder gar Abend noch Kaffee zu trinken.

Kaffee 2

Warum schlafen manche Menschen nach einer Tasse Kaffee besonders gut, während viele andere danach stundenlang wach liegen?
→ *Schlaf 6*

Kaffee 3

Warum müssen wir nach Bier oder Kaffee so rasch aufs Klo?
→ *Wasserlassen 9*

Kalte Füße

Warum atmen wir in bedrohlichen Situationen hektisch, bekommen Herzklopfen, einen trockenen Mund, weiche Knie, kalte Füße und ein flaues Gefühl im Magen?
→ *Angst 1*

Kalter Schauer

Warum läuft es uns bei Angst oder Schreck kalt den Rücken und nicht den Bauch hinunter?
→ *Angst 2*

Karies 1

Entsteht Karies tatsächlich dadurch, dass winzige Bakterien Löcher in den Zahnschmelz fressen? Und warum macht Süßes die Zähne kaputt?

Nein, das stimmt so nicht. Zwar wird dieser Mechanismus der Kariesentstehung in Kinderbüchern wie »Karius und Baktus« propagiert und ist auch durchaus geeignet, Kindern die Gefährlichkeit bakterieller Zahnbeläge drastisch vor Augen zu führen, dennoch sind in Wirklichkeit winzige Bakterien niemals in der Lage, den Zahnschmelz – immerhin die härteste Substanz des menschlichen Körpers – anzuknabbern.

Das heißt nun aber nicht, dass Bakterien mit der Kariesentstehung nichts zu tun hätten und dass Zähneputzen daher unnötiger Luxus wäre; vielmehr ist es so, dass in der Mundhöhle Mengen von Bakterien leben – der gefürchtetste von ihnen ist der so genannte Streptococcus mutans –, die sich bevorzugt von Kohlenhydraten wie Stärke und Zucker ernähren. Wie jedes Lebewesen, das über einen Stoffwechsel verfügt, nehmen die Bakterien nicht nur etwas zu sich, sondern scheiden auch etwas aus, und zwar fatalerweise Säure, in erster Linie Milchsäure.

Da nun aber der Zahnschmelz zu 97 Prozent aus säurelöslichen anorganischen Substanzen besteht, ist diese von den Bakterien gebildete Säure durchaus in der Lage, in den extrem harten Schmelz Löcher hineinzufressen. Man kann daher den Mechanismus der Kariesentstehung ganz einfach nachahmen, indem man einen Zahn bewusst mit Säure in Berührung bringt, was ein Zahnarzt dann tut, wenn er den Schmelz oberflächlich anraut, um einen besseren Halt für eine Kunststoff-Füllung zu erzielen. Allerdings wird die auf den Schmelz gebrachte Säure in diesem Fall schon nach einer knappen Minute wieder abgespült, wodurch die Entkalkung auf die oberflächlichste Schicht begrenzt bleibt.

Aus der Tatsache, dass die beteiligten Bakterien sich vorzugsweise von Kohlenhydraten, also von Süßem, ernähren und gewissermaßen »Säure pinkeln«, die dann den Zahnschmelz angreift, wird auch klar, warum Süßigkeiten, ganz besonders wenn sie klebrig sind, so schädlich für die Zähne sind.

Karies 2

Warum bekommen manche Menschen keine Karies, auch wenn sie sich nur selten die Zähne putzen? Und warum sollte eine Mutter nicht denselben Löffel benutzen wie ihr Baby?

Das hängt mit den Bakterien zusammen, die in der Mundhöhle leben. Von diesen sind nämlich nur einige wenige in der Lage, Kohlenhydrate – vorzugsweise Zucker – in Säure zu verwandeln, die dann Löcher in die Zähne frisst *(→ Karies 1)*. Als besonders gefährlich gilt in diesem Zusammenhang ein Bakterium namens Streptococcus mutans. Dieses ist aber – das kann man durch Speicheltests nachweisen – bei manchen Menschen im Mund viel häufiger vertreten als bei anderen. Daraus wird verständlich, dass derjenige, in dessen Mundhöhle es von diesen Streptokokken nur so wimmelt, schon dann Karies-Löcher bekommt, wenn er seine Zähne auch nur einen einzigen Tag nicht putzt, während ein anderer in dieser Hinsicht weit besser dran ist.

Streptococcus-mutans-Bakterien sind auch der Grund dafür, dass eine Mutter den Schnuller ihres Babys nicht ablecken und auch nicht dessen Löffel in den Mund nehmen sollte. Es gibt nämlich kein Baby, das bereits mit Karies erzeugenden Bakterien auf die Welt kommt. Diejenigen, die sich bei ihm nach einiger Zeit im Mund finden, stammen fast ausschließlich von seiner Mutter.

Eines bleibt jedoch anzumerken: Das Zähneputzen und das damit verbundene Beseitigen bakterieller Zahnbeläge schützt nicht nur vor Karies, sondern auch vor entzündlichen Zahnbetterkrankungen, die landläufig als Parodontose bezeichnet werden und denen weit mehr Zähne zum Opfer fallen als der Karies. Wer also seine Mundhygiene vernachlässigt, geht damit das Risiko ein, diejenigen Bakterien in seinem Mund zu belassen, die derartige Krankheiten auslösen. Dann ist es durchaus möglich – und das kommt gar nicht so selten vor –, dass die Zähne zwar keine Löcher bekommen, aber mit der Zeit so locker werden, dass sie, wenn sie nicht von selbst ausfallen, gezogen werden müssen.

Kartoffelchips

Warum machen Kartoffelchips süchtig?

Wer hin und wieder zur »Chipstüte« greift, weiß, wie schwer es ist, mit der ungesunden Nascherei wieder aufzuhören. Das liegt vermutlich an einer chemischen Substanz, die den Chips als Geschmacksverstärker zugesetzt ist und beim Verzehr den Wunsch nach mehr entstehen lässt: dem Natriumglutamat.

Spezielle Geschmacksknospen im Mund senden nämlich bei Kontakt mit Natriumglutamat einen Reiz an das Gehirn, der dieses dazu veranlasst, den Organismus nach noch mehr Natriumglutamat verlangen zu lassen. Daher macht jedes Kartoffelchip Lust auf ein weiteres.

Kater

→ *Alkohol*

Kauen

Lässt sich die Speichelproduktion durch intensive Kautätigkeit steigern?

→ *Speichel 1*

Kiefergelenk

Wieso knackt bei manchen Menschen das Kiefergelenk, wenn sie den Mund weit öffnen?

Das zum Teil recht laute Knackgeräusch, das – beispielsweise beim herzhaften Gähnen – auch schon bei jüngeren Menschen zu hören ist, beruht in der Mehrzahl der Fälle auf einer Überbeanspruchung des Kiefergelenks beim Kauen. Diese Überlastung kann einerseits Folge einer anlagebedingten Kieferfehlstellung sein, entsteht jedoch weit öfter aufgrund von Fehlbewegun-

gen. Derartige Bewegungen werden unbewusst ausgeführt, wenn die Zähne von Ober- und Unterkiefer bei den Kau- und Mahlbewegungen – z. B. als Folge von Kippungen und Verschiebungen der Restzähne nach dem Verlust eines Zahnes – nicht mehr störungsfrei aufeinander gleiten.
Durch solche Fehlbelastungen des Kiefergelenks wird vor allem dessen empfindlichster Bestandteil, eine dünne Knorpelscheibe, in Mitleidenschaft gezogen. Sie verschiebt sich und bekommt zudem Wölbungen und Zacken, sodass der Gelenkkopf, wenn er bei einer weiten Mundöffnung auf dieser Knorpelscheibe nach vorne gleitet, an den Rauigkeiten hängen bleibt und diese nur in einer schnappenden, springenden Bewegung überwinden kann, die sich als knackendes Geräusch bemerkbar macht.

Kinder 1

Warum werden die Kinder heute meist größer als ihre Eltern?
Seit etlichen Generationen ist zu beobachten, dass viele Kinder ihre Eltern an Körperlänge überragen. Und tatsächlich hat z. B. die durchschnittliche Größe der Männer in den letzten 200 Jahren um etwa zehn Zentimeter zugenommen. Warum das so ist, lässt sich nicht eindeutig beantworten. Vermutlich liegt es schlicht an der besseren Ernährung. Schließlich gibt es heutzutage ja auch viel mehr übergewichtige Kinder als früher. Von besonderer Bedeutung scheint die ständige Versorgung mit tierischem Eiweiß zu sein, das wachstumshemmende Einflüsse mindert. Außerdem konsumieren die Kinder heutzutage viel mehr Zucker, der das Längenwachstum fördert.
Einen Einfluss hat möglicherweise auch die Schutzimpfung gegen verschiedene Infektionskrankheiten im Kindesalter, in deren Folge es weit weniger wachstumshemmende Krankheiten gibt. Und schließlich spielt wohl noch die Tatsache eine Rolle, dass Kinder nicht mehr so schwere körperliche Arbeit leisten müssen wie früher, denn so kann der Körper die gesamte Energie aus der Nahrung für seinen Aufbau nützen.

Kinder 2

Warum knirschen viele Menschen – ganz besonders kleine Kinder – im Schlaf mit den Zähnen?

→ *Zähneknirschen*

Kinder 3

Warum lutschen Kinder am Daumen?

→ *Daumenlutschen*

Kinder 4

Warum müssen Kinder immer im unpassendsten Moment aufs Klo?

Gerade hat man auf der Bundesstraße den lästigen Laster überholt und ist froh, jetzt endlich etwas flotter voranzukommen, da ertönt von der Rückbank der nur zu bekannte Satz: »Mama, ich muss mal!« Da hilft auch kein Vorwurf wie »Du warst doch erst vor einer halben Stunde!« oder »Das hättest du auch früher sagen können!«; der nörgelnde Sprössling besteht hartnäckig darauf, die Fahrt schnellstmöglich zu unterbrechen.

Worauf beruht das, dass Kinder nie müssen, wenn man sie fragt, aber immer dann einen heftigen Harndrang verspüren, wenn der gerade ganz und gar nicht ins Konzept passt?

Zum einen liegt das bei kleinen Kindern möglicherweise daran, dass sie die Blasenentleerung noch nicht perfekt unter Kontrolle haben und den Druck tatsächlich oft erst im allerletzten Moment spüren. Zum anderen ist für den Harndrang nicht nur der Füllungszustand der Blase maßgeblich, sondern auch psychische Einflüsse spielen über das vegetative Nervensystem eine wichtige Rolle. Das kennt jeder, der vor einer Prüfung noch einmal schnell auf die Toilette muss. Daher kann es durchaus sein, dass das Kind – vielleicht durch den ungeduldig vor sich hin schimpfenden Vater, der den Laster

gern überholen möchte – genervt ist und dass sich das eben im Drang, die Blase zu entleeren, äußert.
Schließlich ist es auch denkbar, dass das Kind sich vernachlässigt fühlt und – bewusst oder unbewusst – durch sein Verlangen, gerade jetzt aufs Klo zu müssen, Aufmerksamkeit erregen möchte.

Kinder 5

Warum haben Kinder immer Durst?
Das liegt schlicht daran, dass bei Kindern der Wasseranteil im Körper viel größer ist als bei Erwachsenen. Macht bei Erwachsenen das Wasser etwa 60 Prozent des Körpergewichtes aus, so sind es bei einem Säugling über 80 Prozent. Kinder benötigen daher schon von Natur aus weit mehr Flüssigkeit als Erwachsene.
Verstärkt wird der Wasserbedarf noch durch die Tatsache, dass sich Kinder in der Regel erheblich mehr bewegen als Erwachsene und daher über den Schweiß auch weit mehr Wasser verlieren.

Kinder 6

Warum sind kleine Kinder oft so rücksichtslos?
Eltern haben oft keinerlei Verständnis oder zweifeln an ihrer Erziehung, wenn ihr Kind nicht mit anderen teilen will oder diesen gar ein Spielzeug wegnimmt und sich hartnäckig weigert, es zurückzugeben. Dabei handelt es sich hier um eine völlig normale Verhaltensweise, für die der französische Psychologe Jean Piaget den Begriff Egozentrismus geprägt hat, den man mit »sich selbst in den Mittelpunkt stellen« übersetzen kann.
Laut Piaget sind kleine Kinder noch nicht in der Lage, sich in die Situation anderer hineinzuversetzen; ihr Denken geht ausschließlich von ihrer eigenen Person aus, und es ist ihnen schlicht unmöglich, etwas aus der Sicht eines anderen Menschen zu sehen.

Kinder 7

Wozu brauchen Kinder Milchzähne?

→ *Zähne 11*

Kinder 8

Warum haben Kinder so große Schneidezähne?

→ *Zähne 12*

Kinder 9

Warum sind kleine Kinder so vergesslich?

Jede Mutter kennt das Problem: Sie schickt ihr Kind in die Bäckerei, um Brot und Brötchen zu holen, und das Kind kommt allein mit den Brötchen zurück.

Einer jetzt veröffentlichten Studie zufolge ist diese Vergesslichkeit bei Sechsjährigen ganz normal – sie können sich einfach noch nicht so viele Dinge auf einmal merken. Forscher der University of Missouri in den USA führten einen Versuch mit Erstklässlern, Viertklässlern und Erwachsenen durch, um zu ermitteln, wie viele Informationen im Gedächtnis bleiben, wenn den Versuchspersonen eine Zahlenkolonne vorgelesen wird, sie aber gleichzeitig damit beschäftigt sind, an einem Computer Bilder zu ordnen.

Alle paar Minuten wurde das Computerspiel unterbrochen, und die Versuchspersonen sollten möglichst viele Zahlen nennen, die ihnen im Gedächtnis geblieben waren. Die Erwachsenen, aber auch die Viertklässler, erinnerten sich durchschnittlich an 3,5 Zahlen, die Erstklässler aber nur an 2,5. Das erscheint zwar nicht viel, macht aber einen erheblichen Unterschied aus, wenn ein Kind einen Satz mit drei unabhängigen Informationen verstehen oder mehrere Dinge gleichzeitig erledigen soll.

Kinder 10

Warum sprechen kleine Kinder anstatt eines »G« oder »K« häufig ein »D« oder »T«?
→ *Sprechen 15*

Kinderkrankheiten

Befallen Kinderkrankheiten tatsächlich nur Kinder?
Im Allgemeinen trifft das zu. Das liegt aber nicht daran, dass Krankheiten wie Masern, Mumps, Röteln oder Windpocken grundsätzlich nur für Kinder gefährlich wären, sondern daran, dass das körpereigene Abwehrsystem gegen die verursachenden Bakterien und Viren Antikörper bildet, die dann zeitlebens in der Lage sind, die Erreger sofort zu erkennen und zu vernichten *(→ Immunsystem 2)*, sodass es gar nicht mehr zum erneuten Krankheitsausbruch kommt. Da der erste Kontakt eines Menschen mit den betreffenden Erregern im Allgemeinen bereits im Kindesalter stattfindet, besteht nach Überwindung der Erkrankung eine lebenslange Immunität.
Grundsätzlich sind derartige Krankheiten für Erwachsene wie Kinder gleichermaßen gefährlich. Dass Erwachsene tatsächlich sehr viel seltener befallen werden, liegt einfach nur daran, dass sie als Kinder bereits dagegen immun geworden sind.

Kitzeln 1

Wie kommt das merkwürdige Kitzelgefühl zustande?
Das eigentümliche, gleichzeitig zum Lachen reizende und andererseits höchst unangenehme Gefühl, das wir spüren, wenn uns jemand kitzelt, stellt eine Sonderform der Berührungsempfindung dar, die nur durch leichte und bewegte Reize und nur an bestimmten, besonders empfindlichen Hautregionen ausgelöst wird. Weder mit einer groben noch mit einer Be-

rührung, bei der gar keine Bewegung erfolgt, ist es möglich, ein Kitzelgefühl zu erzeugen. Warum allerdings manche Menschen extrem kitzelig sind und schon bei dem bloßen Gedanken an eine Berührung zusammenzucken, wohingegen andere so etwas wie ein Kitzelgefühl überhaupt nicht kennen, ist noch weitgehend ungeklärt.

Kitzeln 2

Warum können wir uns nicht selbst kitzeln?
Hieran ist nach neueren Erkenntnissen das Kleinhirn schuld. Es informiert gewissermaßen den Gehirnteil, mit dem wir Berührungen wahrnehmen, über den zu erwartenden Reiz, sodass sich dieser darauf einstellen kann. Das ist auch der Grund, warum wir den Druck der Fußsohlen beim Laufen nicht wahrnehmen: Er überrascht uns nicht. Auch wenn wir uns selbst betasten, empfinden wir dies anders, als wenn die Berührung durch eine fremde Person erfolgt. Hautempfindungen, auf die das Gehirn vorbereitet ist, schwächt es gewissermaßen vorsichtshalber ab, noch ehe sie einwirken.

Kitzeln 3

Warum sind wir an den Fußsohlen so kitzelig?
Zugegeben, es gibt viele Menschen, die an der Fußsohle kaum kitzelig sind. Dafür sind bei anderen die Füße diejenigen Körperstellen, bei deren Berührung das merkwürdige Kitzelgefühl am intensivsten auftritt. Das liegt vermutlich daran, dass dort besonders viele Tastrezeptoren liegen, die aber, weil wir nur selten barfuß laufen, so wenig in Anspruch genommen werden, dass sie bei sanften Berührungen geradezu überempfindlich reagieren.

Kleidung

Warum spüren wir den Druck unserer Kleidung nicht?
→ *Tastsinn 4*

Kniescheibenreflex

Worin liegt eigentlich der biologische Sinn des Kniescheibenreflexes, den der Arzt mit einem kleinen Hammer überprüft?
→ *Reflex 3*

Knoblauch 1

Wieso riechen wir so unangenehm, wenn wir Knoblauch gegessen haben?
Knoblauch enthält übel riechende Schwefelverbindungen, die die fatale Eigenschaft haben, sich im Körper anzusammeln und dann – über viele Stunden hinweg – wieder ausgeschieden zu werden. Sie gelangen dabei nicht nur in die Atemluft, sondern werden vor allem mit dem Schweiß über sämtliche Poren der Haut abgegeben.
Deshalb hilft es wenig, sich die Zähne zu putzen oder die Atemluft mit Mundwasser aufzufrischen. Ein Saunagang hingegen, bei dem die Schweißabsonderung angeregt wird, verkürzt die Zeit der unangenehmen Ausdünstung erheblich.

Knoblauch 2

Wieso bemerken wir den Knoblauchgeruch bei anderen nicht, wenn wir selbst Knoblauch gegessen haben?
Das liegt schlicht daran, dass wir uns an Gerüche gewöhnen und sie nach einiger Zeit nicht mehr wahrnehmen. Jeder, der schon einmal das Raubtier-

haus eines Zoos besucht hat, kann das bestätigen: Beim Eintreten bleibt einem förmlich die Luft weg, so heftig schlägt einem der Gestank entgegen; wenn man es aber einige Zeit im Inneren des Raubtierhauses ausgehalten hat, kann man irgendwann gar nicht mehr verstehen, warum die Neueintretenden sich mit angewidertem Blick die Nase zuhalten.
Wenn wir Knoblauch gegessen haben, gibt nicht nur unsere Atemluft, sondern auch der Schweiß, den wir ständig absondern, den typischen Geruch ab *(→ Knoblauch 1);* kurz, wir sind die ganze Zeit von einer doch recht unangenehmen Duftwolke umgeben. Aber so, wie wir den Gestank der Raubtiere nach einer gewissen Eingewöhnungszeit nicht mehr wahrnehmen, so empfinden wir auch den eigenen Körpergeruch, der uns ständig umwabert, nicht mehr als abstoßend. Da ist es nur logisch, dass uns derselbe Duft bei einem anderen Menschen auch nicht stört.

Knochen 1

Bleibt die Anzahl unserer Knochen zeitlebens gleich?
Nein, das bleibt sie erstaunlicherweise nicht. Denn auch wenn Knochen fest und hart sind und sich dadurch – wenn man von den Zähnen absieht – von allen anderen Körperstrukturen unterscheiden, bestehen sie doch aus lebendem Gewebe, das sich ständig verändert. Unmittelbar nach der Geburt besitzen wir mehr als 350 Knochen. Von diesen verwachsen jedoch mit der Zeit mehrere – z. B. einige Schädel- und Wirbelknochen – miteinander. Würden wir als Erwachsene unser Skelett auseinander nehmen, so müssten wir feststellen, das unser inneres Gerüst nur noch etwa 200 Einzelteile umfasst.

Knochen 2

Weshalb sind unsere Knochen trotz ihres geringen Gewichts so belastbar?
Weil die Knochen nur außen aus einer kompakten Schicht bestehen, in

ihrem Inneren jedoch schwammartig aufgebaut sind und eine Unmenge von Hohlräumen aufweisen. Wären die Knochen auch innen massiv, wögen wir im Durchschnitt fast 300 Kilo, was die Belastung, die das Skelett auszuhalten hätte, um ein Vielfaches erhöhen würde.

Die schwammartige Innenstruktur erweist sich beim Blick durch das Mikroskop als raffiniertes System feiner Balken und Streben, die exakt in der Belastungsrichtung angeordnet sind. Dieses diffizile Balkenwerk macht die Knochen einerseits überaus tragfähig, andererseits aber auch sehr leicht. Die kleinen Knochenstreben kann man mit den Balken eines Fachwerkhauses vergleichen: Jeder hat eine tragende Rolle, keiner lässt sich entbehren, jeder steht an der richtigen Stelle und gibt der Wand im Zusammenwirken mit den anderen Balken eine solide Festigkeit.

Knochen 3

Behalten unsere Knochen ein Leben lang dieselbe Form?

Nein, das tun sie nicht. So merkwürdig es klingt, aber es gibt Zellen, so genannte Osteoklasten, die die ganze Zeit nichts anderes tun, als an den Knochen zu nagen und sie auf diese Weise abzubauen. Demgegenüber sind andere Zellen, so genannte Osteoblasten, unablässig damit beschäftigt, die Knochen wieder instand zu setzen. Diese auf den ersten Blick widersprüchlichen Aktionen haben einen durchaus sinnvollen Effekt: Auf diese Weise wird unser Skelett nämlich nicht nur fortwährend erneuert – im Laufe unseres Lebens gleich mehrfach –, sondern es kann sich auch veränderten Belastungssituationen optimal anpassen. Deshalb verändert jeder einzelne Knochen im Lauf des Lebens fortwährend seine Form.

Daneben hat der ständige Ab- und Wiederaufbau der Knochen noch den weiteren Vorteil, dass das darin enthaltene Kalzium, das für zahlreiche Körpervorgänge überaus wichtig ist, dem Organismus, bevor es wieder neu eingebaut wird, frei zur Verfügung steht. Auf diese Weise ist sichergestellt, dass z. B. eine Schwangere, in deren Bauch sich ein neues kleines Skelett bildet, nicht unbedingt ständig auf kalziumreiche Ernährung angewiesen ist.

Knochen 4

Kann Übergewicht an »schweren Knochen« liegen?
→ Übergewicht 2

Knochenbruch

Wieso heilt ein Knochenbruch?
Weil der gebrochene Knochen innen und außen von einer Haut umhüllt ist. Diese reagiert auf die mit einer Verletzung verbundene Blutung, indem sie den so genannten Kallus, ein junges, geflechtartiges Knochengewebe, bildet, das die beiden Bruchstücke wie eine Muffe übergreift und so miteinander verbindet. Dieser Geflechtknochen wird dann später allmählich wieder in normalen, so genannten Lamellenknochen umgebaut.
Allerdings bewirkt die Spannung, mit der die gereizte Muskulatur an den beteiligten Knochenenden zieht, dass es nur sehr selten zu einer völlig glatten Bruchheilung kommt. Vielmehr verwachsen die Bruchstücke in der Regel uneben miteinander. Das ist jedoch kaum von Bedeutung, da sich die Lamellensysteme den veränderten Druck- und Zugspannungen anpassen, sodass der verheilte Knochen den Belastungsanforderungen durchaus gerecht wird *(→ Knochen 2)*.

Knutschfleck

Wie entsteht ein »Knutschfleck«?
Ein Knutschfleck ist nichts anderes als die leichte Form eines Blutergusses. Durch Saugen an der Haut entsteht ein Unterdruck, der dazu führt, dass kleine Gefäße platzen und Blut ins Gewebe fließt. Da dieses vom Körper mit der Zeit über verschiedene Zwischenstufen wieder abgebaut wird, wechselt der Knutschfleck, bevor er nach ein, zwei Wochen wieder verschwindet, mehrmals die Farbe *(→ Blauer Fleck)*.

Kohlenmonoxid

Wieso ersticken wir, wenn wir Autoabgase einatmen?
→ *Ersticken 2*

Koma

Spürt ein Kranker, der im Koma liegt, wenn ihn ein Angehöriger streichelt?
Ja, das ist nach neueren Erkenntnissen durchaus möglich. Das Wort »Koma« kommt aus dem Griechischen und bedeutet so viel wie »tiefer, fester Schlaf«. Und in der Tat haben Koma und Tiefschlaf eine Reihe von Gemeinsamkeiten. Während jedoch der Schlafende jederzeit geweckt werden kann, zeigt der im Koma Liegende auch bei intensiver Reizung keinerlei Reaktion. Zur Einschätzung der Komatiefe werden im klinischen Alltag in der Regel Beurteilungsskalen eingesetzt, mit deren Hilfe die Reaktionen des Patienten auf Stimulation – z. B. auf einen akustischen, optischen oder Schmerzreiz – eingeschätzt werden.
In umfangreichen Studien konnte festgestellt werden, dass bei Menschen, die im Koma liegen, zwar eine erhöhte Wahrnehmungsschwelle besteht, dass jedoch einzelne Fragmente der Realität – z. B. ein Wort, das Klappern eines Instrumentes, der Anblick eines blutigen Tuches oder der Geruch eines Menschen – diese Hürde überspringen können und dann von dem Bewusstlosen als besonders eindrücklich erlebt werden.
Allerdings ist dieses Erleben von außen nur schwer zu erkennen. Während fast alle Patienten, die an die Zeit der Bewusstlosigkeit irgendeine Erinnerung haben, davon berichten, dass sich in ihrem Innern lebhafte Fantasien und Träume abgespielt haben, wirkt der im Koma Liegende für den Betrachter in der Regel stumpf und unbeteiligt. Allenfalls weisen kaum wahrnehmbare Zeichen wie minimale Veränderungen der Mimik oder Gestik, ein gequälter Gesichtsausdruck, das Festklammern am Bett oder ein Stöhnen auf die innerlichen Erlebnisse und Krämpfe hin.
Der Kranke ist den äußeren Einflüssen vollkommen schutzlos ausgeliefert.

Und genauso steht er auch den positiven oder negativen Zuwendungen seiner Umwelt gegenüber. Ähnlich wie ein Säugling, erkennt er die Menschen um ihn herum an der Art, ihn zu berühren, an der Stimme, am Geruch, doch ebenso wie einem Kleinkind ist es ihm nicht möglich, gezielt darauf zu reagieren, indem er denjenigen, der ihn streichelt oder mit ihm spricht, z. B. anlächelt oder die streichelnde Hand drückt.

Konzentration

Können wir uns auf mehrere Dinge gleichzeitig konzentrieren?
Das können wir nur sehr bedingt. Und selbst, wenn wir der Meinung sind, wir würden zwei Dingen zeitgleich unsere Aufmerksamkeit schenken, wechselt unser Gehirn in Wirklichkeit nur rasch zwischen beiden Anforderungen hin und her.

Ein einfacher Test mag das erläutern: Zeigt man jemandem ein Bild mit einem Dutzend kleiner, grüner, unregelmäßig verteilter Kreise und einem einzigen blauen Kreis der gleichen Größe, so kann der Betrachter den blauen Kreis in Sekundenbruchteilen ausfindig machen. Selbst wenn man die Zahl der ablenkenden grünen Kreise mehr und mehr erhöht, dauert die Auswahl kaum länger.

Variiert man die Aufgabenstellung nun aber in einem scheinbar unbedeutenden Detail, verändert sich die Unterscheidungsfähigkeit dramatisch: Ein grünes T unter lauter grünen X- und roten T-Buchstaben zu finden, dauert erheblich länger als das Finden des blauen Kreises. Vor allem wächst die Zeitspanne bis zum Entdecken des gesuchten Buchstabens proportional zur Anzahl der ablenkenden Elemente.

Dieses Ergebnis lässt vermuten, dass wir bei der Suche nach einer Verbindung zwischen zwei Merkmalen unsere Aufmerksamkeit tatsächlich nacheinander auf jede Figur richten müssen, um festzustellen ob sie alle geforderten Eigenschaften besitzt.

Amerikanische Wissenschaftler haben die Fähigkeit, vieles auf einmal zu tun, in Experimenten untersucht. Sie baten vier Gruppen junger Erwachsener, zwischen verschiedenen Tätigkeiten hin und her zu wechseln. Dabei achteten die Versuchsleiter darauf, dass jede Gruppe Aufgaben von unterschiedlichem Schwierigkeitsgrad bekam. Während die Probanden arbeiteten, maßen die Wissenschaftler die Zeit, die sie beim Wechsel von einer Tätigkeit zur anderen verbrauchten; und dabei zeigte sich, dass das Umschalten auf eine andere Aufgabe umso mehr Zeit erforderte, je schwieriger die Anforderungen waren.

Wenn die Menschen sich ihres »mentalen Generaldirektors« im Gehirn bewusst wären, folgern die Forscher, könnten sie besser abwägen, ob es wirklich sinnvoll ist, mehrere Dinge auf einmal zu tun. Denn für einen Autofahrer kann schon eine halbe Sekunde, die er benötigt, von einer Aufgabe zur anderen zu wechseln – beispielsweise sich von der Handybedienung wieder auf das Fahren zu konzentrieren –, den Unterschied zwischen Leben und Tod bedeuten.

Kopf

Sind Menschen mit großem Kopf klüger?

Bei jüngeren Menschen scheint dies grundsätzlich nicht der Fall zu sein. Eine amerikanische Studie ergab bei ihnen jedenfalls keinen Zusammenhang zwischen der Größe des Kopfes und damit des Gehirns und der geistigen Leistungsfähigkeit. Mit zunehmendem Alter ändert sich das jedoch offenbar. Holländische Forscher fanden bei einer Untersuchung an 818 älteren Personen heraus, dass Teilnehmer mit großem Kopfumfang in einem Intelligenztest in der Regel tatsächlich besser abschnitten als andere Probanden. Die Forscher führen das darauf zurück, dass Menschen mit voluminösem Kopf über eine größere Gehirnreserve verfügen, die sie vor dem raschen Abbau ihrer geistigen Fähigkeiten bewahrt.

Kopfstand

Können wir auch im Kopfstand schlucken?
→ *Schlucken 3*

Körpergröße 1

Sind wir den ganzen Tag über gleich groß?
Nein, morgens sind wir ein paar Zentimeter größer als abends. Das liegt daran, dass die Wirbelsäule nachts, wenn wir schlafen, nicht durch unser Gewicht zusammengedrückt wird und sich ein wenig ausdehnt. Tagsüber, wenn wir uns aufrecht bewegen, werden die einzelnen Wirbel wieder aufeinander gepresst, und wir werden kleiner.

Körpergröße 2

Warum werden große Menschen älter als kleine?
Die Ermahnung an ein Kind, »Iss, dass du groß und stark wirst!«, ist – zumindest in Bezug auf die Größe – nicht nur ein wohl gemeinter Rat der Eltern, sondern hat durchaus auch einen medizinischen Sinn. Denn britische Forscher konnten anhand von Skeletten aus der Zeit zwischen dem 9. und 18. Jahrhundert nachweisen, dass große Menschen zu allen Zeiten eine längere Lebenserwartung hatten als ihre kleineren Mitbürger. Forscher aus Bristol exhumierten 490 Leichen, vermaßen die Knochen auf den Millimeter genau und bestimmten zudem Geschlecht und Todesalter der Verstorbenen. Danach starben 56 Prozent der Frauen und 39 Prozent der Männer noch vor dem 30. Lebensjahr. Je länger jedoch die Arm- und Beinknochen waren, desto größer war die Chance, älter zu werden.
Warum das so ist, lässt sich bislang nur vermuten. Neben den Genen scheinen Gesundheit und Ernährung während Schwangerschaft und Kindheit eine große Rolle zu spielen. Außerdem gehörten große Menschen vor vielen

Jahrhunderten in der Regel zu den Reichsten; sie konnten sich besseres Essen und eine kostspieligere Gesundheitspflege leisten. Auch deutsche Studien haben festgestellt, dass Arbeiter früher im Durchschnitt kleiner waren und kürzer lebten als Angehörige des Mittelstandes.

Körpergröße 3

Warum werden die Kinder heute meist größer als ihre Eltern?
→ *Kinder 1*

Körpersprache

Können wir mit dem Körper sprechen?
Ja, und zwar so gut, dass wir einem anderen Menschen das, was sein Körper ausdrückt, eher glauben können als das, was sein Mund sagt. Wenn jemand z. B. »Ja« sagt und dabei den Kopf schüttelt, meint er eigentlich »Nein« und wagt nur nicht, das auszusprechen.
Die Körpersprache ist die älteste Sprache der Welt. Sie beinhaltet Gestik, Haltung, Mimik und Bewegung und ist zudem weitgehend international gültig. Wer die Mundwinkel hängen lässt, wirkt überall auf der Welt traurig, und zwar auch dann, wenn aus seinen Worten Freude und Optimismus klingen sollen. Umgekehrt ist es natürlich ebenso: Unser Verhalten, unsere Arm- und Beinhaltung, der Ausdruck unserer Augen, Mundwinkel oder Hände verrät unsere Gedanken, gibt Auskunft über unser Seelenleben, über Ängste und Begierden.
Einige Beispiele: Ein schräg gehaltener Kopf bedeutet: »Ich bin nicht gefährlich«; und wer die Hände vor das Gesicht hält, wenn er etwas sagen soll, offenbart dadurch seine Unsicherheit. Die Geste, sich am Kopf zu kratzen, signalisiert dem Gesprächspartner hingegen: »Ich muss nachdenken und brauche dazu etwas Zeit«.
Auch die Art und Weise, wie jemand sitzt, entspringt nicht bloßem Zufall.

Wer leicht hängend auf einem Stuhl sitzt und die Arme und Beine baumeln lässt, zeigt damit, dass es ihm gut geht und dass er entspannt ist; und wer mit ausgestreckten Beinen auf der Stuhlkante sitzt und dabei einen Fuß über den anderen schlägt, sagt damit unausgesprochen: »Was geht mich das an!«.
Zwar können wir in speziellen Kursen lernen, unsere Körpersprache bewusst einzusetzen, aber sie vollkommen zu beherrschen, wird uns kaum gelingen. Spätestens wenn uns Eifer oder Wut übermannen, verlieren wir die Kontrolle. Man muss sich nur einmal eine Diskussion zwischen Politikern ansehen. Trotz perfekt trainierter Körperbeherrschung senden sie fortlaufend stille Signale aus: Da zuckt vor unterdrückter Wut vielleicht ein Mundwinkel, oder eine Ader auf der Stirn schwillt an und wird rot.
Allerdings ist das Ganze viel zu komplex, um sich in wenigen Worten erläutern zu lassen. Das beweisen die Ausdrucksmöglichkeiten Weinen und Lachen, von denen wir doch eigentlich denken, sie seien einfach zu deuten. Aber schon bei den Tränen müssen wir feststellen, dass sie mehrere unterschiedliche Gefühlszustände ausdrücken können, nämlich Kummer und Wut ebenso wie Freude und ausgelassene Heiterkeit *(→ Weinen 1)*. Und Lachen kann ein Zeichen für Freude und Freundlichkeit sein, aber auch für Verachtung und Sarkasmus. Selbst wenn wir ängstlich werden oder etwas sehr Unangenehmes erleben, kann es passieren, dass wir mit – im Grunde völlig unangebrachtem – Lachen reagieren.

Körpertemperatur 1

Warum bleibt unsere Körpertemperatur sommers wie winters bei 37 °C?
Hieran ist das so genannte Thermoregulationszentrum im Gehirn verantwortlich, das wie der Thermostat einer Heizungsanlage wirkt. Es ist auf einen »Sollwert« von 37 °C eingestellt und setzt, sobald dieser Wert unter- oder überschritten wird, alle Hebel in Bewegung, um die Abweichung zu korrigieren.
Stellt es fest, dass die Temperatur des Blutes sinkt, verengt es sofort die

Hautgefäße, sodass sich das warme Blut im Kontakt mit der Außenwelt möglichst wenig abkühlt und stattdessen dazu beiträgt, die Körperinnenwärme aufrechtzuerhalten. Steigt die Bluttemperatur dagegen über den Sollwert an, werden die Gefäße erweitert, sodass das Blut sich an der Körperoberfläche möglichst rasch abkühlen kann *(→ Schwitzen 5)*. Zudem kurbelt das Temperaturzentrum die Tätigkeit der Schweißdrüsen an, die mit ihrem auf der Haut verdunstenden Sekret ebenfalls für eine intensive Kühlung sorgen.

Körpertemperatur 2

Bleibt unsere Temperatur auch bei körperlicher Anstrengung konstant?
Nein. Die ansonsten ganz hervorragend funktionierende Wärmeregulation des Körpers, die die Temperatur im Inneren nur unwesentlich von 37 °C abweichen lässt *(→ Körpertemperatur 1)*, ist bei extremen Anstrengungen nicht mehr in der Lage, diesen Wert konstant zu halten.

Bei einer lang andauernden körperlichen Leistung gibt der Organismus die Wärme nämlich fast ausschließlich über den Schweiß und nur bedingt über eine vermehrte Hautdurchblutung ab, und dabei bleibt immer ein bisschen »Restwärme« im Körper zurück. Diese erleichtert dem Organismus zum einen die Kreislaufregulation und kommt zum anderen den Muskeln zugute, die nur im warmen Zustand optimal arbeiten können und sportliche Höchstleistungen ermöglichen.

Bei Ausdauersportlern wie Marathonläufern und Radrennfahrern, deren extreme körperliche Betätigung die Temperatur des Organismus nicht nur kurzfristig, sondern über längere Zeit in die Höhe treibt, kann diese daher auf Werte weit über 37 °C, ja, kurzfristig sogar bis auf 40 °C ansteigen.

Krampfadern

Warum sind blutgefüllte Krampfadern nicht rot, sondern eher bläulich-dunkel?

Als »Krampfadern« bezeichnet man die krankhaft erweiterten oberflächlichen Blutgefäße, die infolge nachlassender Spannung der Gefäßwand hauptsächlich an den Unterschenkeln entstehen. Dabei handelt es sich jedoch nicht um überdehnte Arterien, sondern um Venen, die die Aufgabe haben, das Blut, nachdem dieses im Körper seinen Sauerstoff abgegeben und Kohlendioxid aufgenommen hat, zum Herzen zurückzutransportieren.

Der Sauerstoff ist aber innerhalb der roten Blutkörperchen an den Farbstoff Hämoglobin gebunden, der, solange er damit gesättigt ist, eine leuchtend rote Farbe besitzt. Hat das Hämoglobin im Gewebe seinen Sauerstoff abgegeben und dafür Kohlendioxid aufgenommen, so bezeichnet man es als »Desoxy-Hämoglobin«, und dieses ist eher bläulich-violett. Das kann man auch deutlich an dem Blut erkennen, das einem der Arzt aus einer Vene in der Armbeuge entnimmt. Und da Blutgefäßwände nicht undurchsichtig sind, erscheinen Venen – und damit auch Krampfadern – im Vergleich zu den roten Arterien eher bläulich.

Krankheit 1

Sind Krankheiten vorprogrammiert?

Wie wir aussehen und wie unser Körper funktioniert, wird von Zigtausenden von Genen gesteuert. Doch sie bestimmen nicht nur unsere Körpergröße, Augenfarbe und Ohrenform, sondern sind auch dafür verantwortlich, wie intakt unsere Gesundheit ist. Bereits ein einziger Fehler an einem Gen kann dazu führen, dass unser Organismus nicht mehr perfekt funktioniert und krank wird.

Grundsätzlich unterscheidet man zwei Arten genetisch bedingter Erkrankungen: Zum einen gibt es Störungen, die ausschließlich auf einen Gendefekt zurückzuführen sind, sodass derjenige, dessen Gen diesen Fehler auf-

weist, zwangsläufig krank wird. Beispiele hierfür sind die Bluterkrankheit, die Rot-Grün-Blindheit oder die Mukoviszidose, eine erblich bedingte Stoffwechselstörung.
Anders liegt der Fall bei weit verbreiteten Gesundheitsstörungen wie etwa Bluthochdruck oder Krebs. Hier erhöhen fehlerhafte Gene lediglich das Risiko, ohne dass die Krankheit unbedingt zum Ausbruch kommen muss. Trägt eine Frau beispielsweise eine bestimmte Form des so genannten Brustkrebs-Gens in sich, ist die Wahrscheinlichkeit, dass sie wirklich an Brustkrebs erkrankt, höher als bei anderen Frauen. Umweltfaktoren und das eigene Verhalten spielen jedoch eine entscheidende Rolle dabei, ob sie tatsächlich krank wird.

Krankheit 2

Warum kann man manche Krankheiten riechen?
Weil im Verlauf bestimmter Krankheiten Stoffwechselprodukte entstehen, die mit dem Schweiß ausgeschieden werden und einen charakteristischen Geruch haben. Man nennt diesen Vorgang »Ausdünstung«. So riecht die Haut bei einem Rheumatiker säuerlich und bei einem Tuberkulosekranken ranzig-stechend. Menschen, die an einer chronischen Darmkrankheit leiden, können einen fauligen Geruch haben, während diphtheriekranke Kinder – vor allem aus dem Mund – eher süßlich riechen. Nierenkranke riechen im Endstadium ihres Leidens nach Urin bzw. Ammoniak, und Menschen, die an der Zuckerkrankheit leiden, nach fauligem Obst bzw. Azeton. Riecht die Haut unangenehm moderig, so deutet dies nicht selten auf eine schwere Leberkrankheit hin.
Allerdings muss man mit übereilten Schlüssen vorsichtig sein, da auch die Haut Gesunder, deren Körperpflege zu wünschen übrig lässt, durchaus unangenehme Gerüche ausströmen kann.

Kratzen 1

Warum kauen manche Menschen ständig an ihren Fingernägeln, und warum kratzen wir uns am Kopf, wenn wir angestrengt nachdenken?
→ *Fingernägel 5*

Kratzen 2

Wenn uns die Haut juckt, warum hilft es dann, wenn wir uns kratzen?
Wissenschaftlich betrachtet kann man das Jucken als geringfügigen Schmerzreiz auffassen *(→ Jucken 1)*. Fast alle Schmerzen lassen sich aber durch eine stärkere Missempfindung überdecken und sind dann allenfalls noch leicht spürbar *(→ Schmerz 10)*. Wenn wir uns also an einer juckenden Hautstelle kratzen, fügen wir uns damit Schmerzen zu, die heftiger sind als der schwache Juckreiz und ihn daher überdecken, sodass wir ihn nicht mehr wahrnehmen. Da bei zu starkem Kratzen jedoch immer die Gefahr blutender Wunden oder gar oberflächlicher Hautinfektionen besteht, ist es besser, wenn wir die juckende Stelle, statt sie mit dem Fingernagel zu bearbeiten, vorsichtig kneten oder beklopfen.

Krebs

Warum nehmen Krebserkrankungen mit steigendem Alter zu?
Weil die Leistungsfähigkeit des körpereigenen Immunsystems mit fortschreitendem Alter immer mehr abnimmt. Man kann nämlich davon ausgehen, dass im Körper durch Entartung des Stoffwechsels immer wieder Krebszellen entstehen, die nur deshalb nicht zur Erkrankung führen, weil sie von der Immunabwehr rechtzeitig erkannt und konsequent beseitigt werden. Diese Leistung setzt aber ein vollkommen intaktes Abwehrsystem voraus, das bei älteren Menschen nicht mehr vorhanden ist. Deshalb haben

Krebszellen bei ihnen ein leichteres Spiel, sich irgendwo festzusetzen und eine bösartige Geschwulst wuchern zu lassen.

Kurzsichtigkeit 1

Warum sehen manche Menschen in der Nähe auch winzige Buchstaben noch ganz scharf, während sie weit Entferntes nur mit Mühe erkennen können?
Bei einem solchen Sehfehler spricht man allgemein von »Kurzsichtigkeit«. Ursache ist entweder ein zu langer Augapfel oder die Tatsache, dass die Lichtbrechung von Hornhaut bzw. Augenlinse zu hoch ist. So werden parallel einfallende Lichtstrahlen, die von weiter entfernten Dingen ausgehen, nicht genau auf, sondern schon vor der Netzhaut vereinigt, sodass sie der Betroffene nur verschwommen erkennt. Sehr nahe Objekte hingegen sieht er scharf, weil er die Augenlinse zu deren Betrachtung weniger stark krümmen muss als ein Normalsichtiger.
Um die Fehlsichtigkeit auszugleichen, müssen Kurzsichtige eine Brille mit Zerstreuungsgläsern tragen.

Kurzsichtigkeit 2

Sind kurzsichtige Menschen intelligenter als andere?
Ja, das sind sie. So merkwürdig es klingen mag, Kurzsichtigkeit und Intelligenz hängen zusammen. Eine Untersuchung an fast 160 000 Soldaten in Israel ergab, dass in der Gruppe mit dem niedrigsten Intelligenzquotienten nur acht, dagegen bei den Klügsten mehr als 25 Prozent kurzsichtig waren. Warum das so ist, lässt sich allenfalls vermuten. Die Erklärung, wonach intelligente Kinder mehr lesen und sich dabei die Augen verderben, ist nicht stichhaltig, weil es mehr als zweifelhaft ist, ob man seine Augen durch Lesen überhaupt schädigen kann. Wahrscheinlicher ist, dass zwischen hoher Intelligenz und Kurzsichtigkeit ein genetischer Zusammenhang besteht.

Kurzsichtigkeit 3

Warum sieht ein Kurzsichtiger entfernte Gegenstände auch dann unscharf, wenn er sie in einem Spiegel betrachtet?
Das ist wirklich ein erstaunliches Phänomen. Denn wenn ein Kurzsichtiger in einen Spiegel blickt, hat er ja das Spiegelbild ganz nah vor seinen Augen. Dennoch erscheint ihm das, was er dort sieht, unscharf.
Die Ursache liegt darin, dass wir das Bild des Gegenstandes im Spiegel so sehen, als befände sich das Objekt in derselben Entfernung auf der anderen Seite des Spiegels. Man spricht in diesem Zusammenhang von einem »virtuellen Bild«. Es ist also praktisch so, als würden wir durch den Spiegel hindurch auf den Gegenstand sehen. Und da der nach wie vor weit entfernt ist, sieht ihn der Kurzsichtige unscharf.
Man kann diesen Effekt leicht überprüfen, wenn man sich selbst in einem Spiegel fotografiert. Steht man z. B. 10 Meter vom Spiegel entfernt, muss man den Entfernungsmesser auf 20 Meter einstellen, um ein scharfes Bild zu erhalten.

Kuss

Ist Küssen gesund?
Das ist es in der Tat. Küsse – an denen immerhin fast 30 Muskeln beteiligt sind – verbessern nach Ansicht namhafter Wissenschaftler auf Dauer nicht nur das Selbstbewusstsein, sondern bringen auch den Kreislauf in Schwung. Wer regelmäßig küsst, so zeigen Langzeitstudien aus den USA, lebt etwa fünf Jahre länger als kussgeizige Mitbürger und muss zudem seltener zum Arzt. Das liegt möglicherweise daran, dass beim Küssen hormonähnliche Substanzen produziert werden, die unter anderem das Immunsystem stärken und zudem wie ein starkes Schmerzmittel wirken.
Dass sich beim sinnlichen, erotischen Küssen der Puls verdoppelt, ist jedem bekannt, der es schon einmal ausprobiert hat. Gleichzeitig schnellt der Blutdruck in die Höhe, die Sinne schwinden, und die Küssenden werden wie

blind und taub. Sie hören, riechen, tasten und schmecken fast nichts mehr außer dem Kuss.
Allerdings darf man neben all diesen erfreulichen Auswirkungen nicht vergessen, dass bei einem einzigen Kuss rund 40 000 Bakterien von Mund zu Mund wandern. Doch ist dies kein Grund, auf den intensiven Lippenkontakt zu verzichten: Die meisten Bakterien sind vollkommen harmlos, und zudem enthält der Speichel des Kusspartners infektionshemmende Bestandteile.

L

Lachen 1

Ist Lachen tatsächlich gesund?
Dass das bekannte Sprichwort »Lachen ist gesund« seine Berechtigung hat, vermuten Ärzte aufgrund ihrer Erfahrungen schon seit langem. Doch erst in neuerer Zeit haben Wissenschaftler herausgefunden, dass herzhaftes Lachen tatsächlich zahlreiche Stoffwechselvorgänge positiv beeinflusst. Unter anderem konnten sie in aufwendigen Versuchen beweisen, dass Lachen:
- die Atmung aktiviert,
- das Herz-Kreislauf-System in Schwung bringt,
- die Durchblutung der Muskulatur verbessert,
- Stresshormone abbaut,
- die Verdauung anregt,
- die Immunabwehr dadurch stärkt, dass der Organismus mehr Antikörper bildet,
- die Ausschüttung von »Glückshormonen«, so genannten Endorphinen, fördert.

Dass Lachen zudem eine lindernde Wirkung gegen Schmerzen und vor allem gegen stressbedingte Beschwerden hat, macht man sich in einer speziellen »Lachtherapie« zunutze, die in Amerika entwickelt wurde und in letzter Zeit auch bei uns immer mehr Anhänger findet. Es wäre also angebracht, nicht vom »Sich-tot-Lachen«, sondern vielmehr vom »Sich-gesund-Lachen« zu sprechen.
Allerdings scheint es nichts zu nützen, sich trotz zorniger oder trauriger Stimmung gewissermaßen zum Lachen zu zwingen. Nur wenn das Lachen ohne bewusste Anspannung gleichsam von innen heraus kommt, hat es den gewünschten Effekt. Eine derartige Bereitschaft zum Lachen lässt sich aber im Rahmen eines speziellen Übungsprogrammes erfolgreich trainieren.
Die befreiende Wirkung des Lachens kann jeder leicht an sich selbst erfahren, der mit seinem Auto im Stau steckt. Anstatt sich über die vergeudete Zeit zu ärgern, sollte er beispielsweise im Rückspiegel so lange Grimassen schneiden, bis er herzhaft losprusten muss.

Lachen 2

Warum kommen uns beim Weinen, aber auch bei heftigem Lachen, die Tränen?

→ *Weinen 1*

Lachen 3

Lachen wir immer auf die gleiche Weise?

Nein, ganz und gar nicht. Jeder Mensch verfügt über ein breites Spektrum von Lacharten, die je nach der Beziehung zum Gesprächspartner variieren. Dies belegt eine Studie, die Psychologen in den USA durchgeführt haben. Die Wissenschaftler ließen Studenten witzige Ausschnitte aus verschiedenen Filmen sehen und zeichneten die jeweilige Tonhöhe ihres Lachens auf. Dabei zeigte sich, dass sowohl Männer als auch Frauen beim Lachen zu unge-

ahnten Tonhöhen fähig sind: Männer erreichen nämlich Sopranhöhe und Frauen sogar die doppelte Höhe einer ausgebildeten Sopranistin.
Die Forscher unterschieden drei Lach-Grundtypen: erstens das singende Lachen, das sehr hoch sein kann und am ehesten unserer Vorstellung vom »typischen« Lachen entspricht, zweitens das schnaubende Lachen mit Tönen, die vor allem durch die Nase ausgestoßen werden, und drittens das grunzende Lachen.
Bei Frauen hängt die Art des Lachens stark vom Geschlecht des jeweiligen Sozialpartners ab. In Gesellschaft ihres Freundes oder Mannes lachen sie mehr, als wenn sie mit einer Freundin oder einem männlichen Fremden sprechen. Zudem ist ihr Lachen bei der Unterhaltung mit einem fremden Mann meist deutlich höher als sonst. Männer neigen in Gesellschaft einer nicht näher bekannten Frau dazu, sich anfangs mit ihrem Lachen zurückzuhalten und erst im weiteren Verlauf der Bekanntschaft öfter und auf unterschiedliche Weise zu lachen. Zudem lachen sie in Gesellschaft von Bekannten mehr als im Beisein von Fremden.

Lachen 4

Wieso strahlen beim Lächeln die Augen?
Hierfür ist das komplexe Zusammenspiel mehrerer Gesichtsmuskeln verantwortlich. Der wichtigste Muskel beim Lächeln ist der Jochbeinmuskel. Wenn er sich zusammenzieht, bewegt er den Mundwinkel nach oben außen und legt dabei die Zähne des Oberkiefers frei. Im Idealfall verstärkt dann das Weiß der Zähne durch seinen Kontrast zu den Lippen noch das mit dem Lächeln ausgesandte Signal.
Bei intensiverem Lächeln tritt zudem noch der große Ringmuskel um die Augen in Aktion: Er zieht den oberen Teil der Wange nach oben, sodass die bekannten »Krähenfüßchen« entstehen. Dadurch bekommt die gesamte Augenregion einen anderen Ausdruck, den wir als sympathisch und fröhlich empfinden und den Dichter deshalb als »Strahlen der Augen« beschrieben haben. Der dabei in den Augen auftretende Glanz beruht möglicher-

weise auf einer gleichzeitig stattfindenden vermehrten Absonderung von Tränenflüssigkeit.

Lachen 5

Warum lacht sich der eine über etwas kaputt, was einen anderen vollkommen kalt lässt?

Bisher war man der Ansicht, Humor werde genau wie die meisten anderen Persönlichkeitsmerkmale, z. B. Temperament und Entschlossenheit, vererbt. Dies scheint jedoch nach den Ergebnissen eines »Humor-Tests«, den eine Londoner Arbeitsgruppe mit Zwillingspaaren durchgeführt hat, nur sehr bedingt der Fall zu sein. An der Untersuchung nahmen 71 eineiige und 56 zweieiige Zwillinge teil. Getrennt voneinander mussten sie sich fünf verschiedene Zeichentrickfilme anschauen und sie auf einer Skala von 1 (Papierverschwendung) bis 10 (einer der besten Filme, die ich je gesehen habe) bewerten.

Dabei zeigten die Einschätzungen der eineiigen Zwillinge, deren Erbgut ja identisch ist, nicht mehr Übereinstimmungen als die der zweieiigen. Daraus folgern die Wissenschaftler, dass es offenbar die gemeinsame Umgebung sowie miteinander erlebte Begebenheiten und nicht dieselben Gene sind, die Bruder und Schwester über denselben Witz lachen lassen. Humor ist demnach weit weniger eine Sache der Veranlagung, als vielmehr der Erziehung.

Lachen 6

Wieso wirkt »aufgesetztes Lächeln« unecht?

Weil dabei nur die Mundwinkel angehoben und die Zähne entblößt werden. Die für das von innen kommende fröhliche Lachen charakteristischen Veränderungen an den Augen *(→ Lachen 4)*, vor allem die »Krähenfüßchen«, fehlen jedoch, da sich die Ringmuskel um die Augen nicht willkürlich zusammenziehen lassen. Dadurch wirkt das Lächeln unecht, maskenhaft und starr.

Lakritz

Stimmt es, dass Lakritz den Blutdruck in die Höhe treibt?
Ja, das stimmt, und das ist auch schon seit längerem bekannt. Bisher glaubte man allerdings, man müsse riesige Mengen verzehren, damit dieser Effekt eintritt. Das ist aber nach neueren Studienergebnissen eines schwedisch-isländischen Forscherteams nicht der Fall. Die Wissenschaftler stellten fest, dass regelmäßiges Naschen von Lakritz vollkommen ausreicht, da schon täglich 50 Gramm den Blutdruck in die Höhe treiben. Bereits nach zwei Wochen steigt er um fast 15 Einheiten.
Auslöser dieses Effekts ist die Glycyrrhizinsäure, ein Inhaltsstoff der Süßholzwurzel, aus der Lakritz hergestellt wird. Dieses Süßholz findet sich als Aromastoff häufig auch in Fruchtgummis, Tee oder Kautabak.

Lampenfieber

Ist Lampenfieber echtes Fieber?
Ja, das ist es tatsächlich. Fieber ist nämlich dadurch gekennzeichnet, dass das Thermoregulationszentrum im Gehirn den Soll-Wärmewert nach oben verstellt, auf den sich die Temperatur dann einpegelt *(→ Fieber 1)*. Jedem, der unter Lampenfieber leidet, das ja oft mit körperlichen Symptomen wie Herz- und Atemstörungen oder Magen-Darm-Missempfindungen einhergeht, ist es daher nicht nur subjektiv heiß, sondern seine Körpertemperatur liegt tatsächlich messbar über dem Normalwert.

Lärm 1

Hängt es nur von der Lautstärke ab, wie sehr uns Lärm stört?
Nein, sonst würde niemand mehr in eine Diskothek gehen, wo Geräuschpegel herrschen, die manchmal fast an die Schmerzgrenze heranreichen. Lärm ist ganz und gar nicht gleich Lärm. Es scheint sogar so zu sein, dass die eigentliche Lautstärke für die persönliche Bewertung eine eher untergeordnete Rolle spielt. Manchen schenkt der echte »Porschesound«, der einen anderen furchtbar stört, das euphorische Gefühl der Freiheit; und es gibt sogar Menschen, die sich bei lauter Musik am besten entspannen können.
Grundsätzlich scheinen uns aber einige Geräusche mehr zu stören als andere. So sind Dauertöne mit einer gleichmäßigen Mischung des gesamten Spektrums subjektiv weniger belastend als einzelne; hohe Töne gehen uns mehr auf die Nerven als tiefe, und überraschend einsetzender Lärm ist störender als erwarteter. Zudem werden laute Töne in geschlossenen Räumen schlimmer empfunden als im Freien, auch wenn die Lautstärke objektiv dieselbe ist.
Selbst Musik hat unterschiedliche Auswirkungen: Wissenschaftler fanden vor kurzem heraus, dass die Schäden am Gehör nach lauter klassischer Musik weitaus weniger gravierend sind als nach ebenso geräuschvollem Heavy-Metal-Rock. Dieser klingt – für viele Menschen – nicht nur wie Industrielärm, er wirkt auch so.

Lärm 2

Das Auge kann sich gegen zu starken Lichteinfall schützen. Kann das Ohr dies auch gegen zu starken Lärm tun?
Fällt grelles Licht in unsere Augen, so ziehen sich automatisch die Pupillen zusammen, und zugleich kneifen wir die Augen mehr oder weniger stark zu. Über einen ähnlichen Schutzmechanismus verfügt auch das Ohr: Dringt allzu starker Lärm ein, so ziehen sich – ebenfalls ganz automatisch – zwei kleine Muskelstränge auf Höhe der Mittelohrknöchelchen Amboss und Steig-

bügel zusammen. Dadurch wird die Bewegung der Schall übertragenden Strukturen gedämpft und die Energiemenge, die im Innenohr ankommt, verringert.
Allerdings ist dieser Abwehrmechanismus nur bis zu einer gewissen Lärmgrenze wirksam. Wird diese überschritten, so kann das Innenohr und damit der gesamte Hörsinn einen dauerhaften Schaden davontragen.

Lärm 3

Ist Lärm Gewohnheitssache?
Vordergründig scheint es so zu sein, dass man sich an laute Geräusche gewöhnen kann. Wer neben einem lärmenden Industriebetrieb, einer Kirche mit imposantem Läutwerk oder gar einer Bahnlinie, auf der ständig Züge vorbeirattern, wohnt, nimmt diese Geräusche mit der Zeit kaum noch wahr. Dennoch belegen Versuche, dass derart Lärmgeplagte weit mehr Stresshormone ausschütten und auch, wenn sie nachts durchschlafen, morgens erheblich weniger erholt erwachen als Menschen in ruhigeren Gegenden.
Die Stresshormone stehen am Anfang einer Wirkungskette, die zu höherem Blutdruck, steigenden Blutfettwerten und vermehrter Arterienverkalkung führt. Dadurch erhöht sich bei den Betroffenen die Gefahr, an einem Schlaganfall oder Herzinfarkt zu erkranken, und tatsächlich gehen Wissenschaftler davon aus, dass das Infarktrisiko bei Menschen, die häufig hohen Schallpegeln ausgesetzt sind, um bis zu 30 Prozent ansteigt.
Bei unseren Urahnen war die lärmbedingte Stressreaktion noch überlebenswichtig, da sie den Organismus in kürzester Zeit auf die Abwehr von Gefahren vorbereitete. Heute aber, wo wir die bereitgestellte Energie nicht mehr in Muskelarbeit umsetzen, nützt uns der lärmbedingte Stress nicht, sondern schadet uns nur.

Laune

→ *Stimmung*

Leber

Warum schädigt Alkohol die Leber?

→ *Alkohol 3*

Leberflecken

Sind Leberflecken harmlos?

Eines gleich vorweg: Die Flecken haben mit der Leber absolut gar nichts zu tun. Sie heißen nur so, weil sie ähnlich rot-braun gefärbt sind. Die von der übrigen Haut gut abgegrenzten, auch als »Muttermale« bezeichneten Flekken sind aufgrund einer erblichen Veranlagung entweder schon bei der Geburt vorhanden oder erscheinen erst im späteren Leben, meist in der frühen Kindheit. Mit dem Wachstum nimmt ihre Zahl zu, bleibt später einige Jahre halbwegs konstant und steigt dann im Alter wieder an. Einen großen Einfluss auf Art und Anzahl der Leberflecken hat die Sonnenbestrahlung, wohingegen die Ernährung keine Rolle spielt.

Leberflecken sind grundsätzlich harmlos. Wenn sie sich allerdings in Größe, Farbe oder Oberflächenbeschaffenheit ändern, ist eine ärztliche Untersuchung geboten, da sie sich in einem solchen Fall in ein gefährliches »Melanom«, eine Form des Hautkrebses, umwandeln können. Diese Umwandlung wird wiederum von starkem Sonnenlicht ausgelöst, das die Erbsubstanz der Pigmentzellen in den Leberflecken verändern und damit das zerstörerische Zellwachstum auslösen kann.

Den Beweis für den Zusammenhang von Sonnenstrahlen und Leberflecken sowie von Leberflecken und Hautkrebs erbrachte eine groß angelegte Untersuchung in der australischen Provinz Queensland, wo das tückische Melanom weltweit am häufigsten vorkommt. Unter anderem zeigte diese Studie, dass Kinder, die schon einmal einen Sonnenbrand hatten, mehr als doppelt so viele Leberflecken aufwiesen wie Kinder ohne Sonnenbrand. Zum anderen konnten die beteiligten Forscher eindeutig nachweisen, dass das Risiko, Hautkrebs zu bekommen, umso größer ist, je mehr Leberflecken ein Mensch hat.

Leiche 1

Gibt es tatsächlich Leichengifte?
Genau genommen nicht. Was man landläufig als Leichengifte bezeichnet, sind so genannte Ptomaine: basische Stoffe, die bei den zur Verwesung führenden Fäulnisvorgängen entstehen. Diese Stoffe sind aber keinesfalls giftig, sondern, selbst wenn sie in den Mund oder in eine Wunde gelangen, vollkommen ungefährlich.

Leiche 2

Kann man sich an einer Leiche anstecken?
Die immer wieder postulierte Gefahr, sich bei Berührung an einer Leiche anzustecken, besteht nur dann, wenn der Verstorbene bereits zu Lebzeiten von einer übertragbaren Krankheit befallen war. Wie hoch das Risiko einer Infektion ist, hängt dann sehr stark von Art und Schwere dieser Erkrankung ab. Im Gegensatz zur weit verbreiteten Ansicht nimmt die Ansteckungsgefahr mit fortschreitender Zeit jedoch keinesfalls zu, sondern ab.

Leiche 3

Warum wird eine Leiche starr?
Die Leichenstarre beruht darauf, dass die toten Muskeln keinen Stoffwechsel mehr besitzen. Dadurch fehlt ihnen auch ihr Brennstoff, das Adenosin-

triphosphat (ATP), das unter anderem die chemischen Bindungen nach einer Zusammenziehung wieder löst und die Muskeln »weich macht«. Folge: Der Muskel kann sich nicht mehr entspannen, er bleibt steif.
Je nach Erschöpfungszustand des Muskels zum Zeitpunkt des Todes tritt die Leichenstarre früher oder später ein. Ein gut ausgeruhter Muskel wird erst nach Stunden steif, während beispielsweise gehetztes Wild oft unmittelbar nach dem tödlichen Schuss in totale Starre verfällt.

Leiche 4

Warum steigen Ertrunkene an die Wasseroberfläche auf?
→ *Ertrinken*

Lernen 1

Warum lernen wir manches leicht, während wir anderes nur äußerst mühsam in den Kopf bekommen?
Lernen und Einprägen sind überaus komplexe Vorgänge, bei deren Ablauf noch viele Einzelheiten unklar sind. Bekannt und durch Studien belegt ist jedoch ganz eindeutig, dass wir dann etwas besonders leicht lernen, wenn wir das Wissen gerade gut gebrauchen können, kurz, wenn uns der Lernstoff besonders interessiert.
Haben wir gerade ein Problem mit unserem Computer, so sind wir überaus aufmerksam, wenn uns jemand erklärt, wie wir das Gerät wieder in Schwung bekommen, und merken uns das Gelernte mühelos. Würden wir das, was uns der Fachmann da erläutert, beispielsweise gerade hören, während wir verzweifelt bemüht sind, uns englische Vokabeln einzuprägen, behielten wir mit Sicherheit überhaupt nichts davon. Die englischen Vokabeln wiederum können wir am besten in England lernen, weil wir sie dort sofort anwenden können, uns ihr Nutzen also offensichtlich ist.
Hierin liegt auch der Grund, warum Kinder in Kulturen, in denen es kei-

nerlei Schulen gibt, zwar oft nicht lesen oder schreiben können, aber dennoch über ein enorm reichhaltiges und präzises Wissen verfügen. Sie haben es sich im Zusammensein mit Erwachsenen oder anderen Kindern in Situationen erworben, in denen es ihnen und ihren »Lehrern« große Freude bereitete, einen bestimmten komplexen Zusammenhang zu verstehen bzw. zu vermitteln. Ein solch idealer Zustand ist aber in unserer Schule leider nur höchst selten gegeben. Viel zu oft müssen die Kinder sich in einem starren Unterrichtsplan mit Dingen auseinander setzen, an denen sie momentan nicht das geringste Interesse haben.

Lernen 2

Warum studiert ein voller Bauch nicht gern?

Das Blut ist im menschlichen Körper keinesfalls gleichmäßig verteilt, sondern fließt – ein höchst sinnvoller Mechanismus – immer hauptsächlich dorthin, wo es am dringendsten benötigt wird *(→ Blut 1)*. Nach dem Essen befindet sich deshalb besonders viel Blut in den schwer arbeitenden Verdauungsorganen. Da aber die Gesamtblutmenge begrenzt ist, fehlt das in Magen und Darm vorhandene Blut an anderen Körperstellen, vor allem im Gehirn. Eine reduzierte Durchblutung des Gehirns äußert sich aber in Müdigkeit und vermindertem Antrieb.

Lernen 3

Können wir im Schlaf lernen?

Zugegeben: Die Vorstellung, neben dem Kopfkissen einen Kassettenrekorder laufen zu lassen und am nächsten Morgen englische Vokabeln, mathematische Gleichungen oder komplizierte Lösungen für anstehende Prüfungen zu beherrschen, hat etwas Verlockendes. Sie hat nur einen Nachteil: Sie funktioniert nicht.

Lernen bedeutet, Informationen vom Kurzzeit- ins Langzeitgedächtnis zu

verlagern *(→ Gedächtnis 1)*, was mit der Um- und Neuverknüpfung unzähliger Gehirnzellen verbunden ist; und wie Wissenschaftler der University of California in San Francisco herausgefunden haben, funktionieren diese Umbauvorgänge im Schlaf sogar besser als im Wachzustand. Aber damit scheint das Gehirn auch vollkommen ausgelastet zu sein. Jedenfalls ist es, während wir schlafen, nicht in der Lage, neue Informationen aufzunehmen. Das ist auch der Grund, weshalb wir uns an nächtliche Einfälle und Gedanken am nächsten Morgen nicht mehr erinnern können und sie daher, wenn sie für uns wichtig sind, unbedingt aufschreiben müssen.
Es ist jedoch offensichtlich so, dass wir die Neuformierung der Nervenzellen und die damit verbundene Verfestigung des tagsüber Aufgenommenen sehr wohl ausnützen können, indem wir uns nach intensivem Lernen schlafen legen. Sich in den Schlaf zu lernen, ist demnach wesentlich sinnvoller, als die ganze Nacht durchzupauken.

Lesen

Macht Lesen krank?
Dass Lesen bildet, weiß man schon lang; dass es auch krank machen kann, dagegen erst seit kurzem.
Das Problem liegt in Schimmelpilzen, mit denen vor allem alte Folianten, aber auch Bücher neueren Datums gar nicht so selten behaftet sind. Für die Schimmelbildung sind wiederum die Bedingungen in vielen Bibliotheken verantwortlich: Feuchtigkeit und Temperatur sind oft zu hoch, und die Belüftung lässt vielfach zu wünschen übrig. Besonders gefährdet sind daher Bibliothekare und Archivare, aber auch notorische Leseratten sollten sich vorsehen. Schimmelpilze können nämlich allergische Reaktionen und Erkrankungen der oberen Luftwege auslösen. Wer hierfür empfänglich ist, sollte zumindest vermeiden, die Finger beim Umblättern der Seiten mit der Zunge anzufeuchten.

Liebe 1

Warum ist Liebe gesund?

In aller Welt haben sich Mediziner schon seit jeher mit der menschlichen Sexualität beschäftigt und dabei übereinstimmend eine Erkenntnis gewonnen: Zärtliche Zuneigung und geschlechtliche Aktivitäten eines Paares fördern die Gesundheit.

Dafür sind vor allem Hormone verantwortlich. Schon beim Vorspiel, der Erregungsphase, wird das Hormon Oxytocin ausgeschüttet. Es bewirkt, dass sich die Partner unbewusst voll und ganz auf die Bedürfnisse des anderen einstellen. Deshalb wird Oxytocin auch als »Synchronisationshormon« bezeichnet. Zudem ist es offenbar auch maßgeblich an der Entstehung tiefer Gefühle, der Basis für Liebe und Treue, beteiligt.

Bei der Vereinigung der Geschlechter erleben die Partner eine ganzheitliche Nähe. Dafür, dass dieser Zustand eine der beglückendsten Erlebnisse für Körper und Geist ist, dass dabei Stress abgebaut wird und Glücksgefühle im Übermaß auftreten, sind vor allem die so genannten Endorphine zuständig. Diese »Glückshormone« docken genau an der Stelle im Gehirn an, die für Rauschzustand, Schmerzsenkung und Wohlbefinden sorgen. Eine an 90 000 Amerikanern durchgeführte Langzeitstudie hat zudem belegt, dass Oxytocin und Endorphine das Immunsystem stärken.

Beim Sex wird außerdem das einfache, nur aus zwei Atomen bestehende Stickstoffmonoxid freigesetzt, das zahlreiche Organfunktionen beeinflusst. Besonders die Geschlechtsorgane werden dadurch besser durchblutet, was bei Männern einer Prostataerkrankung entgegenwirken kann. Stickstoffmonoxid wirkt aber auch auf die Tätigkeit der Herzmuskulatur ein, steuert die Durchblutung, führt zur Gefäßerweiterung und beugt so Arterienverkalkung vor.

Kurz vor dem Höhepunkt der Vereinigung, dem Orgasmus, steigen Herzfrequenz und Blutdruck enorm an, was ein ideales Kreislauftraining darstellt. Außerdem beginnen starke Kontraktionen im Genitalbereich, die von dort aus viele Körpermuskeln anregen und wirkungsvoll trainieren. Während und kurz nach dem Orgasmus wirken besonders zwei Hormone:

zum einen das Prolaktin – ein Antistresshormon, das körperliche und geistige Anspannungen abbaut – und zum anderen das Serotonin, das ein Gefühl ganzheitlicher Glückseligkeit auslöst. Dieses Gefühl bestimmt auch die Entspannungsphase nach dem Liebesakt, in der sich die Partner wohl und ausgeglichen fühlen.

Doch dafür, dass Liebende gesünder leben, gibt es noch eine Reihe anderer Gründe: Ganz wichtig sind dabei die Geschlechtshormone Testosteron und Östrogen, die in Stunden liebevoller, erotischer Zweisamkeit vermehrt ausgeschüttet werden. Sie stärken Knochen und Muskeln, schützen das Herz und kräftigen den Kreislauf. Sexuelle Betätigung kann darüber hinaus Menstruationsbeschwerden lindern, Verspannungen lösen und sogar bei chronischen Beschwerden wie Gelenkentzündung (Arthritis) oder einfachen Rückenproblemen helfen. Laut Erkenntnissen amerikanischer Wissenschaftler gibt es auch dafür eine biologische Erklärung: Die Empfindungen im Gehirn und in den Nervenregionen, die unsere Schmerz- und Glücksgefühle kontrollieren, sind eng miteinander gekoppelt.

Fazit: Menschen, die sexuell aktiv sind, werden nicht so oft krank, sind geselliger und ausgeglichener und haben mehr Freude am Leben.

Liebe 2

Was läuft im Körper einer Frau ab, wenn sie einen Mann attraktiv findet?

Ein höchst komplexes Geschehen, an dem zahlreiche Körpersysteme beteiligt sind: Das Auge und vielleicht auch die Nase melden das begehrenswerte Objekt an das Gehirn. Dieses veranlasst über das vegetative, nicht unserem Willen unterworfene Nervensystem die Nebennieren, das Hormon Adrenalin auszuschütten, das den gesamten Organismus in einen Zustand maximaler Aktivität versetzt und sofort Blutdruck und Herzschlag in die Höhe treibt: Das berühmte »Herzflimmern« beginnt.

Das übergeordnete Regelzentrum für die Hormontätigkeit, der so genannte Hypothalamus, schickt über Botenstoffe und Nerven zahlreiche Befehle zur Ausschüttung weiterer Hormone an die entsprechenden Drüsen: Östrogene sorgen vorsichtshalber dafür, dass die Scheidenschleimhaut feucht wird, die Schweißdrüsen arbeiten auf Hochtouren und sondern in Zusammenarbeit mit anderen Drüsen Duftstoffe ab, die den ins Auge gefassten Mann umhüllen und anlocken sollen (ein Phänomen, das die Parfumindustrie eifrig nachzuahmen versucht).

Im Gehirn wird die Freisetzung des ansonsten eher gelassen machenden Stoffes Serotonin und des Schlafhormons Melatonin gebremst und dafür die Produktion der so genannten Endorphine angekurbelt, die regelrecht »high« machen können und gewissermaßen für die »rosarote Brille« sorgen, durch die die betroffene Frau plötzlich die Welt sieht. Auch das Hungerzentrum schaltet sich ein und meldet – selbst wenn die Frau gerade zum Essen geht – ein Gefühl der Sättigung. Essen wird auf einmal völlig zur Nebensache, dafür machen sich die bekannten »Schmetterlinge im Bauch« (→ *Liebe 4*) bemerkbar.

Daneben laufen noch eine Vielzahl von Prozessen ab, von der die Frau normalerweise nichts bemerkt: Die vermehrt ausgeschütteten Endorphine reduzieren die Schmerzempfindlichkeit, und das Immunsystems mobilisiert verstärkt Abwehrsubstanzen, die die Bekämpfung krank machender Stoffe intensivieren. Dies ist der Grund, warum Liebe nicht nur blind, sondern auch relativ unempfindlich macht, sodass sich Verliebte Dinge zumuten können, die der Körper im Normalzustand keinesfalls tolerieren würde. Im Grunde geht es dem Menschen mit der Liebe genauso wie den Tieren: Bei kaum einer anderen Tätigkeit wird der Körper derart aktiv wie bei der Vorbereitung auf eine mögliche Fortpflanzung.

Liebe 3

Warum schlägt uns das Herz bei Aufregung – aber auch, wenn wir verliebt sind – bis zum Hals?

Das liegt im Grunde an demselben Mechanismus, dessentwegen wir bei Angst weiche Knie und ein flaues Gefühl im Magen bekommen (→ *Angst 1*). Das Gehirn ist nämlich vielfach mit dem Herzen verbunden. Über das vegetative Nervensystem, das diejenigen Körperfunktionen steuert, die wir nicht willentlich beeinflussen können, kann es Tempo und Kraft des Herzschlags regulieren.

Registriert das Großhirn als »denkender Gehirnteil« etwas Bedrohliches oder – wie im Fall des Verliebtseins – den Anblick des ersehnten Partners, so löst es eine ganze Reihe von Aktionen aus, die den Körper in einen Zustand maximaler Aufmerksamkeit und Reaktionsbereitschaft versetzen. Zunächst alarmiert es den so genannten Hypothalamus, der sofort die Ausschüttung von Stresshormonen, vor allem von Adrenalin, veranlasst; zugleich sendet es über bestimmte vegetative Nervenfasern an das Herz den Befehl, sich gewissermaßen für alle Fälle schon einmal für all das, was jetzt folgen könnte, bereit zu machen.

Insofern haben Angst und Liebe, so unterschiedlich sie grundsätzlich sind, viel gemeinsam: Beide versetzen den Organismus in erhöhte Alarmbereitschaft, was sich unter anderem darin äußert, dass uns das Herz tatsächlich »bis zum Hals schlägt«.

Liebe 4

Warum spüren wir, wenn wir verliebt sind, »Schmetterlinge im Bauch«?

Daran ist nach neuesten Erkenntnissen unser »zweites Gehirn« schuld. Amerikanische Wissenschaftler haben in Experimenten gezeigt, dass die etwa 100 Millionen Nervenzellen, die den Verdauungstrakt umgeben, tatsächlich als eine Art »Bauchhirn« fungieren, das unbewusst die Körperreaktionen bei psychischen Prozessen speichert. Diese Informationen beeinflussen dann über eine Vielzahl nervlicher Verbindungen auch die rationalen Entscheidungen des »Kopfhirns«.

Gefühl und Intuition kommen den Forschern zufolge tatsächlich »aus dem Bauch heraus«. Nach ihrer Auffassung nehmen wir die ungeheure Fülle der Signale aus dem Bauch in Richtung Gehirn – außer Alarmzeichen wie Übelkeit, Erbrechen oder Schmerzen – nur nicht bewusst wahr. Als Resultat vermuten die Wissenschaftler eine »Emotions-Gedächtnis-Bank« im Kopfhirn,

die alle nach oben gesendeten Reaktionen und Daten des Bauches sammelt: etwa unangenehme Gefühle bei beängstigenden Situationen wie die Bauchschmerzen vor einer Prüfung, aber auch biologische Zeichen der Vorfreude, wie das harmlose Kribbeln im Bauch, wenn wir uns verlieben, oder die irritierende Ablehnung beim Augenkontakt mit bestimmten Zeitgenossen.
Jedes Mal, wenn wir dann in eine ähnliche Situation geraten, wird unser Gefühl und Verhalten massiv von jenen unbewussten Informationen aus dem gigantischen Katalog gespeicherter Gefühle mitgeprägt: Verliebtsein lässt dann sofort wieder die »Schmetterlinge im Bauch« herumschwirren.

Liebe 5

Warum sind Verliebte krank?
Regelrecht krank sind sie natürlich nicht. Dennoch hat nach Untersuchungen von Wissenschaftlern der Universität Pisa Verliebtsein viel mit zwanghaften Verhaltensstörungen gemeinsam. Bei beiden »seelischen Störungen« lassen sich im Gehirn ähnliche strukturelle und chemische Veränderungen nachweisen, die dazu führen, dass sich zwanghaft Kranke und Verliebte gleichermaßen stundenlang mit einer bestimmten Sache oder einem Menschen gedanklich beschäftigen können, ohne dass es dafür rationale Gründe gibt.
Auch biochemische Gemeinsamkeiten konnten die Wissenschaftler bei einem Vergleich der beiden »Krankheiten« finden: So weisen sowohl Verliebte als auch Zwangskranke einen zu geringen Spiegel an Serotonin auf, einem so genannten Neurotransmitter, der im Gehirn für die Impulsübertragung von einer Nervenzelle zur anderen verantwortlich ist. Ein solcher Serotoninmangel kann Aggressionen auslösen, Hemmungen abbauen und Menschen zu völlig irrationalen Handlungen bewegen.
Die Störung des Serotonin-Gleichgewichts ist bei Verliebten aber nicht von langer Dauer: Bereits nach wenigen Monaten, wenn das erste Gefühl des Überschwangs vorüber ist, steigen die Werte wieder auf Normal an, wie dies auch bei Zwangskranken der Fall ist, wenn sie medikamentös behan-

delt werden. Die Krankheit »Verliebtsein« bedarf also keiner medikamentösen Behandlung, sondern vergeht mit der Zeit ganz von selbst.

Liebe 6

Warum haben viele Frauen ausgerechnet während der Schwangerschaft ein besonders starkes Verlangen nach körperlicher Liebe?
→ *Schwangerschaft 20*

Linkshänder 1

Warum sind die meisten Menschen Rechts- und nicht Linkshänder?
Ob wir Rechts- oder Linkshänder werden, ist in unserem Gehirn schon bei der Geburt festgelegt. Die linke Körperseite wird nämlich von der rechten Gehirnhälfte kontrolliert und umgekehrt. Deshalb werden wir Rechtshänder, wenn die linke, und Linkshänder, wenn die rechte Gehirnhälfte dominant ist.
Etwa 88 Prozent der Menschen sind Rechtshänder; es gibt allerdings auch Personen, die für eine Tätigkeit die rechte und für eine andere die linke Hand benützen. Menschen, bei denen keine Gehirnhälfte vorherrscht und die daher beide Hände völlig gleichwertig verwenden können, sind jedoch extrem selten.

Linkshänder 2

Ist Linkshändigkeit erblich?
Eine erbliche Komponente besteht zweifellos: Die Hälfte aller Kinder, deren beide Eltern Linkshänder sind, sind dies ebenfalls; und sogar aus Ehen, bei denen nur einer der Partner Linkshänder ist, gehen dreimal so oft linkshändige Kinder hervor wie aus Rechtshänder-Ehen.

Linkshänder 3

Sind Linkshänder intelligenter?

Ja und nein. Untersuchungen haben gezeigt, dass sich unter den Hochbegabten anteilmäßig mehr Linkshänder als in der Gesamtbevölkerung finden. So gibt es unter den Mitgliedern von »Mensa«, dem internationalen Verein der intelligentesten Menschen, doppelt so viele Linkshänder, wie es deren Anteil an der Gesamtbevölkerung erwarten ließe. Daraus darf man jedoch nicht einfach schließen, Linkshänder seien insgesamt intelligenter; der Anteil von Linkshändern bei Minderbegabten scheint nämlich gleichfalls erhöht zu sein.

Linkshänder 4

Kann die zwangsweise Umschulung eines Linkshänders zum Rechtshänder zum Stottern führen?

Das ist in der Tat nicht völlig von der Hand zu weisen. Die Umschulung der ja vom Gehirn festgelegten Händigkeit – insbesondere das Schreiben mit der nicht dafür vorgesehenen Hand – verändert die natürlichen Arbeitsabläufe innerhalb des Gehirns ganz erheblich.

Wenn ein Linkshänder mit seiner nicht dafür vorgesehenen rechten Hand schreiben muss, kommt es zu Kompetenzschwierigkeiten zwischen den beiden Gehirnhälften *(→ Linkshänder 1)*, denn so darf die starke Hälfte, die eigentlich regieren will, nicht aktiv werden, da die schwächere und dafür nicht kompetente andere Hälfte nun den komplizierten Schreibprozess steuern muss. Dies führt im Gehirn nicht nur zu einem wesentlich höheren und komplizierteren Arbeitsaufwand, sondern kann auch eine Vielzahl weiterer Konsequenzen nach sich ziehen.

So findet man bei umgeschulten Linkshändern nicht selten Gedächtnisprobleme, Konzentrationsschwierigkeiten, Ungeschicklichkeit, Lese- und Rechtschreibprobleme sowie feinmotorische Störungen, die sich beispielsweise in einer schlechten Schrift niederschlagen. Hinzu kommen häufig eine ausge-

prägte Raum-Lage-Labilität, d. h. das Verwechseln von links und rechts und tatsächlich oft auch Sprachprobleme bis hin zum Stottern.
Wie sehr die Händigkeit mit dem Stottern – und auch mit dem Geschlecht – zusammenhängt, haben kürzlich amerikanische Forscher festgestellt, die in einer Studie zu dem Resultat kamen, dass es nahezu unmöglich ist, eine Frau zu finden, die Linkshänderin ist und gleichzeitig Schwierigkeiten mit dem Redefluss hat.

Lispeln

Warum lispeln manche Menschen?
Unter Lispeln versteht man eine Störung der Aussprache von »S«-Lauten und deren Verbindungen wie »SP«, »ST« und »STR« usw. Diese Laute zu erlernen, bereitet manchen Kindern erhebliche Schwierigkeiten, und einige können sie erst mit sechs oder sieben Jahren korrekt aussprechen.
Legen Kinder das Lispeln nie ab und behalten es sogar bis ins Erwachsenenalter bei, so gibt es dafür im Wesentlichen zwei Gründe: Zum einen leiden die Betroffenen möglicherweise unter einer Schwerhörigkeit für hohe Töne bzw. Frequenzen. Dann ist es ihnen unmöglich, »S«-Laute, deren Frequenz über 4 000 Hertz liegt, korrekt zu hören; und was man nicht richtig hört, kann man auch nicht fehlerfrei nachsprechen. Die Kinder artikulieren die Laute dann entsprechend der eigenen Wahrnehmung: Wenn sie nicht lispeln, sprechen sie oft ein viel stumpferes als das normale »S« oder sie ersetzen es einfach durch andere Laute, z. B. ein »F«.
Eine andere mögliche Ursache für das Lispeln liegt in Entwicklungsstörungen, die zur Beeinträchtigung von Lippen-, Kiefer- oder Zungenbewegungen führen. Die Aktionen, die zur Aussprache von »S«-Lauten erforderlich sind, sind nämlich höchst kompliziert und erfordern eine genau aufeinander abgestimmte Tätigkeit der beteiligten Mundmuskeln. Deshalb findet man Lispler besonders oft unter Kindern, die ihren Mund nicht ordentlich schließen können, z. B. ihre Zunge in Ruhelage zwischen die Zähne schieben, oder unter Schluckstörungen leiden.

Daneben hat manchmal auch die Zahnstellung einen Einfluss auf das Lispeln. In diesen Fällen kann es passieren, dass die Störung mit dem Durchbruch der bleibenden Schneidezähne – etwa im Alter von sieben oder acht Jahren – ganz von selbst verschwindet.

Luftfeuchtigkeit

Wieso empfinden wir Hitze bei hoher Luftfeuchtigkeit besonders intensiv?
→ *Hitze 2*

Lunge

Warum schädigt ständiges Einatmen von Staub die Lunge?
In der Lunge jedes Menschen, der gezwungen ist, verschmutzte Luft zu atmen – also vor allem in der von Großstadtbewohnern –, finden sich Unmengen von Staubteilchen, die die Tätigkeit des Organs jedoch normalerweise nicht nennenswert beeinträchtigen. Erst wenn man über einen längeren Zeitraum ständig größere Staubmengen einatmet, wird die Lunge ernsthaft und nachhaltig geschädigt.
Dabei muss man zwei Arten von schmutzbedingten Lungenleiden unterscheiden: zum einen die vergleichsweise milden Krankheiten, wie beispielsweise die »Kohlenstaublunge«, die durch glatte, weiche Staubteilchen ausgelöst werden; zum anderen die von scharfkantigen Partikeln hervorgerufenen Erkrankungen, die gefährliche, knotenförmige Organveränderungen mit Bindegewebsvermehrung und Narbenbildung erzeugen. In diese Gruppe gehört als bekanntes Krankheitsbild die so genannte Silikose, die sich durch fortwährendes Einatmen von höchst gefährlichem, kieselsäurehaltigem Staub entwickelt.
Im Vordergrund der krankheitsbedingten Störungen steht eine allmählich zunehmende Atemnot, die in schlimmeren Fällen von Reizhusten und Auswurf begleitet wird. Das Herz, das ja ständig Blut zur Sauerstoffaufnahme

in die Lunge pumpt, stößt auf wachsenden Widerstand und zeigt zunehmende Anzeichen einer Überlastung: Die Sauerstoffsättigung des Blutes sinkt. Hinzu kommt, dass sich in dem vorgeschädigten Lungengewebe ernste Krankheiten wie Tuberkulose und vor allem Lungenkrebs wesentlich leichter entwickeln können als in einem gesunden Organ.

Lymphknoten

Warum schwellen bei vielen Krankheiten die Lymphknoten an?
Lymphknoten sind in das System der Lymphgefäße eingeschaltete, etwa linsen- bis bohnengroße Organe, die die Lymphe filtern und reinigen, indem sie sie bei einer Infektionskrankheit von Mikroorganismen und deren Giftstoffen sowie von Zelltrümmern befreien. Dabei zeigen sie selbst entzündliche Reaktionen und schwellen an.
Daneben produzieren die Lymphknoten so genannte Lymphozyten: Blutzellen, die bei der Abwehr infektiöser Prozesse ebenfalls eine wichtige Rolle spielen. Ist im Rahmen einer solchen Abwehrmaßnahme die Lymphozytenproduktion massiv gesteigert, so führt auch das zu einer tastbaren Schwellung der Lymphknoten in der Nähe des Infektionsherdes.
Besonders häufig findet man vergrößerte Lymphknoten in Achselhöhle oder Leistenbeuge. Die schmerzhafte Schwellung zwingt den Betroffenen nicht selten zu einer Schonhaltung, außerdem hat er oft Fieber.

M

Magen 1

Warum knurrt bei Hunger der Magen?
→ *Hunger 2*

Magen 2

Warum schlagen uns Stress und Ärger auf den Magen?
Wie sehr Magen und Darm mit unserem allgemeinen Wohl- oder Missbefinden verknüpft sind, wird aus zahlreichen Sprichwörtern deutlich, von denen »Das liegt mir schwer im Magen«, »Das macht mir Bauchschmerzen«, »Das kann ich nicht verdauen« oder »Das macht mich sauer« nur die bekanntesten sind. Und es ist ja tatsächlich so, dass viele von uns bei Stress und Ärger Magenschmerzen bekommen und dass es ihnen dadurch den Appetit verschlägt.
Früher glaubte man, daran sei in erster Linie eine vermehrte Produktion von Magensäure schuld. Doch nach neueren Untersuchungen sind es eher gestörte Magen- und Darmbewegungen, auf die rund 60 Prozent aller Magenbeschwerden zurückzuführen sind. Diese Bewegungsunregelmäßigkeiten werden wiederum von vegetativen, also nicht unserem Willen unterworfenen Nerven verursacht, die ihrerseits ganz erheblich von psychischen Faktoren beeinflusst werden. Die Nahrung liegt dann »schwer im Magen« und wird nicht weiterbefördert, sodass es zu den für Entleerungsstörungen typischen Beschwerden wie Völlegefühl, Magendruck, Appetitlosigkeit und manchmal sogar zu Übelkeit und Erbrechen kommt.

Magen 3

Warum atmen wir in bedrohlichen Situationen hektisch, bekommen Herzklopfen, einen trockenen Mund, weiche Knie, kalte Füße und ein flaues Gefühl im Magen?

→ *Angst 1*

Magen 4

Warum macht es dem Magen nichts aus, dass er voll Salzsäure ist?

Die im Magensaft enthaltene Salzsäure greift sämtliche Eiweiße der Nahrung an, leitet so deren Verdauung ein und tötet aufgenommene Bakterien, sodass der Speisebrei im Darm keine Infektionen auslösen kann.

Dafür, dass die Säure keine Löcher in die Magenwand frisst, sorgen spezielle Zellen, die einen zähen Schleim absondern, der auf der Oberfläche der Zellen haftet und einen geschlossenen, den gesamten Mageninnenraum auskleidenden Film bildet. Dieser Schleimfilm stellt einen wirkungsvollen Schutz für die darunter liegende Magenwand dar. Ist er aufgrund mangelnder Durchblutung oder anderer schädigender Einflüsse lückenhaft, so entsteht an dieser Stelle ein Krater, ein so genanntes Magengeschwür.

Magersucht

Warum leiden so viele junge Mädchen und Frauen an Magersucht und Bulimie?

Rund die Hälfte aller Mädchen träumt schon im Kindesalter von einer Modelkarriere, für die Schlanksein eines der wichtigsten Auswahlkriterien ist. Da aber sämtliche Frauen- und Fitnesszeitschriften nicht müde werden, zu behaupten, das Körpergewicht ließe sich allein durch das Essverhalten beeinflussen, entsteht bei den Mädchen die Überzeugung, es bedürfe lediglich eiserner Disziplin, um schlank zu sein und zu bleiben. Wenn nun der Ver-

zicht auf Essen zum ersten Mal das erwartete Ergebnis bringt, sind die Mädchen höchst beglückt und loben sich im Stillen selbst.
Dieses Selbstlob verstärkt aber ihr Verhalten und kehrt den normalen biologischen, überall im Tierreich zu beobachtenden Mechanismus um, nach dem Nahrung durch Freisetzung von Glückshormonen Belohnung bedeutet. Mit der Zeit beobachtet man bei den Betroffenen gerade das Gegenteil: Als Belohnung empfinden sie nicht die Nahrung, sondern den Verzicht darauf, ein unseliges Phänomen, das durch anerkennende Äußerungen anderer Menschen – »Du bist aber schön schlank« – noch verstärkt wird.
Wenn sich dann das nächste Mal das Hungergefühl meldet, denkt die Betroffene nicht mehr: »Ich muss jetzt etwas essen«, sondern: »Ich kann der Versuchung widerstehen«. Und wenn sie das dann tatsächlich wieder schafft, macht sich in ihr eine solche Begeisterung breit, dass irgendwann allein der Hunger ausreicht, dieses Hochgefühl auszulösen. Zwar meldet sich zwischendurch möglicherweise die Vernunft, und das Mädchen sagt sich: »Ich habe erhebliches Untergewicht; jetzt ist es genug«. Doch der Versuch, wieder normal zu essen, scheitert, weil nun allein schon der Gedanke an Nahrung Abneigung, ja sogar Ekel auslöst. Die Selbstbestätigung durch das gelungene Abnehmen ist dann nämlich längst so tief im Unterbewusstsein verankert, dass der Körper nur noch beim Nichtessen Glückshormone produziert.
Die auf diese Weise herbeigeführte Gewichtsabnahme kann enorme Ausmaße annehmen und bis zur völligen Auszehrung, ja sogar zum Tod führen. Durch die extreme Mangelernährung werden nahezu alle Körperfunktionen in Mitleidenschaft gezogen, was sich unter anderem darin äußert, dass vielfach sogar die Menstruation ausbleibt.
Dagegen handelt es sich bei der verwandten Bulimie – das Wort bedeutet so viel wie »Heißhunger« – um eine Essstörung, bei der die betroffenen Frauen Riesenmengen von Nahrung – in Extremfällen mit bis zu 2 000 Kilokalorien Nährwert – auf einmal in sich hineinschlingen und anschließend – getrieben von Schuldgefühlen und der panischen Furcht, dick zu werden – dafür sorgen, dass sie das Aufgenommene gleich wieder erbrechen. Manche verwenden, um schlank zu bleiben, auch Abführmittel in größeren Mengen oder legen strenge Fastenperioden ein.

Während Magersüchtige, obwohl sie oft spindeldürr sind, fast immer leugnen, krank zu sein, wissen Bulimiekranke meist um ihre Störung. Durch ihren Heißhunger halten sie – wenn auch anfallartig – ihre notwendige Kalorienversorgung aufrecht, sodass sie in der Regel nicht untergewichtig sind. Allerdings nagt die Tatsache, dass es ihnen nicht gelingt, ihre Schlankheitsbemühungen konsequent durchzuhalten, oft dermaßen an ihrem Selbstwertgefühl, dass sie in schwere Depressionen verfallen können und nicht selten sogar Selbstmordabsichten hegen.

Mandeln 1

Wozu brauchen wir die Mandeln, und warum können wir auch darauf verzichten?

Die beiden Gaumenmandeln am Übergang vom Mund zum Rachen, die Zungenmandel am hinteren Zungenrand und die Rachenmandel am Dach des Rachens haben alle eine wichtige Funktion im Rahmen des körpereigenen Immunsystems: Sie besitzen spezielle Abwehrzellen, mit denen sie durch den Mund eindringende Krankheitserreger bekämpfen.

Besonders groß sind die Mandeln bei Kindern, was daran liegt, dass Kinder im Lauf des ersten Lebensjahrzehnts eine Reihe von Infektionskrankheiten durchmachen, bei deren Abwehr die Mandeln an Umfang zunehmen. Ab der Pubertät werden die Mandeln dann normalerweise wieder kleiner.

Kommt es häufiger zu bakteriellen Entzündungen der Gaumenmandeln oder erschwert die Wucherung der Rachenmandel die Atmung, so stellt sich die Frage der operativen Entfernung. Damit ist man heutzutage jedoch zurückhaltender als früher, weil man erkannt hat, dass die Mandeln zwar hauptsächlich in der frühen Jugend, aber in geringerem Umfang durchaus auch noch später für die Infektabwehr wichtig sind. Dass wir trotzdem auch ohne Mandeln leben können, liegt daran, dass es im Körper noch eine ganze Reihe weiterer ähnlicher Gebilde gibt, die die Abwehrfunktion der Mandeln übernehmen können.

Ob man die Mandeln entfernt, hängt also immer vom konkreten Einzelfall ab. Sind sie mehrmals im Jahr entzündet und müssen mit Antibiotika behandelt werden, empfehlen die meisten Ärzte die Operation. In diesem Fall fangen die Mandeln nämlich nicht länger Krankheitskeime ab, sondern bieten selbst einen idealen Nährboden für Infektionen, die am Ende auch Herz oder Gelenke erfassen können.

Mandeln 2

Wieso müssen bei Kindern häufig die »Polypen« entfernt werden?

Was da entfernt wird, sind in Wirklichkeit gar keine »Polypen«, also gutartige Schleimhautwucherungen, vielmehr handelt es sich um die stark vergrößerte Rachenmandel *(→ Mandeln 1)*. Diese Rachenmandel ist ein aus lymphatischem Gewebe – d. h. aus Drüsen und kleinen Lymphknoten – bestehendes Gebilde am Dach des Rachens, das bei der Abwehr von Infektionen, also beim Eindringen von Krankheitserregern über Mund und Nase, eine gewisse Rolle spielt.

Bisweilen neigt das kleine Organ – aufgrund einer erblichen Veranlagung sowie anderer, weitgehend ungeklärter Gründe – dazu, ziemlich stark zu wuchern, und engt dann die Atemwege erheblich ein. Das erschwert in zunehmendem Maß die Atmung durch die Nase und begünstigt auf diese Weise häufig die Entstehung eines chronischen Schnupfens

Verlegt die Wucherung die so genannte Eustachi-Röhre, eine häutige Verbindung zwischen Rachen und Mittelohr, so ist in der Regel eine Entzündung der Schleimhaut dieser Röhre, ein so genannter Tubenkatarrh, die Folge. Darüber hinaus ist eine Rachenmandelvergrößerung dadurch, dass sie die Atemwege einengt, nicht selten der Grund für nächtliches Schnarchen *(→ Schnarchen 1)*.

Aus all diesen Gründen ist es sinnvoll, eine krankhaft vergrößerte Rachenmandel operativ zu entfernen.

Männer 1

Können Männer »ein bisschen schwanger« sein?
→ *Schwangerschaft 16*

Männer 2

Warum sind Männer die aggressiveren Autofahrer?
→ *Autofahren 1*

Männer 3

Warum haben Männer, die ja kein Baby stillen können, zwei Brustwarzen?
→ *Brustwarzen*

Männer 4

Haben Männer ebenfalls Wechseljahre?
→ *Wechseljahre 3*

Männer 5

Warum werden Frauen älter als Männer?
→ *Alter 6*

Männer 6

Wer hört besser: Männer oder Frauen?
→ *Hören 4*

Männer 7

Warum haben Frauen häufiger X-Beine als Männer?

→ *X-Beine*

Männer 8

Warum leiden Frauen häufiger unter Verstopfung als Männer?

→ *Verstopfung 1*

Männer 9

Wirken Medikamente bei Männern und Frauen gleich?

→ *Medikamente 2*

Männer 10

Warum wachsen vielen Männern im Alter Brüste?

→ *Brust 3*

Medikamente 1

Warum können wir uns darauf verlassen, dass Arzneimittel, die wir nur in winzigen Mengen schlucken, ganz sicher ins Blut gelangen?

→ *Verdauung 3*

Medikamente 2

Wirken Medikamente bei Männern und Frauen gleich?
Nein, das tun sie nicht. In Versuchen, die amerikanische Wissenschaftler in Zusammenarbeit mit dem Institute of Medicine durchführten, stellte sich nach aufwendiger, 16 Monate langer Arbeit heraus, dass es zwischen Männern und Frauen aus medizinischer Sicht weit mehr Unterschiede gibt, als man bisher angenommen hatte. Seit langem ist bekannt, dass Männer und Frauen eine unterschiedliche Lebenserwartung haben, dass sie verschieden anfällig für Krankheiten sind und dass auch ihr Stoffwechsel nicht identisch funktioniert.
In den Studien stellte sich nun zusätzlich heraus, dass Männer und Frauen auch unterschiedlich auf dieselben Medikamente reagieren. Der Grund für diese Abweichungen ist allerdings noch ebenso unklar wie deren Ausmaß. Die Forscher leiten aus ihren Erkenntnissen die Forderung ab, die Wirkung von neuen Arzneimitteln künftig getrennt bei Männern und Frauen zu untersuchen.

Medikamente 3

Gehen Medikamente und Drogen aus dem Blut der Mutter in das des ungeborenen Kindes über?
Das ist ohne weiteres möglich. Zwar hält die Plazenta (Mutterkuchen), die den mütterlichen vom kindlichen Blutstrom trennt, eine ganze Reihe schädlicher Stoffe zurück, sodass sie dem Kind nicht gefährlich werden können – man spricht in diesem Zusammenhang von der »Plazentaschranke« –, aber es gibt dennoch etliche Substanzen, die in der Lage sind, diese Barriere zu überwinden. Dazu gehören unter anderem Alkohol, Kohlenmonoxid und eine ganze Anzahl von in Drogen enthaltenen Rauschmitteln.

Meerwasser

Warum darf man kein Meerwasser trinken?
Weil Meerwasser etwa drei Prozent Salz enthält. Der Körper kann aber die Salzkonzentration in Schweiß und Urin höchstens auf zwei Prozent hochtreiben. Trinkt man Meerwasser über einen längeren Zeitraum, ist es dem Organismus deshalb nicht mehr möglich, das Salz über seine Ausscheidungen loszuwerden. Es sammelt sich in immer größeren Mengen im Körper an, führt trotz Wasseraufnahme zu furchtbarem Durst und bewirkt schließlich eine tödliche Salzvergiftung.

Menstruation 1

Warum bekommen Mädchen ihre Periode heutzutage viel früher als noch vor 50 oder 100 Jahren?
Der Zeitpunkt der ersten Regelblutung und damit des Beginns der Geschlechtsreife liegt heute knapp unter 12 Jahren. Vor drei Generationen, also um 1900, trat dieses Ereignis wesentlich später ein, nämlich etwa um das 15. Lebensjahr.
Offenbar verfügt der weibliche Körper über einen sehr anpassungsfähigen Steuerungsmechanismus, der erkennt, ab wann eine Schwangerschaft möglich ist. Sind die Lebensbedingungen der Frau gut, steht ihr ausreichend Nahrung zur Verfügung und muss sie keine anstrengenden Abwehrkämpfe gegen schwächende Krankheiten führen, so sind die Voraussetzungen für die erste Schwangerschaft sehr günstig. Liegen diese Bedingungen jedoch nicht vor, wie es vor 100 Jahren bei vielen Frauen der Fall war, sorgt der weibliche Organismus dafür, dass die betreffende Frau nicht zu früh empfängnisbereit wird.

Menstruation 2

Warum klagen viele Frauen während ihrer Periode über Bauchschmerzen?
An den Beschwerden, die zusammen mit der monatlichen Regelblutung auftreten, sind – von Frau zu Frau unterschiedlich – mehrere Ursachen schuld. Der Hauptgrund liegt darin, dass der überaus enge Gebärmutterhals zur Abstoßung von Schleimhaut und Blut erheblich gedehnt werden muss, und das geht – ebenso wie bei einer Geburt – leider meist nicht ohne Schmerzen vonstatten.

Menstruation 3

Wieso haben viele Frauen vor der Menstruation das Gefühl, aufgeschwemmt zu sein?
Das kommt daher, dass das Hormon Progesteron, das vom Eierstock nach dem Eisprung abgegeben wird, nicht nur dafür sorgt, dass sich die Gebärmutterschleimhaut auf eine mögliche Schwangerschaft vorbereitet und beträchtlich anschwillt, sondern im Körper auch erhebliche Mengen Wasser zurückhält. Im Durchschnitt sind das etwa zweieinhalb Liter, gewichtsmäßig also ebenso viele Kilogramm.

Menstruation 4

Weshalb bleibt bei aktiven Sportlerinnen gelegentlich die Periode aus?
Dafür ist vermutlich die im Vergleich zu Nichtsportlerinnen erheblich geringere Fettmenge des Körpers schuld. Der Organismus verfügt nämlich über eine Unzahl komplizierter Regelmechanismen, die dafür sorgen, dass er sich auf alle möglichen Bedingungen optimal einstellt. Und ein solcher Regelkreis ist es offenbar, der der Hirnanhangdrüse meldet, der Körper sei aufgrund der zu geringen Fettmenge auf eine Schwangerschaft nicht genügend vorbereitet. Prompt stoppt die Hirnanhangdrüse die Ausschüttung jenes

Hormons, das die weibliche Periode in Gang setzt. Letztendlich ist diese ja Monat für Monat auf eine folgende Schwangerschaft hin ausgerichtet und somit sinnlos, wenn andere Faktoren dem entgegenstehen.

Menstruation 5

Kann eine Frau trotz bestehender Schwangerschaft ihre Regelblutung bekommen?

→ *Schwangerschaft 2*

Menstruation 6

Warum sind viele Frauen vor ihrer Menstruation nervös und gereizt?

Obwohl viele Frauen sich der Tatsache sehr wohl bewusst sind, dass sie vor ihrer Periode besonders nervös, gereizt und aggressiv, aber vielfach auch ängstlich und unentschlossen sind und sich auf nichts konzentrieren können, sind sie nicht in der Lage, etwas dagegen zu tun. Warum das so ist, ist bisher nicht völlig klar. Viele Forscher halten ein Ungleichgewicht zwischen den Hormonen Östrogen und Gestagen im Zusammenhang mit der Menstruation für die Ursache; doch dafür konnten in zahlreichen Studien keinerlei Beweise erbracht werden.

Erstaunlich ist, dass auch Frauen, denen die Gebärmutter entfernt wurde, die also keine Regelblutung mehr bekommen, unter den geschilderten Symptomen leiden. Voraussetzung scheint in jedem Fall ein Eisprung zu sein, wobei allerdings merkwürdig ist, dass die Beschwerden so gut wie nie bei jungen Mädchen und frühestens zehn Jahre nach der ersten Menstruation auftreten.

Zudem gibt eines zu denken: Viele Frauen, bei denen die erwähnten Stimmungsschwankungen sehr heftig auftreten, schildern eine deutliche Besserung, wenn sie an sich wirkungslose Arzneimittel, so genannte Plazebos *(→ Plazebo)*, bekommen. Da sich diese Plazebos als zumindest ebenso wirksam wie Hormonpräparate erwiesen haben, liegt die Vermutung nahe, dass Nervosität und Reizbarkeit vor der Menstruation ein eher psychisches als körperliches Problem darstellen und möglicherweise auf einer erblichen Anlage beruhen.

Metallischer Geschmack

Warum entsteht beim Beißen auf eine Alufolie manchmal ein »metallischer Geschmack«?
→ *Schmecken 10*

Milz

Warum kann man auch ohne Milz leben?
Weil die beiden wichtigsten Aufgaben der Milz von anderen Organen übernommen werden, die auch sonst schon daran beteiligt sind: die Bildung von Lymphozyten – einer Unterart der weißen Blutkörperchen – von den Lymphknoten und die Vernichtung verbrauchter roter Blutkörperchen von der Leber.

Missbildung 1

Stimmt es, dass ein ungeborenes Kind in der Zeit, in der die Mutter noch gar nichts von ihrer Schwangerschaft weiß, für Missbildungen am anfälligsten ist?
Nein, das stimmt zum Glück nicht. Zum einen ist der Keimling zu Beginn der Schwangerschaft, wenn eine Frau in der Regel noch gar nichts von ihrem Glück weiß, gegen äußere Einflüsse wie Strahlen, Chemikalien, Medikamente, Alkohol, Nikotin oder Infektionskrankheiten noch recht widerstandsfähig, zum anderen gilt in den ersten Wochen das so genannte Alles-

oder-nichts-Prinzip: Entweder die Schädigung ist so groß, dass der Embryo sofort abstirbt, dass es also zu einer Fehlgeburt kommt, oder der Keim nimmt überhaupt keinen Schaden und entwickelt sich ganz normal.
In dieser Zeit bedeutet die Tatsache, dass eine Frau schwanger ist, also immer auch, dass es ihrem Kind gut geht. Erst wenn die Organbildung um die siebte Schwangerschaftswoche beginnt, reagiert der Embryo auf schädigende Einflüsse ausgesprochen sensibel.

Missbildung 2

Das Risiko kindlicher Missbildungen nimmt mit fortschreitendem Alter der Mutter erheblich zu. Warum nicht auch mit dem Alter des Vaters?
Daran, dass eine Frau, je älter sie wird, im Fall einer Schwangerschaft ein immer höheres Risiko trägt, ein krankes Kind zur Welt zu bringen, sind so genannte »Chromosomenaberrationen« – Abweichungen von der normalen Anzahl oder Struktur der Chromosomen – schuld. Diese haben unterschiedliche Missbildungen zur Folge, von denen das »Downsyndrom«, das man früher auch als »Mongolismus« bezeichnete, das bekannteste ist. Kommt bei 20-jährigen Frauen noch ein Krankheitsfall auf 1 500 Geburten, so fällt bei 30-jährigen bereits einer auf 800 Entbindungen; und von den 40-jährigen werdenden Müttern bringt gar jede 20. ein krankes Kind zur Welt.
Dass das Alter des Vaters eine wesentlich geringere Rolle spielt, liegt an der Tatsache, dass eine Frau pro Monat nur eine einzige Eizelle produziert. Weist diese eine Chromosomenschädigung auf und kommt es in diesem Monat zur Befruchtung, so ist der daraus hervorgehende Keim zwangsläufig missgebildet oder stirbt gleich ab. Ein Mann aber verfügt selbst für den Fall, dass etliche seiner Samenfäden geschädigt sind, noch über Millionen gesunder Spermien, sodass das Risiko gering ist, dass ausgerechnet ein »krankes« die Eizelle der Frau befruchtet.

Mittagsschlaf 1

Warum nimmt das Bedürfnis nach einem Mittagsschlaf mit dem Alter zu?
→ *Schlaf 11*

Mittagsschlaf 2

Warum erfrischt uns ein kurzer Mittagsschlaf oft mehr als ein langer?
→ *Schlaf 12*

Mückenstich

Warum verursacht ein Mückenstich Hautschwellungen und Juckreiz?
Mückengift hat auf die Haut dieselbe Wirkung wie das Blattgift der Brennnessel: Es setzt in bestimmten Zellen der Lederhaut eine Substanz namens Histamin frei, die auch beim Zustandekommen von Allergien eine entscheidende Rolle spielt. Unter dessen Einfluss weiten sich die Blutgefäße und das Gewebe schwillt an. Außerdem erzeugt in die Haut gespritztes Histamin einen manchmal fast unerträglichen Juckreiz, der den Betroffenen zu ständigem Kratzen veranlasst *(→ Kratzen 2)*.

Müdigkeit 1

Warum sind wir nachts müde und leistungsschwach?
Hieran ist nicht nur unsere → *innere Uhr* schuld, die wir allenfalls kurzzeitig überlisten, aber keinesfalls verstellen können, sondern vor allem ein Hormon namens Melatonin, das von der nur mandelgroßen, im Zwischenhirn gelegenen Zirbeldrüse gebildet wird. Dieses Hormon beginnt, sobald die Zirbeldrüse vom schwindenden Tageslicht zur Tätigkeit angeregt wird, in unseren Körper zu strömen und hat die Aufgabe, uns schläfrig zu

machen. Egal, was wir in der Stille der Nacht treiben, das Melatonin überschwemmt unseren Körper. Seine Konzentration erreicht gegen zwei Uhr morgens einen Gipfel und ist dann vier- bis sechsmal höher als tagsüber. Auch wenn wir um diese Zeit wach sind, wird unsere Fähigkeit zur Bewältigung selbst einfacher Aufgaben von dieser Flut überspült.

Hierin liegt wohl auch der Grund, warum in den frühen Morgenstunden so viele Unfälle passieren. In einer Studie hat sich gezeigt, dass Unfälle, an denen nur ein einziges Auto beteiligt war, frühmorgens 16-mal so häufig passieren wie später am Tag; und das, obwohl die meisten Fahrer acht Stunden lang geschlafen haben. Solange das Melatonin durch unsere Adern strömt, ist unser Gehirn auf Schlaf programmiert, ob wir wollen oder nicht. Da kann es leicht passieren, dass unser Bewusstsein für zwei, drei Sekunden abschaltet, ohne dass wir das bemerken.

Es ist verständlich, dass in dieser Zeit die Gefahr, einen verhängnisvollen Fehler zu begehen, besonders groß ist. Der verheerende Chemieunfall im indischen Bophal geschah kurz nach Mitternacht; der Kernreaktor in Tschernobyl explodierte um 1.23 Uhr; und der Störfall im Kernreaktor Harrisburg begann um vier Uhr morgens.

Ein anderer Grund, warum wir in dieser Zeit am wenigsten leistungsfähig sind, liegt möglicherweise im Absinken unserer Körpertemperatur. Diese kann zwischen drei und vier Uhr morgens vom Tagesnormwert von etwas über 37 °C auf unter 36 °C absinken.

Müdigkeit 2

Warum sind wir morgens manchmal müde, obwohl wir lang genug geschlafen haben?

→ *Schlaf 7*

Mumps

Warum ist Mumps für Jungen gefährlicher als für Mädchen?

Bei »Mumps« oder »Ziegenpeter« handelt es sich um eine virusbedingte Entzündung der Ohrspeicheldrüse, an der vorzugsweise Kinder zwischen 6 und 15 Jahren erkranken. Jüngere Kinder besitzen nämlich noch so viele mütterliche Antikörper, dass ihnen die Krankheitserreger – Viren, die durch Sprechen oder Anniesen von einem Menschen auf den anderen übertragen werden – nichts anhaben können.

In vielen Fällen verläuft die Krankheit so leicht, dass sie überhaupt nicht bemerkt wird; in anderen kommt es zu schweren Symptomen und – das macht Mumps so tückisch – zu gefährlichen Komplikationen: So bricht etwa bei jedem zehnten Erkrankten – vorzugsweise bei Jungen – eine Gehirn- oder Hirnhautentzündung aus; und etwa 20 bis 30 Prozent der Jungen, die erst nach der Pubertät an Mumps erkranken, bekommen eine Hodenentzündung, die in besonders schlimmen Fällen sogar zur Unfruchtbarkeit führen kann. Außerdem kommt es ab und zu vor, dass im Gefolge von Mumps eine ausgeprägte Schwerhörigkeit bis hin zur Taubheit entsteht. Grundsätzlich kann man sagen, dass die Gefahr ernster Begleitkrankheiten umso größer ist, je später man an Mumps erkrankt.

Bei Mädchen sind schwere Komplikationen weitaus seltener. Nur ausnahmsweise treten bei ihnen im Zusammenhang mit Mumps einmal Eierstock- und Brustdrüsenentzündungen auf. Erkranken Schwangere an Mumps, so kann – wieder sehr selten – eine Fehlgeburt die Folge sein.

Allerdings sind, da heutzutage die meisten Kinder gegen Mumps geimpft werden, ernste Folgen bei Jungen wie bei Mädchen außerordentlich selten geworden. Und eines trifft für alle zu: Wer Mumps einmal überstanden hat, ist für den Rest seines Lebens dagegen immun.

Mundgeruch 1

Wie entsteht Mundgeruch?
Ursache dieser für den Betroffenen höchst unangenehmen Erscheinung ist sehr häufig eine nicht ausreichend gepflegte Mundhöhle. Werden die Zähne nämlich schlecht geputzt, so zersetzen sich dort unter dem Einfluss von Bakterien Speisereste, wobei übelriechende Schwefelgase entstehen. Auch Zähne, die ausgedehnte Defekte aufweisen, verströmen einen abstoßenden, fauligen Gestank.
Eine weitere mögliche Ursache liegt in der Entzündung des Zahnbetts, in deren Verlauf sich oft tiefe Spalträume zwischen Zahn und Zahnfleisch, so genannte Zahnfleischtaschen, bilden. In diesen sammelt sich ein entzündliches Sekret an, das häufig ebenfalls außerordentlich unangenehm riecht.
Nicht selten ist es auch eine mit dicken Belägen bedeckte Zunge oder eine eitrige Mandelentzündung, die zu üblem Mundgeruch führt, und schließlich kann der Grund sogar in Magenkrankheiten oder schlicht darin liegen, dass der Betroffene lange nichts gegessen hat.

Mundgeruch 2

Warum riechen wir den eigenen Mundgeruch nicht?
Zwar versuchen viele Menschen, sich über den Geruch ihrer Atemluft klar zu werden, indem sie in die hohle Hand hauchen oder den Handrücken ablecken und anschließend daran riechen, aber diese Methode funktioniert nicht. Das liegt schlicht daran, dass sich unsere Sinne an einen dauerhaften Reiz gewöhnen und dann nur noch deutliche Veränderungen registrieren.
Und da wir ja bei jedem Atemzug einen Teil der durch den Mund ausgeatmeten Luft mit der Nase wieder aufnehmen, können wir den eigenen Mundgeruch aufgrund dieses Gewöhnungseffektes nicht erkennen. Die einzige zuverlässige Möglichkeit, unseren Atem zu beurteilen, besteht daher in der manchmal etwas peinlichen Methode, einen Mitmenschen zu befragen.

Mundschleimhaut

Warum heilen Verletzungen der Mundschleimhaut so gut?
Dies liegt an weißen Blutkörperchen, die aus den Mandeln stammen und die man auch als »Speichelkörperchen« bezeichnet. Sie verleihen dem Speichel eine mehr oder minder starke Abwehrkraft, indem sie Krankheitskeime unschädlich machen. Dies verhindert bis zu einem gewissen Grad, dass eine Verletzung in der Mundschleimhaut von Keimen besiedelt wird, und ist deshalb der Heilung speichelbedeckter Wunden außerordentlich förderlich. Hierin liegt vermutlich auch der Grund, warum Tiere, beispielsweise Hunde, Wunden hingebungsvoll ablecken.

Mund-zu-Mund-Beatmung

Warum funktioniert die Mund-zu-Mund-Beatmung?
Weil wir von den 21 Prozent Sauerstoff der Luft beim Atmen nur etwa ein Fünftel verbrauchen. Der Rest, den wir wieder ausatmen, reicht vollkommen, um einen Verunglückten ausreichend mit Sauerstoff zu versorgen.

Musik 1

Warum sind manche Menschen ausgesprochen unmusikalisch?
Hieran ist nach neueren Studienergebnissen, die Forscher der amerikanischen Gesellschaft für Neurowissenschaft präsentierten, eine – zum Glück seltene – Entwicklungsstörung des Gehirns schuld, die als »Dysmusia« bezeichnet wird. Betroffene Menschen können niemals ein Instrument erlernen, ja, sie sind nicht einmal in der Lage, Melodien oder Schwankungen der Tonhöhe zu erkennen bzw. aus einem Musikstück extrem falsche Töne herauszuhören.
Dabei haben sie ansonsten keinerlei Schwierigkeiten mit alltäglichen Geräuschen, Liedtexten oder menschlichen Stimmen. Auch sind bei ihnen In-

telligenz und Gedächtnis keinesfalls schlechter ausgeprägt als bei anderen Menschen. Die Wissenschaftler gehen davon aus, dass der Dysmusia eine ähnliche frühkindliche Gehirnstörung zugrunde liegt wie der Lese-Recht-schreib-Schwäche (Legasthenie).

Musik 2

Warum verbessert sich die Sprachfertigkeit, wenn man ein Instrument lernt?
Weil die intensive Beschäftigung mit der Musik dazu beiträgt, dass ein bestimmter Bereich im Gehirn, der so genannte linke Temporallappen, an Volumen zunimmt. Dort sitzt aber auch das Sprachzentrum, das von der Größenzunahme mitprofitiert.
Forscher der Universität Hongkong gingen diesem Phänomen auf die Spur und stellten fest, dass von 60 Studentinnen diejenigen, die in der Jugend mindestens sechs Jahre lang ein Instrument gespielt hatten, aus einer Reihe vorgelesener Wörter weit mehr behalten konnten als ihre eher unmusikalischen Kolleginnen. Es ist also wohl tatsächlich so, dass beim Üben eines Instrumentes das Sprachzentrum im Gehirn fleißig mittrainiert.

Musik 3

Warum kann Musik regelrecht »high« machen?
Bei dem einen ist es eine klassische Sinfonie, bei einem anderen bassdröhnender Heavy-Metal-Rock: Fast jeder Mensch hat seine Lieblingsmusik, die ihn in selige Verzückung versetzt und bei deren Klängen er alles um sich herum vergisst.
Warum das so ist, glauben amerikanische Forscher herausgefunden zu haben: Die Wissenschaftler spielten Versuchspersonen ihre jeweilige Lieblingsmusik vor, bei der es ihnen vor Wonne eiskalt den Rücken herunterlief, und zeichneten währenddessen mithilfe eines speziellen Verfahrens die Gehirndurchblutung auf. Dabei stellten sie fest, dass die Wonne-Schauer mit einer

auffälligen Veränderung von Herzfrequenz und Atmung verbunden waren; außerdem beobachteten sie eine stetig wechselnde Zu- und Abnahme der Durchblutung in Regionen des Gehirns, von denen man annimmt, dass sie für Motivation, Gefühl und Erregung, für die wohligen Gefühle beim Essen und Trinken und – nicht zuletzt – auch beim Sex zuständig sind. Ebenso wie aufregender Sex kann uns unsere Lieblingsmusik daher regelrecht »unter die Haut gehen«, ja, uns geradezu »high« machen.

Musikantenknochen

Wieso durchzuckt uns bei einem Stoß auf den »Musikantenknochen« so ein merkwürdiges Gefühl?

Zuerst einmal muss richtig gestellt werden, dass es sich bei dem so genannten Musikantenknochen weder um einen musikalischen Körperteil noch um einen Knochen handelt. Was bei einem Stoß auf den Ellenbogen getroffen wird, ist kein Knochen, sondern ein Nervenstamm, und zwar derjenige, der von allen Empfindungsnerven unseres Körpers am oberflächlichsten, d. h. direkt unter der Haut, verläuft.

Weil bei der Nervenübertragung tatsächlich messbare Ströme fließen, fühlt sich die Reizung des Nervs durch direkten Druck wie ein Stromstoß an. Das damit verbundene unangenehme Gefühl beruht zum Teil aber wohl auch darauf, dass die Nervenleitungen unseres Körpers nicht auf unmittelbare Berührung programmiert sind, sodass das Gehirn dann, wenn es doch einmal zu so einem heftigen Reiz kommt, gewissermaßen nicht weiß, was es davon halten soll.

Muskel 1

Worauf beruht das Bodybuilding, und lässt sich dadurch die Größenzunahme eines Muskels beliebig steigern?

→ *Bodybuilding*

Muskel 2

Wie viele Muskeln sind in Aktion, wenn wir gehen?
An einem einzigen Schritt sind mehr als 40 unterschiedliche Muskeln mittelbar oder unmittelbar beteiligt. Dabei handelt es sich nicht nur um diejenigen des Beines oder Beckens, nein, auch die vielfältigen, vor allem am Rücken gelegenen Muskeln, die den Körper gerade halten, spielen eine wichtige Rolle. Träten sie nicht in Aktion, so zöge die Wucht des nach vorn schwingenden Beines den ganzen Körper mit, d. h., wir gerieten bei jedem flotten Schritt in akute Gefahr, auf das Gesicht zu fallen.
Das Zusammenziehen der Rückenmuskeln, das den Körper entgegen der Gehrichtung nach hinten zieht, würde nun wieder zu einem Sturz in umgekehrte Richtung, also auf das Hinterteil führen, wenn nicht auch die Muskulatur der Körpervorderseite tätig würde. Schließlich bedarf es beim Gehen auch noch der Mithilfe etlicher Muskeln, die dafür sorgen, dass wir uns nicht bei jedem Schritt zur Seite drehen.
Dass tatsächlich ein derart kompliziertes Zusammenspiel all dieser Muskeln erforderlich ist, um auch nur einen einzigen vernünftigen Schritt zu ermöglichen, erkennt man deutlich, wenn man einen Menschen beobachtet, der auf glattem Eis versucht, sein Gleichgewicht wiederzufinden.

Muskel 3

Welche sind unsere aktivsten Muskeln?
Das sind nicht etwa die Arm-, Bein- oder Kaumuskeln, ja, nicht einmal unsere Atemmuskeln, die doch unablässig in Bewegung sind. Unsere aktivsten Muskeln sind die Augenmuskeln, die sich Tag für Tag schätzungsweise 100 000-mal bewegen. Selbst in der Nacht machen sie keine Pause, sondern sind während der so genannten REM-Phasen (REM = Rapid Eye Movement = schnelle Augenbewegung), in denen wir träumen *(→ Schlaf 2)*, unablässig damit beschäftigt, die Augäpfel hin- und herzurollen.

Muskel 4

Wieso wird ein Muskel, wenn man ihn nicht beansprucht, dünner?

Diese Erscheinung, die man zum Beispiel sehr gut beobachten kann, wenn der Wadenmuskel nach einem Beinbruch eine Zeitlang unter einem Gipsverband ruhig gestellt wird, bezeichnet der Mediziner als »Inaktivitätsatrophie« (Rückbildung infolge Nichtbeanspruchung). Im Fall eines Muskels kann sie derartige Ausmaße annehmen, dass der Muskel im Vergleich zu seinem ständig beanspruchten Gegenstück geradezu unscheinbar wirkt. Am schnellsten verliert ein Muskel jedoch an Umfang, wenn die zugehörige Nervenverbindung – beispielsweise durch einen Unfall – unterbrochen wird. Dies hängt damit zusammen, dass die Versorgung mit elektrischen Impulsen eine erhaltende Wirkung auf den Muskel hat.

Muskel 5

Woran liegt es, dass sich mit einigen Muskeln wesentlich feinere Bewegungen ausführen lassen als mit anderen?

Das hängt mit der so genannten motorischen Einheit zusammen. Darunter versteht man eine einzelne Nervenzelle mit ihren Fortsätzen, die sich baumartig verzweigen und über eine so genannte motorische Endplatte der Muskelfaser den elektrischen Impuls liefern, der ihre Zusammenziehung bewirkt.

Bei Muskeln, die – wie die Augen- oder Fingermuskeln – sehr schnelle und fein abgestimmte Bewegungen ausführen müssen, versorgt eine solche Nervenzelle nur einige wenige Fasern – bei den Augenmuskeln gerade einmal fünf –, wohingegen sie bei vorwiegend auf hohe Kraftentfaltung ausgelegten Muskeln, beispielsweise bei dem des Oberschenkels, für bis zu 1 000 Muskelfasern zuständig ist. Der Augenmuskel kann also seine Fasern, je nach Bedarf, sehr fein dosiert einsetzen, während sich beim Oberschenkelmuskel große Partien auf einmal verkürzen.

Muskel 6

Kann ein und derselbe Muskel das Bein anwinkeln und strecken?

Das ist vollkommen ausgeschlossen. Ein Muskel kann entweder nichts tun, d. h. vollkommen schlaff sein, oder sich verkürzen, d. h. ziehen. Was er absolut nicht kann, ist schieben bzw. drücken. Deshalb muss der Muskel, der das Bein anwinkelt, d. h. den Unterschenkel nach hinten oben hebt, zwangsläufig an der Rückseite des Beines zwischen Ober- und Unterschenkel ausgespannt sein. Nur dort kann er, wenn er sich kontrahiert, den Unterschenkel hochziehen. Genauso zwangsläufig muss der Muskel, der das Bein wieder streckt, an dessen Vorderseite über das Knie hinweg vom Ober- zum Unterschenkel verlaufen.

Ein anderes Beispiel: Sämtliche Muskeln, die an der Mundöffnung beteiligt sind, die also den Unterkiefer abwärts ziehen, müssen von unten, d. h. vom Hals her kommen, wohingegen diejenigen Muskeln, die den Mund schließen, den Unterkiefer also aufwärts bewegen, vom oberen Gesichtsschädel her am Unterkiefer angreifen müssen.

Einen Muskel, der gleichzeitig in der Lage ist, den Mund zu öffnen und zu schließen, gibt es daher ebenso wenig wie einen, der das Bein anwinkelt und streckt.

Muskel 7

Woran liegt es, dass manche Muskeln von Zeit zu Zeit unkontrollierbar zucken?

→ *Tic*

Muskelkater

Wie entsteht ein Muskelkater?

Lange hat man geglaubt, dass der nach ungewohnter und anstrengender körperlicher Tätigkeit auftretende Schmerz in den beanspruchten Muskeln auf einer Anhäufung von Milchsäure beruht. Heute weiß man jedoch, dass das nicht stimmt, sondern dass der Muskelkater vielmehr Folge zahlreicher kleinster Risse, so genannter Mikrotraumen, im Bereich der Muskelfasern ist. Da die so geschädigten Muskelfasern allerdings recht schnell durch neue ersetzt werden, vergeht der Muskelkater ziemlich rasch, ohne bleibende Schäden zu hinterlassen.

Muttermal

Sind Leberflecken harmlos?

→ *Leberflecken*

Muttermilch

Schützt Muttermilch vor Herzinfarkt?

Ja, das ist offenbar der Fall. Wissenschaftler haben in zwei unabhängigen Studien herausgefunden, dass Kinder, die über einen Zeitraum von 15 Wochen oder länger gestillt werden, später ein geringeres Risiko für Herz-Kreislauf-Erkrankungen haben als andere. Bei Kindern, die bereits vor der 15. Lebenswoche keine Muttermilch mehr erhielten, verschlechterte sich nach den Beobachtungen der Forscher der Blutfluss in den Arterien. 20 Prozent dieser Kinder hatten im Teenageralter erhöhte Cholesterin- und Blutzuckerwerte; außerdem wiesen die Kinder Veränderungen an den Blutgefäßen auf. Zudem hatten Jugendliche, die als Babys gestillt und nicht mit anderer Milch ernährt worden waren, im Durchschnitt einen deutlich niedrigeren Blutdruck.

Dies ist insofern von großer Bedeutung, als zu hohe Cholesterin- und Blutdruckwerte als wichtige Risikofaktoren für die Entstehung von Arterienverkalkung und damit auch für Herzinfarkt und Schlaganfall gelten.

Muttersprache

Wie lernen Kinder ihre Muttersprache?
→ *Sprechen 2*

N

Nachdenken 1

Warum blicken wir beim Nachdenken oft angestrengt nach oben?
Das tun wir immer dann, wenn wir bemüht sind, uns ein bestimmtes Bild ins Gedächtnis zu rufen. Viele Menschen haben nämlich ein visuelles Gedächtnis, d. h., sie erinnern sich vorwiegend an Bilder. Wenn sie beispielsweise für eine Prüfung einen bestimmten Stoff lernen, überlegen sie rasch, wo sich im Lehrbuch ein zugehöriges Diagramm oder eine Abbildung befindet. Und während sie sich dieses Bild ins Gedächtnis holen, blicken sie unbewusst nach oben.
Es gibt aber auch Probleme, die wir gedanklich dadurch zu lösen versuchen, dass wir uns an einmal Gehörtes, beispielsweise an bestimmte Worte, erinnern. In diesem Zusammenhang haben Wissenschaftler eine erstaunliche Entdeckung gemacht: Blicken wir beim Nachdenken nach oben rechts, so versuchen wir, uns an ein Bild zu erinnern. Blicken wir nach oben links, so sind wir angestrengt bemüht, gedanklich ein neues Bild zu formen. Blicken wir nach rechts, versuchen wir, uns an Klänge oder Wörter zu erinnern, und geht unser Blick nach unten links, strengen wir uns an, uns auf anderweitige Gefühle, beispielsweise Geruch oder Geschmack, zu konzentrieren.
Haben wir auf diese Weise die Lösung einer Aufgabe gefunden, richtet sich unser Blick automatisch wieder nach vorne.

Nachdenken 2

Warum kauen manche Menschen ständig an ihren Fingernägeln, und warum kratzen wir uns am Kopf, wenn wir angestrengt nachdenken?
→ *Fingernägel 5*

Nachdurst

Warum haben wir nach reichlichem Alkoholgenuss am nächsten Morgen so einen heftigen Nachdurst?
→ *Alkohol 7*

Nachgeschmack

Warum gibt es einen bitteren, aber keinen süßen Nachgeschmack?
→ *Schmecken 8*

Nacht

Warum erscheinen uns Probleme nachts besonders bedrohlich?
Das liegt daran, dass eine schwierige Situation uns umso stärker ängstigt, je mehr wir uns ihr ausgeliefert fühlen, je weniger wir also dagegen unternehmen können. Und wann sind wir je so hilflos wie nachts? Allein im Bett, dazu noch spärlich bekleidet, fühlen wir uns wehrlos und ausgeliefert. Dazu kommt die Einsamkeit, die es uns verwehrt, uns in unserer Not jemand anderem anzuvertrauen, ja, die uns überhaupt in unserem Herausgerissensein aus unserem sozialen Umfeld besonders verletzlich macht. Dass allein die Möglichkeit, sich auszusprechen, sein Problem vor einem anderen auszubreiten, ganz erheblich dazu beiträgt, das Gefühl der Beklemmung schrumpfen zu lassen, hat wohl jeder schon einmal erlebt. Und

eben gerade diese Möglichkeit wirksamer Hilfe ist uns in der Nacht genommen.
Was das Ganze besonders schlimm macht, ist, dass es nachts nun einmal dunkel ist. Macht die düstere Umgebung allein schon vielen Menschen Angst, so verstärkt sie auch bei in dieser Hinsicht Unempfindlichen das Gefühl der Bedrohung oder die immer mehr zur Gewissheit werdende Überzeugung, nicht mehr zurechtzukommen, ganz erheblich.
Deshalb ist es, wenn uns in der bedrohlichen und düsteren Stille der Nacht unsere Probleme zu überwältigen drohen, sehr sinnvoll, Licht zu machen, das Radio einzuschalten oder einen kleinen Spaziergang durch die Wohnung zu unternehmen.

Narbe

Wie bildet sich aus einer Wunde eine Narbe? Und warum ist die Narbe so hell?
→ *Wunde*

Narkose

Warum wird vielen Menschen nach einer Narkose schlecht?
Das ist zwar im Einzelnen noch nicht geklärt, fest steht jedoch, dass keinesfalls alle Operierten mit diesem Problem zu kämpfen haben. Vielmehr sind nach einer Studie an der Ruhr-Universität in Bochum nur 15 Prozent aller Patienten betroffen, und zwar ganz besonders diejenigen, die vor dem Eingriff große Angst hatten, die schon einmal schlechte Erfahrungen mit einer Narkose gemacht haben oder anfällig für Reisekrankheiten sind. Daneben spielt das Alter eine Rolle: Am meisten betroffen sind Kinder zwischen 6 und 16 Jahren, während sowohl sehr kleine Kinder als auch Senioren kaum unter der Narkose-Übelkeit leiden. Bemerkenswert ist überdies, dass es Frauen vier- bis fünfmal so oft schlecht wird wie Männern.

Nase 1

Warum haben Dunkelhäutige eine breite Nase?
Darüber lässt sich nur spekulieren, und es bestehen durchaus unterschiedliche Meinungen. Einer aktuellen Theorie zufolge muss man die Form der Nase als entwicklungsgeschichtliche Anpassungsleistung des Organismus werten. Schmale Nasen haben dort einen Sinn, wo es sehr kalt ist, denn in einer engen Nase hat die Luft, bevor sie in die Lunge gelangt, weit mehr Zeit, sich zu erwärmen. In den schwülwarmen tropischen Gebieten hingegen, wo Temperatur und Feuchtigkeit nicht durch den Filter der Nase reguliert werden müssen, sind breite Nasenflügel äußerst sinnvoll.

Nase 2

Warum rümpfen wir die Nase?
Durch das Naserümpfen, also das Anheben der Oberlippe und der Nasenflügel, engen wir, sobald wir einen unangenehmen Geruch wahrnehmen, den Luftstrom ein, der durch die beiden Nasenöffnungen zur Riechschleimhaut zieht. Das geschieht reflektorisch, d. h. vollkommen automatisch.
Wesentlich ausgeprägter ist das Naserümpfen allerdings in Situationen, in denen gar kein unangenehmer Geruch vorhanden ist. Es dient dann als mimisches Signal, das als kurz aufblitzendes Zeichen häufig in der zwischenmenschlichen Kommunikation eingesetzt und vom Gesprächspartner oft wahrgenommen wird, ohne dass er sich dessen bewusst wird. Die Bedeutung kann aus der ursprünglichen biologischen Schutzfunktion abgeleitet werden: Durch Naserümpfen verschließen wir uns kurzfristig gegenüber dem, was ein anderer sagt oder tut, vor allem, wenn uns dies peinlich erscheint.

Nase 3

Atmen wir durch beide Nasenlöcher?
→ *Atmung 14*

Nasenpopel

Wie entstehen »Nasenpopel«?
Ständig sondert die Nasenschleimhaut zur Reinigung der Atemluft einen mehr oder minder zähen Schleim ab, auf dem Krankheitserreger und kleine Fremdkörperchen wie auf einer »Klebefalle« haften bleiben. Dadurch wird die Atemluft, bevor sie in Bronchien und Lunge gelangt, von einem großen Teil der Eindringlinge befreit. Diese Klebefalle reinigt sich durch die Tätigkeit der so genannten Flimmerhärchen, mit dem die oberen Schleimhautzellen besetzt sind, ganz von selbst: 450- bis 900-mal schlägt jedes dieser Härchen pro Minute, und wie eine Welle schieben sie den verschmutzten Nasenschleim in Richtung Rachen. Dabei passiert es nicht selten, dass der Schleim eindickt und einen zäh-elastischen Körper, eben einen »Nasenpopel«, bildet.
An dessen sorgfältiger Entfernung mit den Fingern, also dem, was man gemeinhin als »Nasebohren« bezeichnet, scheinen viele Menschen ein überaus großes Vergnügen zu empfinden.

Niesen 1

Warum müssen wir niesen?
Der Niesvorgang, durch den etwaige Staubpartikel der Atemluft oder sonstige Fremdkörper schnell und kraftvoll aus der Nase herausgeblasen werden sollen, wird durch einen Reflex ausgelöst, sobald sehr feine Nervenenden in der Nasenschleimhaut gereizt werden. Aber auch Geruchs- und Temperaturreize, ja oft schon die bloße Schwellung der Nasenschleimhaut,

wie sie für den Schnupfen charakteristisch ist, können den Niesreflex auslösen. Ist das Kitzeln in der Nase zu schwach, so reicht es meist, in helles Licht zu blicken *(→ Niesen 2)*, um das Niesen in Gang zu bringen.
Zuerst erfolgt eine sehr tiefe Einatmung und dann eine äußerst heftige, krampfartige Ausatmung, bei der der Luftstrom Geschwindigkeiten bis zu 900 Stundenkilometer (!) erreicht. Zugleich spannt sich das Gaumensegel so an, dass die Luft nicht durch den Mund, sondern fast ausschließlich durch die Nase geblasen wird. Damit die dabei ausgestoßenen Schleimtröpfchen und Fremdkörper nicht in die empfindlichen Augen gelangen, sorgt ein Reflex dafür, dass wir diese beim Niesen automatisch schließen.

Niesen 2

Warum empfinden wir heftigen Niesreiz, wenn wir ins Licht blicken?
Über diese Frage haben sich schon viele Wissenschaftler den Kopf zerbrochen, ohne zu einer befriedigenden Lösung gekommen zu sein. Fest steht, dass grelles Licht keinesfalls bei allen Menschen einen Niesreiz auslöst, ja, dass viele davon sogar vollkommen unbeeindruckt bleiben.
Eine Vermutung geht von der Tatsache aus, dass der Sehnerv und der von der Nase kommende Trigeminus-Nerv im Gehirn in benachbarten Arealen enden, sodass ein starker Lichtreiz gewissermaßen vom Sehnerv auf den »Niesnerv« überspringen kann, während eine andere Theorie besagt, dass es die reflektorische Pupillenverengung bei starkem Lichteinfall ist, die den Nachbarreflex des Niesens auslöst.

Niesen 3

Kann das Herz beim Niesen stehen bleiben?
Diese Befürchtung ist zwar weit verbreitet, aber dennoch ganz und gar unbegründet. Zwar entsteht beim Niesen in der Brust ein ziemlich starker Druck, der so heftig werden kann, dass er den Herzrhythmus kurzfristig be-

einflusst und man das Gefühl hat, das Herz mache gleichsam einen Sprung. Das ist aber vollkommen harmlos und hat mit einem Stehenbleiben des Herzens überhaupt nichts zu tun.

O

O-Beine

Warum kommen die meisten Kinder o-beinig zur Welt?
Das liegt schlicht und einfach daran, dass Babys im Mutterleib nur sehr wenig Platz haben und ihre kleinen Beine ständig anziehen müssen. Diese Stellung behalten sie noch eine ganze Weile nach der Geburt bei und verlieren sie erst im Zuge des Laufenlernens. Dann führt die in der O-Stellung ungünstige Überbelastung der Beininnenseite dort zu einer vermehrten Knochenbildung, sodass die Beine innen etwas rascher wachsen als außen und sich dadurch ganz von selbst strecken.

Obst

Warum soll man kein Wasser trinken, wenn man Obst gegessen hat?
Weil Obst, besonders wenn es aus lauter kleinen Früchten besteht, von einer Menge Bakterien besiedelt ist, die beim Verzehr mit geschluckt, dann jedoch zum Glück von der Magensäure abgetötet werden. Trinkt man nun nach dem Obst reichlich Wasser, so verdünnt man damit die Magensäure so sehr, dass sie ihre keimtötende Wirkung verliert. Die überlebenden Bakterien können dann massive Gärungsprozesse auslösen, die Magen und Darm überaus schmerzhaft aufblähen.

Ohnmacht 1

Warum kann es passieren, dass jemand, der lange regungslos in der Hitze steht, plötzlich ohnmächtig zusammenbricht?
Das hängt damit zusammen, dass ein beträchtlicher Teil der Blutmenge in den Beinen liegt. Von dort muss das Blut – unter aktiver Beteiligung der durch körperliche Bewegung zusammengepressten Venen – zum Herzen und anschließend weiter zum Gehirn transportiert werden, denn Blut- und damit Sauerstoffmangel im Gehirn führt unweigerlich zur Bewusstlosigkeit. Bei starker Hitze erweitern sich nun aber die Venen in den Beinen, sodass sich darin dann noch mehr Blut befindet als normalerweise. Folglich müsste die muskuläre Bewegung, die dazu beiträgt, das Blut nach oben zu befördern, noch intensiver sein. Ist dies, weil man regungslos in der Hitze steht, nicht der Fall, so gelangt zu wenig Blut zum Herzen und damit auch zum Gehirn: Der Betroffene verliert das Bewusstsein und kippt um. In der Regel kommt er jedoch rasch wieder zu sich, weil das Blut, sobald er zu Boden gefallen ist, nicht mehr nach oben gepumpt werden muss und deshalb nun ohne jegliche Schwierigkeiten zum Herz und kurz darauf auch zum Gehirn fließen kann.

Ohnmacht 2

Warum fällt jemand vor Schreck in Ohnmacht?
Eine Ohnmacht, also eine kurzzeitige Bewusstlosigkeit, ist immer Zeichen einer momentanen Unterversorgung des Gehirns mit Sauerstoff.
Bei labilen Menschen führt eine starke, beispielsweise durch heftiges Erschrecken, aber auch durch Angst oder Ekel ausgelöste Gefühlsregung dazu, dass sich über einen vom Kreislaufzentrum im Gehirn ausgehenden Reflex das normalerweise im vegetativen Nervensystem herrschende Gleichgewicht plötzlich verschiebt. Dabei geraten die beiden Anteile dieses Nervensystems – der so genannte Sympathikus, der den Blutdruck erhöht und das Herz schneller schlagen lässt, und sein Gegenspieler, der Parasym-

pathikus, der eher dämpfend wirkt und Blutdruck und Herzschlag senkt – vollkommen durcheinander. Plötzlich überwiegt der parasympathische Anteil, woraufhin der Blutdruck abfällt und das Gehirn nicht mehr ausreichend mit sauerstoffhaltigem Blut versorgt wird. Dem Betroffenen wird schwindelig und kurz darauf verliert er das Bewusstsein.
Sofern er nicht stürzt und sich dabei verletzt, ist eine solche Ohnmacht in der Regel nicht besorgniserregend: Bei einem Gesunden normalisiert sich der Zustand schon nach wenigen Sekunden, und er kommt wieder zu sich.

Ohr 1

Das Auge kann sich gegen zu starken Lichteinfall schützen. Kann das Ohr dies auch gegen zu starken Lärm tun?
→ *Lärm 2*

Ohr 2

Warum tun uns bei schnellen Höhenänderungen die Ohren weh?
→ *Höhe 3*

Ohr 3

Warum können manche Menschen mit den Ohren wackeln?
Hierfür sind Muskeln zuständig, die bei jedem von uns vorhanden, aber in der Regel nur schwach ausgebildet oder schlicht ungeübt sind. Ihr ursprünglicher Sinn bestand darin, unseren Vorfahren, die für ihren Jagderfolg auf die genaue Ortung von Geräuschen angewiesen waren, Ohrbewegungen zu ermöglichen, wie man sie von vielen wild lebenden Tieren – z. B. Hasen, Hirschen und Füchsen – kennt, deren Ohren unablässig in Aktion sind, um einen möglichen Angreifer rechtzeitig wahrzunehmen.

Wir Menschen brauchen diese Fähigkeit zwar schon lange nicht mehr, einige von uns sind dazu aber immer noch in der Lage: Sie können ihre Ohren tatsächlich ein bisschen bewegen und damit – auch wenn es gänzlich nutzlos ist – hin- und herwackeln.

Ohrenschmalz

Brauchen wir Ohrenschmalz?

Ja, den brauchen wir, auch wenn er bisweilen lästig sein kann. Ohrenschmalz ist eine gelbliche Absonderung der Schweiß- und Talgdrüsen des äußeren Gehörganges, der zudem kleine Hautschuppen sowie eingedrungenen Schmutz enthält. Er dient dazu, abgeschilferte Zellen, Haare und Schmutzpartikel einzuhüllen und aus dem Ohr zu befördern. Außerdem hält er die Haut des Gehörgangs geschmeidig. Wenn er sich zu einem so genannten Ohrpfropf zusammenballt, kann er den Gehörgang vollkommen verlegen, was sich in einem dumpfen Gefühl im Ohr, in Schwerhörigkeit und gelegentlich auch in Schwindelgefühl äußert.

Ohrgeräusche

Warum hören wir nach dem Besuch einer Diskothek noch längere Zeit ein Pfeifen in den Ohren?

→ *Hören 5*

Orgasmus 1

Was spielt sich bei Sex und Orgasmus im Körper einer Frau ab?

→ *Sex 1*

Orgasmus 2

Was spielt sich bei Sex und Orgasmus im Körper eines Mannes ab?
→ *Sex 2*

Orgasmus 3

Bei Männern ist der Orgasmus für den Samenerguss erforderlich. Warum aber haben Frauen einen Orgasmus?
Zum einen, weil die lustvollen Empfindungen beim Orgasmus, die letztlich den Höhepunkt des sexuellen Erlebens darstellen, einen starken Anreiz zum Geschlechtsverkehr darstellen und so indirekt der Fortpflanzung dienen. Zum anderen aber auch, weil sich während des Orgasmus an den Geschlechtsorganen der Frau muskuläre Veränderungen abspielen, die einerseits zur Aufrichtung der Gebärmutter und andererseits vor allem dazu führen, dass sich der Gebärmutterhals von der hinteren Scheidenwand entfernt. Dadurch entsteht ein freier Raum, der der Aufnahme der Samenfäden dient und damit die Bedingungen für eine Befruchtung deutlich verbessert. Natürlich kann eine Frau auch ohne Orgasmus schwanger werden, mit Orgasmus wird sie es aber leichter.

Orgasmus 4

Warum kommen viele Frauen schwerer zum Orgasmus als ihre männlichen Partner?
Das lässt sich in vielen Fällen nicht eindeutig ermitteln und hat seine Ursache sicher vor allem in der Erziehung, im angelernten Rollenverhalten und erstaunlicherweise auch im Bildungsniveau. Dafür spricht die nachgewiesene Tatsache, dass Frauen mit einer höheren Schulbildung mehr als doppelt so häufig Orgasmen haben wie ihre Geschlechtsgenossinnen mit Hauptschulabschluss.

Fest steht zudem, dass das männliche Geschlechtshormon Testosteron, das ja auch in geringen Mengen im Körper der Frau vorhanden ist, für die Orgasmusfähigkeit eine entscheidende Rolle spielt. Überraschend ist dabei allerdings die Tatsache, dass ein etwas höherer Testosteronspiegel, also ein bisschen mehr männlicher Einfluss, dem Orgasmus eher förderlich als abträglich zu sein scheint.

Orgasmus 5

Warum verschwindet bei den meisten Männern nach einem Orgasmus jegliches Interesse an weiterer sexueller Betätigung?
→ *Sex 4*

Orgasmus 6

Kann ein Mann einen Orgasmus ohne Samenerguss haben?
→ *Samen 5*

Orientierung 1

Kann man den Orientierungssinn trainieren?
Dass das möglich ist, beweisen Untersuchungen, die Wissenschaftler vom University College in London an Taxifahrern durchgeführt haben. Auf Kernspinaufnahmen, die von den Gehirnen der Taxifahrer in regelmäßigen Abständen angefertigt wurden, zeigte sich eindeutig, dass bei ihnen ein bestimmter Gehirnteil, der so genannte Hippocampus, deutlich größer war als bei Vergleichspersonen.
Dort aber sitzt das Gehirnzentrum, das für das Orientierungsvermögen zuständig ist. So wie sich auch andere Organe an eine spezifische Belastung durch Volumenzunahme anpassen, kann das also offenbar auch der Hippo-

campus, der im Übrigen auch bei den Zugvögeln, die ja einen geradezu unglaublichen Orientierungssinn besitzen, im Vergleich zu anderen Vögeln auffällig groß ist.

Orientierung 2

Warum haben Männer in der Regel einen besseren Orientierungssinn als Frauen?

Dass Männer ihr Gehirn zur räumlichen Orientierung effektiver nutzen als Frauen, wurde von Wissenschaftlern der Universität Ulm in einem Versuch bewiesen: Die Forscher setzten je zwölf Männer und Frauen vor einen Bildschirm, auf dem ein von hohen Mauern begrenztes Labyrinth zu sehen war, dessen Ausgang die Probanden finden sollten. An manchen Stellen waren Zeichen auf die Wände gemalt, die als Erinnerungshilfen dienen konnten. Die Versuchspersonen »bewegten« sich in drei derartigen Labyrinthen mithilfe einer mausartigen Vorrichtung, die Vorwärtsbewegung und Drehungen nach allen Seiten zuließ.

Die Ulmer Wissenschaftler – Neurologen, Radiologen und Psychiater – begnügten sich aber nicht damit, die Zeit bis zum Finden des Ausgangs zu messen. Zusätzlich registrierten sie, welche Gehirnanteile beim Lösen der Aufgabe aktiviert wurden. Männer brauchten im Schnitt 141,8 Sekunden, um den Ausgang zu finden, Frauen ließen sich 196,1 Sekunden lang Zeit. Bei den Männern war zur Ausgangssuche vor allem die linke Gehirnhälfte und hier der so genannte Hippocampus aktiv, wo vermutlich das geometrisch-räumliche Vorstellungsvermögen sitzt *(→ Orientierung 1)*. Frauengehirne dagegen zeigten an dieser Stelle weit weniger Aktivität. Dafür waren Teile ihrer rechten Gehirnhälfte tätig, die bei Männern eher »kalt« blieben. Je eher eine Versuchsperson die Zeichen auf den Wänden als Orientierungshilfe benutzte, desto mehr Aktivität zeigte die rechte Gehirnhälfte – und das war eben hauptsächlich bei Frauen der Fall.

Die Ulmer Arbeitsgruppe schließt daraus, dass Männer sich in erster Linie auf der Basis ihres geometrischen Vorstellungsvermögens, Frauen dagegen

an Wegmarken orientieren. Während Männer gerne abstrakte Hilfen, zum Beispiel einen Stadtplan, verwenden, bevorzugen Frauen konkrete Beschreibungen: »Vorbei am Blumenladen, an der nächsten Kreuzung links abbiegen und dann weiter bis zur Metzgerei«.
Einwände gegen ihre Studie, die Männer seien eben trainierter im Umgang mit Videospielen, begegneten die Wissenschaftler mit dem Hinweis, dass auch männliche Ratten den Ausweg aus einem Labyrinth schneller finden als Rättinnen. In ihrer Studie, so schreiben die Autoren, sei »zum ersten Mal ein neuronales Substrat für die bekannten Geschlechterunterschiede bei der räumlichen Orientierung nachgewiesen worden«.

Ozon

Warum ist Ozon schädlich?
Weil Ozon erhebliche Schäden am Lungengewebe anrichten kann. Jedes Ozonmolekül besitzt ein freies Sauerstoffatom, das unablässig bemüht ist, eine chemische Verbindung einzugehen. Deshalb oxidiert Ozon die schützende Schleimschicht innerhalb der Lunge und durchlöchert sie. Anschließend greift es das darunter liegende Lungengewebe an, das sich mit einer entzündlichen Reaktion wehrt. Die Folge sind Schwellungen, Sekretstörungen und Verkrampfungen im jeweiligen Lungenbereich, die letztendlich zu einer vorzeitigen Alterung der Lunge führen. Außer Atembeschwerden, die die körperliche Leistungsfähigkeit erheblich einschränken können, machen den Betroffenen hartnäckiger Husten sowie Kopfschmerzen und Tränenreiz zu schaffen.
Neben der individuell unterschiedlichen Empfindlichkeit jedes Menschen hängt die Ozonwirkung von der Menge der eingeatmeten Luft – die wiederum mit der körperlichen Belastung steigt – und von der Konzentration in der Atemluft ab. Da diese besonders bei starker Sonneneinstrahlung hoch ist, sollten vor allem ältere Menschen, aber auch Kinder sowie Personen, die Probleme mit der Atmung haben, bei derartigen Wetterlagen vorsichtshalber auf anstrengende Arbeiten im Freien verzichten.

P

Periode

→ *Menstruation*

Phantomschmerz

Warum kann man in einem amputierten Bein noch Schmerzen empfinden?
Wird ein Körperteil – zum Beispiel ein Arm, ein Bein oder bei Frauen auch eine Brust – amputiert, so kommt es bisweilen vor, dass der Betroffene in der Folgezeit das Gefühl hat, der entfernte Teil sei noch vorhanden. Das geht so weit, dass er dort sogar Juckreiz und manchmal auch mehr oder weniger heftige Schmerzen verspürt.
Diese Erscheinung, die man als »Phantomschmerz« bezeichnet, ist dadurch zu erklären, dass Reize, die über die an der Amputationsstelle durchtrennten Nervenenden ins Gehirn gelangen, von diesem so aufgefasst werden, als stammten sie aus dem nicht mehr vorhandenen Körperteil. Seit kurzem weiß man sogar, dass sich das Gehirn bemüht, den Wegfall großer Nervenbereiche, die zu dem amputierten Glied gehört hatten, und damit das Fehlen einer beträchtlichen Informationsmenge durch Bildung neuer Hirnverknüpfungen zu kompensieren. Aus dieser Erkenntnis schöpfen Wissenschaftler die Hoffnung, den Phantomschmerz eines Tages wirksam behandeln zu können.

Pickel

Wie entsteht ein Pickel?
Das Wort »Pickel« ist kein medizinischer Ausdruck, sondern eine volkstümliche Bezeichnung für eine kleine, erhabene, meist entzündlich gerötete

Hautveränderung, die oft knotig verdickt ist und aus der sich vielfach eine gelbliche Masse herausdrücken lässt.
Dabei handelt es sich in der Regel um einen so genannten Mitesser, der dadurch entsteht, dass der Ausführungsgang einer winzigen Talgdrüse an einem Hauthaar – zum Beispiel durch Schmutz oder Verhornung – verstopft. Dann bildet sich ein Pfropf aus Talg und Oberhautzellen, der rasch verhärtet. Gehäuft treten derartige Mitesser vor allem bei der → *Akne* in Erscheinung.

Pille

Warum gibt es zur Empfängnisverhütung schon seit langem die Pille für die Frau, aber noch immer nicht für den Mann?
→ *Empfängnisverhütung*

Pirouette

Warum wird einer Eiskunstläuferin bei einer Pirouette nicht schwindelig?
→ *Schwindel 1*

Platzangst

Kann man in kleinen geschlossenen Räumen Platzangst bekommen?
→ *Raumangst*

Plazebo

Kann Puddingpulver Schmerzen lindern?
Ja, das kann es tatsächlich. Allerdings nur, wenn derjenige, der eine aus

Puddingpulver bestehende Tablette einnimmt, fest davon überzeugt ist, dass es sich eben nicht um Puddingpulver, sondern um ein wirksames Medikament handelt.
Die Mediziner sprechen in diesem Zusammenhang vom so genannten Plazebo-Effekt. Unter einem »Plazebo« versteht man ein Scheinmedikament, das äußerlich einem richtigen Arzneimittel gleicht, jedoch keinerlei wirksame Bestandteile enthält. Derartige Plazebos werden bei der Arzneimittelprüfung eingesetzt, und dabei zeigt sich erstaunlicherweise, dass auch Patienten, die ein solches Leermedikament erhalten, häufig von einer deutlichen Besserung ihrer Symptome berichten. Hier versetzt der Glaube im wahrsten Sinne des Wortes Berge, denn es ist allein die Überzeugung des Patienten, die den Genesungsprozess in Gang bringt.

Polypen

Wieso müssen bei Kindern häufig die »Polypen« entfernt werden?
→ *Mandeln 2*

Positives Denken

Welche Rolle spielt der Heilungswille des Patienten bei der Bekämpfung einer Krankheit?
→ *Heilungswille*

Probleme

Warum erscheinen uns Probleme nachts besonders bedrohlich?
→ *Nacht*

Prostata 1

Warum haben ältere Männer oft Probleme mit dem Wasserlassen?

Das liegt meist daran, dass sich bei sehr vielen Männern die Vorsteherdrüse (Prostata) – vermutlich hormonell bedingt – jenseits des 40. Lebensjahres nach und nach vergrößert, wobei die Anzahl der Gewebszellen zunimmt. Obwohl das drüsige Organ den Anfangsteil der Harnröhre umschließt, bereitet diese Schwellung den meisten Männern keinerlei Probleme. Nur bei etwa 15 bis 20 Prozent der Betroffenen kommt es – meist erst nach dem 60. Lebensjahr – zur zunehmenden Einengung der Harnröhre und in deren Folge zu einer ausgeprägten Beeinträchtigung der Harnentleerung.

Durch die vermehrte Anstrengung beim Auspressen des Urins wird die muskulöse Wand der Blase dicker, und immer öfter gelingt die Entleerung nur unvollkommen. Dadurch staut sich Urin über die Harnleiter in die Nieren zurück, was eine zunehmende Störung der Organfunktion und schlimmstenfalls ein völliges Nierenversagen mit lebensbedrohlicher Harnvergiftung *(→ Wasserlassen 1)* zur Folge hat. Dieser Krankheitsverlauf ist jedoch selten. Viel häufiger entwickelt sich – begünstigt durch den sich zersetzenden Restharn – eine Blasenentzündung mit all ihren unangenehmen Erscheinungen, und in einigen Fällen bilden sich auch Blasensteine.

Prostata 2

Warum haben glatzköpfige Männer häufiger Prostatabeschwerden als behaarte?

→ Haarausfall 3

Prüfung

Warum sind wir in Prüfungen manchmal geradezu »vernagelt«?

Das liegt daran, dass sämtliche Gedanken und Informationen, damit sie für uns nützlich sind, aus dem Gedächtnisspeicher zuerst in den Stirnlappen des Gehirns transportiert werden müssen. Erst dort gelangen sie uns ins Bewusstsein, erst dort werden sie uns »klar«, sodass wir sie sinnvoll verarbeiten können.

Wird unser Stirnlappen aber mit einer Unmenge von Informationen geradezu überflutet und dazu vielleicht auch noch durch massiven Stress in seiner Tätigkeit gehemmt, wie es in Prüfungen durchaus vorkommen kann, dann streikt er gewissermaßen, d. h., das Denken wird erschwert und in Extremfällen sogar unmöglich gemacht.

Pupille

Wieso weiten sich die Pupillen bei Wut oder Erstaunen?

→ *Auge 7*

R

Radfahren

Macht Radfahren impotent?

Nein, das macht es normalerweise nicht. Allerdings kann bei Fahrern, die Woche für Woche viele Kilometer unterwegs sind, bei denen also die Hoden über Stunden durch den Sattel und eine eng sitzende Hose fest an die Bauchdecke gedrückt werden, die Spermienproduktion deutlich herabgesetzt werden. Außerdem kann ein zu harter Sattel die Durchblutung in den Geschlechtsorganen behindern. Deshalb sollten Vielfahrer vorsichtshalber jede halbe Stunde für einige Kilometer stehend in die Pedale treten oder kurz pausieren und vom Rad steigen.

Rauchen 1

Ist Rauchen für Frauen gefährlicher als für Männer?
Ja, das ist es offensichtlich. Nach den Ergebnissen einer britischen Studie, bei der das Lungengewebe von Frauen und Männern untersucht wurde, ist jede Zigarette, die eine Frau raucht, für ihre Lunge möglicherweise doppelt so gefährlich wie bei einem Mann. Es zeigte sich nämlich, dass bei gleicher Zigarettenanzahl die Zellen im Lungengewebe von Frauen die doppelte Anzahl von Schäden aufwiesen.
Auch eine andere Studie konnte belegen, dass bei Betrachtung von Geschlecht, Zigarettenkonsum und Lungenkrebs die Krebs erregende Wirkung des Tabakrauchs beim weiblichen Geschlecht doppelt so groß ist wie beim männlichen.
Allerdings ernteten die Forscher auch Kritik: Die Ergebnisse seien zwar interessant, wurde ihnen vorgeworfen, aber sie sagten im Grunde nichts anderes aus als: Frauen, die rauchen wie Männer, sterben auch wie Männer.

Rauchen 2

Macht Rauchen dumm?
Das scheint nach Ansicht der Forscher vom Institute of Psychiatry in London tatsächlich bis zu einem gewissen Grad der Fall zu sein. Die Wissenschaftler untersuchten fast 700 ältere Personen im Hinblick auf ihre Trink- und Rauchgewohnheiten sowie ihren allgemeinen Gesundheitszustand und nicht zuletzt – anhand eines entsprechenden Tests – auch ihre Intelligenz. Ein Jahr später wiederholten sie diesen Test bei 417 der beteiligten Senioren. Das Ergebnis war verblüffend: Bei Rauchern stellten sie viermal so häufig ein Nachlassen der geistigen Fähigkeiten fest wie bei Nichtrauchern.

Den Grund für die Abnahme des Denkvermögens sehen die Forscher darin, dass das Rauchen Gefäßerkrankungen – vor allem die Arterienverkalkung – fördert, was unter anderem natürlich auch dazu führt, dass das Gehirn schlechter durchblutet wird als bei Nichtrauchern.

Rauchen 3

Schadet Rauchen den Zähnen?
→ *Zähne 6*

Rauchen 4

Warum brauchen starke Raucher morgens nach dem Aufwachen gleich wieder eine Zigarette?
Das liegt an einer Besonderheit der oberen Zellschicht der Atmungsorgane. Diese ist mit feinen Flimmerhärchen ausgestattet, die die Aufgabe haben, Schleim und Fremdkörper in einem mundwärts gerichteten Wellenschlag nach außen zu befördern. Das geschieht dergestalt, dass der Schleim, sobald er am Kehlkopf angekommen ist, dort einen mehr oder minder heftigen Hustenstoß auslöst, wodurch er in den Rachen befördert wird.
Die im Tabakrauch enthaltenen Reizgase lähmen jedoch die Flimmerhärchen für längere Zeit, sodass der zähe Schleim nicht mehr abgehustet werden kann. In der Nacht erholen sich die winzigen Härchen und beginnen eifrig mit ihrer Reinigungsarbeit. Wenn der Raucher erwacht, muss er deshalb sofort heftig husten, ja, oft wird er sogar von seinem eigenen Husten geweckt. Schnelle Abhilfe bringt jetzt eine Zigarette, deren Inhaltsstoffe die Flimmerhärchen kurzerhand wieder lahm legen.

Rauchen 5

Macht Rauchen unfruchtbar?

Das scheint tatsächlich so zu sein. Wie Wissenschaftler vom Massachusetts General Hospital herausfanden, aktivieren die im Zigarettenrauch vorhandenen so genannten Polyzyklischen Aromatischen Kohlenwasserstoffen (PAK) ein Gen im Kern der Eizelle, das diese in den programmierten Zelltod treibt.

Für ihre Studie pflanzten die Forscher Mäusen menschliches Eierstockgewebe ein und stellten fest, dass sich darin die Zahl der defekten Eizellen rasant erhöhte, wenn sie den Tieren PAK einspritzten. Dieser zellschädigende Prozess erklärt nach Meinung der Forscher auch, warum Raucherinnen früher in die Wechseljahre kommen.

Rauchen 6

Warum wird der Kater schlimmer, wenn man zum Trinken auch noch raucht?

→ *Alkohol 11*

Rauchen 7

Nimmt man, wenn man mit dem Rauchen aufhört, tatsächlich zu?

»Ich würde ja gerne aufhören zu rauchen, aber dann nehme ich mit Sicherheit zu.« Das ist die große Sorge vieler entwöhnungswilliger Raucher. Und diese Sorge ist tatsächlich nicht vollkommen unbegründet. Denn Nikotin beschleunigt den Stoffwechsel ein wenig, was zu gesteigertem Energieverbrauch führt und damit – wenn auch nur in geringem Maß – Fettpölsterchen vorbeugt.

Man muss das Ganze so sehen, dass sich der Organismus eines Menschen, der mit dem Rauchen beginnt, auf die veränderte Situation einstellt und dann, wenn der Betreffende wieder aufhört, eine Weile braucht, bis er sich wieder umgestellt hat. In dieser Zeit ist die Gefahr zuzunehmen am größten, später normalisiert sich der gesamte Stoffwechsel wieder. Hinzu kommt, dass Menschen, die mit dem Rauchen aufhören, oft zu einer Art »Ersatzbefriedigung« greifen. Besonders kalorienhaltige Süßigkeiten sind in dieser Hinsicht sehr beliebt. Und die sorgen dann noch viel stärker als die veränderte Stoffwechselsituation für eine mess- und sichtbare Gewichtszunahme. Und noch eins: Die Geschmacks- und Geruchsnerven haben unter dem Rauchen massiv gelitten. Sie wurden regelrecht gedämpft und erholen sich nun langsam wieder. Appetit und Hunger steigen dadurch und können jetzt nicht mehr mit einer Zigarette überspielt werden. Deshalb essen viele, die auf das Rauchen verzichten, erheblich mehr, ohne es selbst richtig zu merken.

Wie immer, wenn man abnehmen oder zumindest nicht zunehmen will, gilt auch bei der Raucherentwöhnung: Bewusstes Essen in Verbindung mit gesteigertem Energieverbrauch in Form von körperlicher Bewegung helfen, das Problem in den Griff zu bekommen. Und außerdem ist eines ganz gewiss: Verglichen mit dem Schaden, den das Rauchen anrichtet, sind ein paar Kilo Übergewicht allemal das kleinere Übel.

Raumangst

Kann man in kleinen geschlossenen Räumen Platzangst bekommen?

Nein, das kann man, genau genommen, nicht. Zwar wird das Beklemmungsgefühl, das empfindliche Menschen in engen, geschlossenen Räumen befällt und sich bis zur regelrechten Panik steigern kann, umgangssprachlich häufig als »Platzangst« bezeichnet, korrekt wäre jedoch, von »Raumangst« bzw. von »Klaustrophobie« zu sprechen, was wörtlich die Angst vor dem Eingeschlossensein bedeutet.

Platzangst – im medizinischen Sprachgebrauch »Agoraphobie« genannt – ist im Grunde genommen genau das Gegenteil: Die Betroffenen werden von quälenden Angstzuständen übermannt, wenn sie sich ohne Begleitung außerhalb ihrer Wohnung auf öffentlichen Straßen und Plätzen (griechisch: »Agora«) bewegen müssen. Raumangst oder Klaustrophobie dagegen kann den Betroffenen nicht nur in engen Räumen – beispielsweise in einem Fahrstuhl –, sondern auch in dichten Menschenansammlungen befallen.

Raumlage

Warum wissen wir auch mit geschlossenen Augen ganz genau, wo sich unsere Hände und Füße gerade befinden?
→ *Tiefensensibilität*

Räuspern

Warum müssen wir uns manchmal räuspern?
In der Luftröhre befinden sich kleine Drüsen, die ständig eine schleimige Flüssigkeit zur Befeuchtung und Reinigung der Luftwege absondern. Dieser Schleim nimmt eingeatmete Schmutzteilchen auf und wird mit ihnen von feinen Flimmerhaaren Richtung Rachen und Mund befördert. Sobald er den Kehlkopf erreicht hat, löst dort ein Reflex den Räusperreiz aus. Dadurch werden die kleinen Fremdkörper in den Rachenraum geblasen und anschließend in der Regel verschluckt. Da der Schleim bei Entzündungen der Luftröhre vermehrt produziert wird, müssen wir uns, wenn wir erkältet sind, besonders häufig räuspern.

Rechtshänder

Warum sind die meisten Menschen Rechts- und nicht Linkshänder?
→ *Linkshänder 1*

Reflex 1

Kann man die Geschwindigkeit von Reflexen durch Training steigern?
Nein, das ist nicht möglich und auch nicht notwendig. Die lebenswichtigen Reflexe laufen auch so schon mit der ungeheuren Geschwindigkeit von bis zu 360 Stundenkilometern (!) ab. Das zeigt sich zum Beispiel sehr gut am Schutzreflex vor Verbrennungen: Er funktioniert bei einem Menschen, der längere Zeit nicht mit Heißem in Berührung gekommen ist, vor dem er sich hätte schützen müssen, ebenso schnell wie bei einem anderen, der umständebedingt ständig in Gefahr ist, sich zu verbrennen. Der Körper »vergisst« einen Schutzreflex nicht, er steht immer und überall zur Verfügung und läuft jederzeit, wenn er benötigt wird, mit der gleichen, enormen Schnelligkeit ab.

Reflex 2

Welches ist der schnellste Reflex des menschlichen Körpers?
Das ist der Reflex, mit dem wir uns vor dem Verbrennen schützen, indem wir den gefährdeten Körperteil blitzartig zurückreißen. Wer mit seiner Hand beispielsweise eine glühend heiße Herdplatte berührt, hat die Hand schon weggezogen, bevor ihm die Gefahr überhaupt bewusst wird. Die Schmerzempfindung entsteht erst einige Tausendstelsekunden später.

Reflex 3

Worin liegt eigentlich der biologische Sinn des Kniescheibenreflexes, den der Arzt mit einem kleinen Hammer überprüft?
Der so genannte Patellarsehnenreflex ist dafür verantwortlich, dass sich das Bein bei einem Schlag auf die Sehne unterhalb der Kniescheibe, der zu einer kurzzeitigen Verkürzung des Oberschenkelmuskels führt, rasch streckt, indem der Unterschenkel nach vorne schnellt. Dieser Reflex trägt einerseits

zur aufrechten Körperhaltung bei, indem er das Umstürzen verhindert, andererseits sorgt er dafür, dass sich die Muskeln des Oberschenkels nach dem Aufspringen auf den Boden, bei dem sie gedehnt werden, blitzartig zusammenziehen, sodass sie das Körpergewicht besser abfangen können.

Reflex 4

Kann man einen bedingten Reflex wieder »verlernen«?
Unter einem »bedingten Reflex« versteht man die unbewusst, gleichsam automatisch ablaufende Reaktion auf einen bestimmten Reiz, die nicht angeboren, sondern durch spätere Erfahrungen, also durch einen Lernprozess, erworben ist. Ein solcher Reflex kann sich tatsächlich wieder »zurückbilden«. So wie wir einen Großteil dessen, was wir einmal gelernt haben, leider im Lauf der Zeit wieder vergessen, so funktioniert auch ein bedingter Reflex nach und nach immer unvollkommener, wenn wir den Handlungsablauf nicht ständig trainieren.
Ein Autofahrer muss bei Auftreten einer Gefahrensituation so schnell wie möglich bremsen, was bei entsprechender Übung in Bruchteilen von Sekunden, eben reflexartig, vonstatten geht. Bei jemandem, der jahrelang keine Gelegenheit hatte, ein Fahrzeug zu lenken, dauert es eine ganze Weile, bis er das, was er einst im Schlaf beherrscht hat, wieder, ohne nachdenken zu müssen, mit derselben Geschwindigkeit zustande bringt.

Restless-Legs-Syndrom

Woran liegt es, wenn die Beine abends im Bett unkontrolliert zucken?
Dieses Phänomen, an dem immer mehr Menschen – Frauen häufiger als Männer – leiden, wird seit einiger Zeit als eigenständiges Krankheitsbild betrachtet, das man mit der englischen Bezeichnung Restless Legs Syndrom (RLS) nennt. Man kann getrost davon ausgehen, dass das RLS zu den häufigen Erkrankungen zählt und ungefähr zwei bis fünf Prozent der Bevölkerung

mit unterschiedlichem Schweregrad betrifft. Kanadische Umfragen behaupten sogar, dass wesentlich mehr Personen – ungefähr fünf bis zehn Prozent der Bevölkerung – zumindest zeitweise unter derartigen Symptomen leiden. Genaue Zahlen für Deutschland oder auch Europa liegen bisher jedoch noch nicht vor.

Typischerweise fangen die Beschwerden ausgerechnet dann an, wenn man zur Ruhe kommt, vor allem, wenn man im Bett liegt und einschlafen will. Meist beginnen sie mit einem Kribbeln in den Waden. Dann setzt ein manchmal unerträgliches Ziehen und Brennen ein, und die Beine beginnen, ein regelrechtes Eigenleben zu führen. Sie zucken unkontrollierbar und zwingen die Betroffenen dazu, aufzustehen, umherzugehen, die Treppe hinauf- und hinunterzulaufen oder sich anderweitig zu bewegen. Erst dann lassen die quälenden Symptome allmählich nach.

Wenn sich die derart Gepeinigten dann wieder hinlegen und irgendwann doch eingeschlafen sind, geben die Beine aber noch längst keine Ruhe: Immer wieder kommt es zu blitzartigen Zuckungen und unbeherrschbaren Kickbewegungen. Da unter diesen Umständen von einem erholsamen Schlaf keine Rede sein kann, leiden die Betroffenen am Tag häufig unter Konzentrationsstörungen und Müdigkeit.

Die exakten Ursachen des Leidens sind bis heute unbekannt. Bei vielen Patienten dürften erbliche Faktoren eine Rolle spielen, die von väterlicher oder mütterlicher Seite herrühren und über Generationen hinweg weitergegeben werden. Allerdings haben die Forscher die für die Unruhe in den Beinen verantwortlichen Gene bisher noch nicht entdeckt. Zudem ist für die Entstehung der Beschwerden offenbar eine gestörte Übertragung von Nervenimpulsen im Gehirn verantwortlich, wobei vor allem der körpereigene Überträgerstoff Dopamin beteiligt zu sein scheint. Jedenfalls legt die gute Wirksamkeit dopaminartiger Medikamente bei der Behandlung des RLS diesen Schluss nahe.

Bei manchen – vor allem übertrieben ängstlichen – Patienten scheint überdies ein Zusammenhang der Beschwerden mit seelischen Störungen zu bestehen. Auch Medikamente sind manchmal an der Unruhe in den Beinen schuld: Zu erwähnen sind hier bestimmte Magentabletten und Präparate

zur Behandlung seelischer Erkrankungen sowie Arzneimittel, die häufig bei Blähungen, Übelkeit oder Erbrechen verordnet werden.
Schließlich muss bei jedem Verdacht auf RLS immer nach einem Mangel an Eisen, Magnesium oder Folsäure gefahndet werden. Denn hier besteht die große Chance, durch Ersatz der fehlenden Stoffe die Beschwerden voll und ganz zum Verschwinden zu bringen. Insbesondere bei Eisenmangel hat die Ausgleichsbehandlung schon wahre Wunder gewirkt.

Rhesusfaktor

Warum gibt es beim Neugeborenen Probleme, wenn der Rhesusfaktor im Blut von Vater und Mutter nicht übereinstimmt?
→ *Blut 6*

Riechen 1

Riechen wir alles, was uns in die Nase kommt?
Nein, keinesfalls. Der Durchschnittsmensch kann allenfalls etwa 100 verschiedene Gerüche auseinander halten; nur wenige Spezialisten – etwa die hoch bezahlten Spitzenriecher in der Parfumindustrie oder renommierte Weinfachleute – sind in der Lage, weit mehr Dufteindrücke zu unterscheiden. Dabei hat man festgestellt, dass sich die unüberschaubare Vielfalt an möglichen Gerüchen – ähnlich wie bei den Geschmacksempfindungen – auf lediglich sieben Grundgerüche zurückführen lässt, dass also alle anderen lediglich Kombinationen dieser Grundduftnoten darstellen.
Man geht davon aus, dass die verschiedenen Zellen der Riechschleimhaut im oberen Nasenbereich jeweils nur auf einige wenige Gerüche reagieren. Doch so wie das Auge für Infrarotlicht blind ist, gibt es mit Sicherheit auch eine Reihe von Duftreizen, die wir überhaupt nicht wahrnehmen, d. h., von den etwa 250 000 unterschiedlichen Duftstoffen der Natur können wir bei weitem nicht alle riechen.

Riechen 2

Riechen wir tatsächlich das, was wir zu riechen glauben?
Die Frage scheint auf den ersten Blick unsinnig, und doch hat sie durchaus ihre Berechtigung. Bei Forschungen hat sich nämlich herausgestellt, dass wir nicht objektiv riechen, sondern uns dabei ganz erheblich von dem beeinflussen lassen, was wir sehen.
Französische Wissenschaftler baten 54 Studenten, das Aroma von weißem und rotem Bordeaux zu beschreiben, und stellten dabei fest, dass die Versuchsteilnehmer für den Rotwein mit dunklen Farben verbundene Vergleiche wie »Himbeeren« oder »Teer«, für den Weißwein hingegen helle Begriffe wie »Honig« oder »Stroh« verwendeten. Als die Forscher daraufhin den hellen Bordeaux mit einem gänzlich geruchlosen roten Farbstoff einfärbten, ließen sich die Studenten prompt täuschen und verwendeten nun zur Beschreibung des Duftes Begriffe, die mit der Farbe Rot assoziiert sind.
Daraus schließen die Wissenschaftler, dass Geruchsbeschreibungen vollkommen subjektiv sind und dass es unmöglich ist, den Geruchssinn von den anderen Sinnen zu trennen.

Riechen 3

Warum können wir manche Menschen »besser riechen« als andere?
Weil der Geruch eines Menschen, auch wenn wir uns dessen kaum einmal bewusst werden, für die Entwicklung von Sympathie und Antipathie extrem wichtig ist. Das gilt nicht nur für Liebesbeziehungen, auch Männerfreundschaften, die Zuneigung zur besten Freundin und die Elternliebe werden vom Geruchssinn gesteuert. Wer daher seinen Eigengeruch – etwa durch zu viel Parfum – völlig überdeckt, verhindert den tiefsten, ältesten Erkennungsreflex des Menschen.
Wir alle haben das schon erlebt: Wir sehen einen alten Freund nur sehr selten, verstehen uns mit ihm aber jedes Mal auf Anhieb, gerade so, als wären wir erst gestern das letzte Mal mit ihm zusammen gewesen. Das kommt zu

einem großen Teil daher, dass sein Eigengeruch automatisch sämtliche Erinnerungen, die wir an ihn haben, in unserem Gehirn abruft. Wir sind mit ihm sofort »auf derselben Wellenlänge«.

Mit Leuten, an die wir unangenehme Erinnerungen haben, funktioniert das – in umgekehrtem Sinn – ebenfalls: Ihr Geruch löst bei uns einen Fluchtreflex aus, den wir nur äußerst schwer unterdrücken können. Deshalb müssen aus Menschen, die gemeinsam eine gefährliche Situation durchlebt haben, noch lange nicht Freunde werden. Obwohl sie sich gegenseitig geholfen haben und oft von tiefer Dankbarkeit gegenüber dem Gefährten in der Not erfüllt sind, spricht sich das Geruchsgedächtnis gegen eine engere Freundschaft aus.

Die wichtigste Rolle spielt der Geruchssinn jedoch bei der Wahl des Sexualpartners. Manche Männer sind dem Lockruf der so genannten Kopuline – das sind Geruchsstoffe, die Frauen zur Zeit des Eisprungs freisetzen – geradezu hilflos ausgeliefert. Die Fähigkeit eines Mannes, die optischen oder intellektuellen Qualitäten seines weiblichen Gegenübers halbwegs objektiv einzustufen, geht dabei vollkommen verloren. Aber auch Frauen seufzen, wenn man sie nach den besonderen Eigenschaften ihres Liebhabers fragt, nicht selten: »Er riecht so gut!«

Dabei riechen Pheromone – die größte und wirksamste Gruppe der sexuellen Botenstoffe – für unsere »normalen« Riechzellen praktisch nach nichts. Für die Wahrnehmung dieser Substanzen besitzen wir nach der Erkenntnis von Sexualforschern einen Extra-Sinn: einen kleinen Schlauch voll Drüsen, Sinneszellen, Blutgefäßen und Nerven an beiden Seiten der Nasenscheidewand. Darüber, ob das der berühmte »sechste Sinn« ist, mit dem wir viele Entscheidungen intuitiv treffen, streiten die Gelehrten noch.

Tatsache ist, dass Wissenschaftler im Experiment bereits mehrfach gezeigt haben, wie sehr Pheromone unser Verhalten beeinflussen. So setzten sich Frauen in einem Test vollkommen unbewusst viermal häufiger auf einen Stuhl, der mit männlichen Pheromonen besprüht worden war, als auf andere – völlig identische – Stühle links und rechts davon. In einer anderen Untersuchung empfanden Männer von Frauen getragene T-Shirts als umso wohlriechender, je näher die Trägerin ihrem Eisprung war. Frauen wiederum können männliche Geschlechtshormone noch in tausendfach höherer Verdünnung wahrnehmen als Männer.

Riechen 4

Wenn wir mit beiden Augen unterschiedlich gut sehen und mit beiden Ohren unterschiedlich gut hören, riechen wir dann auch mit beiden Nasenhälften unterschiedlich?

Ja, das tun wir, so verblüffend das zunächst auch klingen mag. Amerikanische Forscher haben festgestellt, dass ein Parfum in der linken Nasenhälfte anders duftet als in der rechten. Das liegt nach ihrer Meinung daran, dass bei den meisten Menschen eine Nasenhälfte mehr Luft bekommt als die andere; und im besser belüfteten Nasengang werden vor allem die leicht absorbierbaren Stoffe in die Schleimhaut aufgenommen, während im anderen die schwer aufzunehmenden vorherrschen.

Riechen 5

Warum riechen wir den eigenen Mundgeruch nicht?

→ *Mundgeruch 2*

Riechen 6

Wieso findet der eine einen Geruch angenehm, der einem anderen zuwider ist?

Wer bislang glaubte, er entscheide frei über den Duft, mit dem er sich betupft oder besprüht, der liegt nach den Ergebnissen einer neueren Studie falsch. Eine deutsch-britische Untersuchung, bei der 137 männliche und weibliche Studenten, denen man zuvor Blut für einen Gentest abgenommen hatte, 36 verschiedene Düfte beschnüffelten und bewerteten, ergab, dass eine bestimmte Gengruppe, die unter anderem auch für den Körpergeruch verantwortlich ist, die Vorliebe für bestimmte Geruchsstoffe beeinflusst. Diejenigen Studenten, die sich in diesen Genen glichen, bevorzugten auch dieselben Düfte. Ein weiterer Test an den Versuchspersonen zwei Jahre später brachte in etwa die gleichen Ergebnisse.

Riechen 7

Wieso merken viele Menschen nicht, dass sie nach Schweiß riechen?
Dafür ist derselbe Gewöhnungseffekt verantwortlich, der auch verhindert, dass wir den Knoblauchgeruch bei anderen wahrnehmen, wenn wir selbst Knoblauch gegessen haben *(→ Knoblauch 2):* Einen Duft, der uns ständig umströmt, nehmen wir mit der Zeit schlicht und einfach nur noch wahr, wenn er sich abrupt ändert. Dies ist aber gerade beim Schweißgeruch nicht der Fall: Er entsteht langsam, sodass die Nase ausreichend Zeit hat, sich darauf einzustellen. Gäbe es diesen Gewöhnungseffekt nicht, könnten viele Menschen an Arbeitsplätzen, an denen es alles andere als angenehm riecht, ihre Tätigkeit gar nicht ausüben.

Riechen 8

Warum können ältere Menschen ausströmendes Gas oft nicht riechen?
Wir riechen all das, was am so genannten Riechepithel im oberen Anteil unserer Nasenhöhle vorbeiströmt und die dort befindlichen Sinneszellen reizt. Der dadurch ausgelöste Nervenimpuls wird unmittelbar ins Gehirn weitergeleitet und erst dort zu einer Geruchsempfindung verarbeitet. Dabei ist wichtig, dass eine aus speziellen Drüsen abgesonderte Flüssigkeit die Oberfläche des Riechepithels ständig von Rückständen reinigt, weil die ankommenden neuen Geruchspartikel nur so in der Lage sind, die Nervenzellen überhaupt zu erreichen und zu stimulieren.
Dieses komplexe, fein abgestimmte System nutzt sich jedoch – wie viele an-

dere Körperfunktionen auch – mit zunehmendem Alter ab und verschlechtert sich vor allem nach dem 70. Lebensjahr rapide. Deshalb nehmen ältere Menschen viele Gerüche – darunter auch so gefährliche wie die eines Brandes oder ausströmenden Gases – nicht mehr war.

Riechen 9

Kann man etwas völlig Falsches riechen?
Ja, aber nur im Zusammenhang mit – häufig krankhaften – körperlichen Veränderungen. Das von Medizinern als »Parosmie« bezeichnete Fehlriechen tritt häufig in der Frühschwangerschaft in Verbindung mit Übelkeit und Erbrechen auf, kann aber auch ein Hinweis auf Erkrankungen von Nase oder Nasennebenhöhlen oder auf Hirntumoren sein. Die Betroffenen nehmen Gerüche anders wahr als Gesunde, und zwar meist als unangenehm. So werden bei einer Unterform der Geruchsstörung, der so genannten Kakosmie, sämtliche Düfte als stinkend empfunden.

Riechen 10

Warum hat Speiseeis keinen Geruch?
Weil es kalt ist und weil kalte Nahrungsmittel grundsätzlich weniger Geruchspartikel an die Umgebung abgeben als warme. Riechen können wir aber nur das, was wir in die Nase bekommen und was die Geruchssinneszellen erregt. Hierauf beruht auch die Tatsache, dass warmes Essen in der Regel einen intensiven, angenehmen und appetitanregenden Duft ausströmt, während wir den Geruch, der nach dem Essen im Speiseraum zurückbleibt, infolge der inzwischen kühlen und daher nur schwach wirksamen Duftpartikel als abgestanden empfinden.
Erhitzt man Speiseeis über den Schmelzpunkt hinaus zu einer Art Eissuppe, so geht zwar der Erfrischungseffekt verloren, dafür kann man dann aber geruchlich problemlos Himbeer- von Vanille- oder Schokoladeneis unterscheiden.

Riechen 11

Warum kann man manche Krankheiten riechen?
→ *Krankheit 2*

Rot-Grün-Blindheit

Wieso kommen Rot-Grün-Blindheit und Bluterkrankheit fast ausschließlich bei Männern vor?
Weil es sich bei beiden Leiden um Erbkrankheiten mit einer höchst komplizierten, so genannten »rezessiv geschlechtsgebundenen« Vererbung handelt. Das bedeutet, dass die Erbanlagen für Rot-Grün-Blindheit und Bluterkrankheit auf einem Geschlechtschromosom, genauer gesagt auf dem X-Chromosom, liegen und die Krankheit nur dann ausbricht, wenn ihr kein »gesundes« Gen gegenübersteht. Nun besitzen Männer in ihren Zellen nur ein einziges, von der Mutter stammendes X- und daneben noch ein väterliches Y-Chromosom, das das krankhafte Gen jedoch nicht enthalten kann. Frauen hingegen, deren Zellen immer zwei X-Chromosomen aufweisen, können selbst nur bluterkrank oder rot-grün-blind werden, wenn das fehlerhafte Gen auf allen beiden X-Chromosomen vorhanden ist, was extrem selten vorkommt. Ist bei einer Frau jedoch – und dies ist gar nicht so außergewöhnlich – nur eines der beiden X-Chromosomen betroffen, so ist sie selbst zwar nicht krank, aber eine so genannte Überträgerin, die die krankhafte Anlage an die Hälfte ihrer Nachkommen weitergibt.
Ein Sohn kann nun also das »defekte« Chromosom erhalten: dann erkrankt er; er kann aber auch das »einwandfreie« Chromosom bekommen: dann ist er vollkommen gesund. Von den Töchtern, die allesamt äußerlich gesund sind, sind wiederum die Hälfte Überträgerinnen der Bluterkrankheit oder Rot-Grün-Blindheit. Töchter von (männlichen) Blutern sind demzufolge, sofern ihre Mutter gesunde Erbanlagen hat, immer Überträgerinnen, denn eines ihrer beiden X-Chromosomen kommt ja immer vom Vater; die Söhne

hingegen sind ausnahmslos gesund, da sie nur ein einziges X-Chromosom besitzen und dieses nur von der Mutter stammen kann.

Rotwerden 1

Warum werden wir rot, wenn wir wütend sind oder uns schämen, warum blass, wenn wir erschrecken? Warum müssen viele Leute in Stress-Situationen auf die Toilette?

Hieran sind schleifenartige Nervenverbindungen zwischen einem bestimmten Gehirnteil, dem so genannten Thalamus, und dem Großhirn schuld. Der Thalamus wird auch als »Tor zum Bewusstsein« bezeichnet, weil durch ihn sämtliche Sinneseindrücke, die wir von der Umwelt empfangen, hindurchlaufen, ehe sie von uns wahrgenommen werden. Dabei werden zahlreiche Seh-, Hör-, Geruchs-, Geschmacks- und Berührungsreize mit seelischen Inhalten verknüpft, sodass wir Lust, Unlust, Ekel und Scham empfinden. Aber auch mit den Nervenbahnen, die Herzschlag und Blutdruck steuern, Blutgefäße erweitern und verengen sowie mit denen, die die nicht unserem Willen unterliegenden Bewegungen auslösen, besteht eine enge Verbindung. Hierin liegt der Grund für die Verknüpfung seelischer Einflüsse mit körperlichen Auswirkungen: Viele Menschen bewegen bei ungewohnten Tätigkeiten, die ihre ganze Aufmerksamkeit erfordern, fortwährend Zunge und Lippen; manch ein nervöser Redner spielt, während er spricht, ständig an seinem Trinkglas herum oder dreht seinen Anzugknopf zwischen den Fingern. Wenn wir erschrecken, verengen sich auf diesem Weg die Blutgefäße der Haut, und wir werden blass; wohingegen sich die Arterien bei Scham und Zorn erweitern, sodass die Haut feuerrot wird. Das kann sogar schon dann passieren, wenn uns jemand ein Kompliment macht oder überschwänglich lobt. Auch dass wir vor Angst zittern, dass uns das Herz vor Freude »bis zum Hals klopft« und dass wir in Stress-Situationen aufs Klo müssen, hängt mit diesen komplizierten Nervenverbindungen im Thalamus zusammen.

Rotwerden 2

Warum werden wir rot, wenn wir schwitzen?
→ *Schwitzen 5*

Rückenschmerzen

Warum haben Frauen am Ende der Schwangerschaft oft starke Rückenschmerzen?
→ *Schwangerschaft 6*

Rülpsen

Wie entsteht das peinliche Rülpsen?
Rülpsen ist nichts anderes als das Ausstoßen verschluckter Luft. Etwa dreimal pro Minute schlucken wir den im Mund zusammengelaufenen Speichel hinunter. Dabei gelangt immer auch etwas Luft in den Magen, von wo sie, im Gegensatz zur Nahrung, nicht in den Darm weitergeleitet werden kann. Sobald die Luftmenge im Magen groß genug geworden ist, stoßen wir sie – leider meist unter peinlicher Geräuschentwicklung – wieder aus.

Runner's High

Worauf beruht das Hochgefühl, das Jogger manchmal empfinden?
→ *Joggen 1*

S

Salz

Steigt unser Blutdruck, wenn wir mehr Salz essen?
→ *Blutdruck 3*

Salzstangen

Warum helfen Cola und Salzstangen gegen Durchfall?
→ *Durchfall 2*

Samen 1

Warum enthält die Samenflüssigkeit des Mannes Abermillionen von Spermien, obwohl davon doch nur ein einziges die weibliche Eizelle befruchten kann?
Der Produktionsaufwand, mit dem die männlichen Hoden Unmengen von Spermien erzeugen, ist unfassbar. Bei jedem Samenerguss gelangen mehr als 100 Millionen davon in die weibliche Scheide, und nur ein einziges hat die Chance, die möglicherweise im Eileiter wartende Eizelle zu befruchten. Warum diese ungeheure Verschwendung?
Nun, das liegt daran, dass ein einzelnes Spermium keine Chance hätte, die Eizelle zu erreichen. In der Scheide der Frau herrscht ein saures, Bakterien abtötendes Milieu, das auch für die männlichen Samenfäden alles andere als ungefährlich ist und 99 Prozent von ihnen gleich wieder abtötet. Nur jene überleben, die möglichst rasch in die Einbuchtung des Gebärmutterhalses gelangen. Das sind zwar immer noch weit mehr, als zur Befruchtung nötig wären, aber diesen Überschuss muss man dem grundsätzlichen Prin-

zip jedes Organismus zuschreiben, die Entstehung neuen Lebens als gleichsam wichtigstes biologisches Ziel unter allen Umständen sicherzustellen.

Samen 2

Besteht die männliche Samenflüssigkeit hauptsächlich aus Spermien?
Nein. Obwohl bei jedem Samenerguss – etwa drei bis fünf Milliliter – mehr als 100 Millionen Spermien ausgestoßen werden, nehmen diese doch gerade mal drei Prozent des Volumens der Samenflüssigkeit ein. 50 bis 60 Prozent bestehen aus den Absonderungen der Bläschendrüsen und der Rest aus Prostatasekret, das für den charakteristischen Geruch der Samenflüssigkeit verantwortlich ist.

Samen 3

Ist tatsächlich der Druck der ständig neu gebildeten Samenzellen nach längerer Enthaltsamkeit eines Mannes für das Ansteigen der sexuellen Begierde verantwortlich?
→ *Sex 5*

Samen 4

Warum kann es einem Mann nicht passieren, dass er beim Samenerguss Urin ausscheidet?
Weil ein kompliziertes, ventilartiges Gebilde an der Einmündung des Samenleiters in die Harnröhre dafür sorgt, dass immer nur eine der beiden Flüssigkeiten in das Endstück der Harnröhre und damit nach außen gelangt. Da dieses Ventil eine Weile braucht, um sich wieder umzustellen, kann ein Mann sogar noch eine kurze Zeitspanne nach dem Samenerguss kein Wasser lassen.

Samen 5

Kann ein Mann einen Orgasmus ohne Samenerguss haben?
Das ist kaum möglich. Was allerdings bei manchen Männern vorkommt, ist eine so genannte retrograde Ejakulation, d. h. ein rückläufiger Samenerguss. Dabei wird die Samenflüssigkeit durch ein kompliziertes Zusammenwirken von Muskeln in die Harnblase zurückgeleitet und später mit dem Urin ausgeschieden. Es gibt sogar Männer, die diese Form der Ejakulation bewusst herbeiführen können und als spezielle Form der Empfängnisverhütung einsetzen.

Samen 6

Haben sterilisierte Männer noch einen Samenerguss?
→ *Sterilisation*

Samen 7

Ist der männliche Samen das ganze Jahr über derselbe?
Amerikanische Forscher der Universität Rochester untersuchten 32 Monate lang Spermaproben von fruchtbaren und unfruchtbaren Männern und machten dabei überraschende Entdeckungen:
Im Frühjahr produzieren Männer besonders viele Samenzellen, die jedoch häufig – möglicherweise als Folge der Winterkälte – Defekte am fadenförmigen Schwanz aufweisen und dadurch nur eingeschränkt beweglich sind. Im Sommer enthält die Samenflüssigkeit den höchsten Anteil unreifer Spermien, was diesmal wahrscheinlich der Hitze zuzuschreiben ist. Im Herbst sind – vermutlich auch aufgrund der immer noch hohen Temperaturen – häufig die Köpfe der Samenzellen missgebildet; dafür ist ihre Beweglichkeit um diese Zeit am höchsten.
Besonders bemerkenswert ist, dass in den warmen Monaten mehr Jungen

als Mädchen gezeugt werden, was Wissenschaftler darauf zurückführen, dass wahrscheinlich die für die weibliche Ausprägung verantwortlichen X-Chromosomen hitzeempfindlicher sind als die einen Jungen hervorbringenden Y-Chromosomen.

Samen 8

Sind die Spermien bei allen Männern gleich?

Das ist ganz und gar nicht der Fall. In der Regel produzieren Männer mit größeren Hoden auch mehr Spermien. Und Männer, die seit mindestens zwei und höchstens fünf Tagen keinen Sex mehr hatten, bilden ebenfalls mehr Samenfäden, deren Beweglichkeit zunächst unverändert bleibt, bis sie nach etwa einer Woche wieder abnimmt. Nach rund vier Wochen löst sie der Körper wieder auf.

Auch die Lebensumstände der Samenproduzenten scheinen eine Rolle zu spielen: Der Samen von in Großstädten lebenden Männern ist oft von minderer Qualität als der von Landbewohnern. Bei einer Untersuchung in einer Londoner Samenbank zeigte sich, dass von den Männern aus ländlichen Gegenden nicht einmal jeder zweite wegen schlechter Qualität seines Ejakulates abgelehnt wurde, während es im Gesamtdurchschnitt etwa 70 Prozent aller Männer sind. Die Menge der Samenfäden scheint überdies erblich beeinflusst zu sein, denn Söhne von Vätern mit wenig Spermien sind oft mit dem gleichen Mangel behaftet.

Sandkörnchen

Woher kommen die morgendlichen »Sandkörnchen« in den Augen?

→ *Auge 1*

Sättigung

Warum bekommen wir Hunger, und warum werden wir satt?
→ *Hunger 1*

Sauerstoff

Ist Sauerstoff giftig?
Nein, das ist er normalerweise natürlich nicht. Vielmehr ist es ja so, dass wir ohne Sauerstoff nur sehr begrenzte Zeit überleben können *(→ Atmung 3)*. Daher erscheint es verwunderlich, dass es Fälle gibt, unter denen Sauerstoff tatsächlich giftig wirken und zu Augenflimmern, Übelkeit, Muskelzuckungen, epilepsieähnlichen Anfällen und Bewusstlosigkeit führen kann. Derartige Krankheitserscheinungen treten auf, wenn Sauerstoff über einen längeren Zeitraum unter zu großem Druck eingeatmet wird. Dies kann vor allem Tauchern passieren, wenn sie in größeren Tiefen ein sauerstoffangereichertes Gemisch atmen. Aber auch beim Einsatz von Überdruckkammern, die mit reinem Sauerstoff betrieben werden, können Vergiftungserscheinungen auftreten. Derartige Einrichtungen dürfen daher nur unter strenger ärztlicher Aufsicht verwendet werden.

Sauna 1

Warum ist es gesund, in der Sauna zu schwitzen?
Das Wort »Sauna« stammt aus dem Finnischen und bedeutet so viel wie »Raum aus Holz«. Die finnische Sauna – mit hohen Temperaturen zwischen 85 und 88 °C bei einer relativ geringen Luftfeuchtigkeit von nur 10 bis 30 Prozent – gehört zu den traditionellsten Formen des Schwitzens und wird seit Jahrhunderten praktiziert. Im Anschluss an den Saunagang erfolgt eine – oft recht plötzliche – Abkühlung.
Dadurch hat die Sauna mehrere überaus positive Wirkungen auf den

menschlichen Organismus: Erstens trainiert sie die Hautgefäße, sich bei Bedarf zu erweitern und wieder zusammenzuziehen, wodurch die Anpassungsfähigkeit an Wetter, Wärme und Kälte deutlich verbessert wird. Zweitens »lernen« auch die Schweißdrüsen, rasch zu reagieren und dem Körper bei Bedarf durch die Verdunstung ihrer Absonderungen Kühlung zu verschaffen. Drittens muss das Herz in der Hitzephase hart arbeiten, was für jeden Muskel – und das Herz ist schließlich ein Muskel – ein ideales Training darstellt, das ihn deutlich belastbarer macht. Viertens führt das Wechselspiel von Warm- und Kaltreizen zu einer spürbaren → *Abhärtung*, wodurch die Widerstandskraft des Organismus gegen äußere Klimaeinflüsse noch einmal verbessert wird. Und schließlich – auch das spielt eine äußerst wichtige Rolle – hat die Sauna auf Seele und Geist einen überaus wohltuenden, entspannenden Effekt.

Sauna 2

Können wir uns in der Sauna »schlank schwitzen«?
Nein, das können wir leider nicht. Zwar geht mit dem reichlich fließenden Schweiß Gewicht verloren, dieser Verlust hat aber mit Energieverbrauch oder gar Fettabbau überhaupt nichts zu tun. Vielmehr ist das, was wir verlieren, fast ausschließlich Wasser, und das holt sich der Körper im Anschluss an das Saunabaden rasch wieder zurück. Um möglichen unangenehmen Nebenwirkungen zu entgehen, ist es daher sinnvoll, zwischen den einzelnen Gängen reichlich zu trinken.

Schach

Sind Schachprofis besonders intelligent?
Ja, das sind sie sicher, zumindest was ihre Fähigkeit zur analytischen Beurteilung bestimmter Situationen angeht. Aber weit mehr noch als Intelligenz zeichnet exzellente Schachspieler ein überragendes Gedächtnis aus. Schach-

profis finden den bestmöglichen Zug nämlich völlig anders als Amateure: Sie aktivieren ihr Langzeitgedächtnis, während Amateure neue Gedächtnisinhalte aufbauen müssen.

Das ermittelten Forscher der Universität Konstanz, die mittels Magnet-Resonanztechnik die Gehirnaktivitäten von Schachspielern untersuchten. Messungen der Gehirnströme bei zehn Schachmeistern und zehn sehr guten Amateurspielern zeigten, dass bei den Amateuren die größte Aktivität in den Schläfenlappen stattfand, einem Bereich des Gehirns, der für die Analyse unbekannter Situationen und für die Bildung neuer Gedächtnisinhalte zuständig ist. Bei den Meistern dagegen war vor allem die Hirnrinde, der Sitz des Langzeitgedächtnisses, in Aktion.

Das Untersuchungsergebnis bestätigt die schon mehrfach aufgestellte Theorie, wonach Schachprofis in der Lage sind, Zigtausende von Spielpositionen im Gehirn abzuspeichern, die sie bei Bedarf abrufen können.

Wie gut ein Spieler ist, scheint demnach weniger an seiner Intelligenz als vielmehr an der Fähigkeit zu liegen, im richtigen Moment die richtige Stellung und den dazu passenden optimalen Gegenzug parat zu haben.

Schäfchenzählen

Hilft »Schäfchenzählen« beim Einschlafen?

→ *Schlaf 18*

Scham

Warum werden wir rot, wenn wir wütend sind oder uns schämen, warum blass, wenn wir erschrecken?

→ *Rotwerden 1*

Schamhaare

Warum haben wir Schamhaare?
Das lässt sich natürlich nicht eindeutig klären, denn Schamhaare haben wir nun einmal, und es geht uns auch nicht schlechter, wenn wir sie abrasieren. Sexualforscher vermuten, dass die Schamhaare den Zweck haben, Duftstoffe der Geschlechtsregion aufzunehmen und verzögert wieder abzugeben. Für diese Annahme, dass also die Schamhaare der Ausbreitung sexueller Lockreize dienen, spricht die unbestreitbare Tatsache, dass Haare grundsätzlich gut geeignet sind, Geruchspartikel über längere Zeit zu speichern.
Diesen Effekt kennt jeder, der sich schon einmal in einer verräucherten Gaststätte aufgehalten hat: Von den Kleidern abgesehen, sind es die Haare, die den Rauchgeruch am intensivsten aufnehmen und später wieder abgeben. Schließlich haben wir auch in den Achselhöhlen, denen ja häufig auch ein gewisser Duft entströmt, eine üppige Behaarung.

Scheintod

Was versteht man unter »Scheintod«, und wie kann es dazu kommen?
Unter dem umgangssprachlichen Begriff »Scheintod« versteht man einen Zustand tiefer Bewusstlosigkeit, bei dem die Lebenszeichen Atmung, Puls und Reflexe ohne spezielle Untersuchungsmethoden nicht mehr wahrnehmbar und daher scheinbar erloschen sind. Die Ursachen, die zu diesem Ereignis führen können, sind zahlreich: Meist ist daran eine Herzstörung oder eine beginnende Erstickung schuld. Aber auch starke Blutarmut, Alkohol- oder Opiatvergiftung, Epilepsie, Stromunfall, → *Unterkühlung*, → *Koma* oder ein schwerer Schlaganfall können zum Scheintod führen.
Entscheidend ist in jedem Fall, dass die Stoffwechselvorgänge, so minimal sie auch sein mögen, doch noch ausreichen, um nach Wiederbelebungsmaßnahmen die Atmung wieder in Gang zu bringen, sodass nicht selten eine vollständige Genesung möglich ist.

Schielen

Woran liegt es, wenn jemand schielt?
Beim Sehen sind beide Augen auf den betrachteten Gegenstand gerichtet, und zwar symmetrisch, d. h., die Pupillen weichen je nach Sehentfernung auf beiden Seiten gleich weit von der Mittelstellung ab. Ist dies nicht der Fall, blicken also beide Augen in unterschiedliche Richtungen, so nennt man das Schielen. Erfolgt die Abweichung nach innen, so spricht man von Einwärtsschielen, bei Abweichung nach außen entsprechend von Auswärtsschielen. Dabei ist entweder immer dasselbe Auge betroffen, oder beide Augen schielen abwechselnd.
Leichtes Schielen ist nur bei Neugeborenen normal, weil bei ihnen das Zusammenspiel der beiden Augen noch nicht richtig funktioniert. Später liegt die Ursache häufig in Störungen des Zentralnervensystems. Dies gilt vor allem, wenn derjenige Gehirnbereich geschädigt ist, in dem die Zusammenführung der von beiden Augen übermittelten Seheindrücke zu einem einzigen Bild erfolgt. Auf der anderen Seite kann das Schielen auch auf einer krankhaften Veränderung des Auges selbst beruhen, wobei vor allem Lähmungen der kleinen, den Augapfel bewegenden Muskeln eine wichtige Rolle spielen.
Ständiges Schielen führt mit der Zeit zu einer drastischen Verschlechterung der Sehkraft; außerdem löst es, da es den Gesichtsausdruck zum Teil erheblich entstellt, bei vielen Betroffenen schwere seelische Probleme aus.

Schienbein

Warum tut es so weh, wenn man sich am Schienbein anschlägt oder wenn ein Mann einen Stoß in die Geschlechtsorgane bekommt?
→ *Schmerz 6*

Schiff

Warum wird uns auf einem Schiff bei bewegter See schlecht?
→ *Seekrankheit*

Schlaf 1

Warum schlafen wir?
Die einfachste Antwort auf diese Frage ist: Wir schlafen, weil wir müde sind und bei zu großer Müdigkeit nicht mehr arbeiten können. Die Wahrheit ist jedoch, dass wir den Grund dafür, warum wir müde werden, noch nicht genau kennen. Wir wissen nur, dass sämtliche Säugetiere sowie Vögel und Reptilien schlafen müssen, um gesund zu bleiben.
Manche Forscher nehmen an, dass sich der Schlaf dann einstellt, wenn bestimmte, sich während des Tages in unserem Körper anhäufende Stoffwechselprodukte abgebaut werden müssen. In jüngeren Studien wurden körpereigene Substanzen unseres Immunsystems ermittelt, denen eine schlaffördernde Wirkung zugeschrieben wird, und mittlerweile steht fest, dass vor allem dem Hormon Melatonin, das von der kleinen Zirbeldrüse im Gehirn immer dann ausgeschüttet wird, wenn das Tageslicht schwindet, eine entscheidende Rolle zukommt.
Das Gefühl von Müdigkeit ist jedoch nur einer von mehreren Faktoren. Auch tageszeitliche Schwankungen spielen eine Rolle. Wir wissen, dass jedes Lebewesen, das aus Zellen mit einem Zellkern zusammengesetzt ist, eine ungefähr 24 Stunden dauernde Periode von Aktivitäts- und Ruhephasen aufweist, die von einer biologischen Uhr im Körper gesteuert wird. Diese → *innere Uhr* reagiert empfindlich auf Licht und hat sich im Lauf der Zeit annähernd an den 24-Stunden-Licht-Dunkel-Zyklus der äußeren Umgebung angeglichen. Schlaf erscheint somit als unabdingbarer Teil menschlichen Verhaltens, oder, um es anders auszudrücken: Der Mensch ist von Natur aus darauf programmiert, jeden Tag zu schlafen.
Tierversuche haben sogar ergeben, dass Schlaf lebensnotwendig ist. Ratten,

die man über einige Wochen am Schlafen hindert, sterben daran. Wie weit das allerdings auf den Menschen übertragbar ist, ist noch nicht geklärt.

Schlaf 2

Wie schlafen wir?

Zu glauben, wir schliefen von abends bis morgens gleichmäßig durch, ist ein Irrtum. Vielmehr kann man den Schlaf in zwei unterschiedliche Phasen aufteilen: den so genannten REM-Schlaf (REM = **R**apid **E**ye **M**ovement = schnelle Augenbewegung) und den Non-REM-Schlaf. Der REM-Schlaf ist eine Phase leichten Schlafs, in der die Augen unter den Lidern hin und her rollen und Atmung sowie Puls unregelmäßig sind, der Schläfer sich aber kaum bewegt. Da wir nur in diesen Phasen träumen, kann man den REM-Schlaf auch als »Traumschlaf« bezeichnen. Im Non-REM-Schlaf dagegen träumen wir nicht; stattdessen wird unser Schlaf immer intensiver, bis hin zum ohnmachtsähnlichen Tiefschlaf.

Den Übergang von einer Phase in die andere kann man durch Messung der Gehirnaktivitäten feststellen, die sich in charakteristischer Weise ändern. Traum- und Tiefschlafperioden wechseln sich ständig ab, wobei der Tiefschlaf gegen Ende der Nacht immer kürzer wird.

Schlaf 3

Ist unser Bedarf an Schlaf zeitlebens gleich hoch?

Nein, er ändert sich im Lauf des Lebens gleich mehrfach: Benötigt ein Säugling noch 16 bis 18 und ein Fünfjähriger etwa 10 bis 12 Stunden Schlaf täglich, pendelt sich das Quantum etwa im 20. Lebensjahr auf Werte um acht Stunden ein und nimmt dann normalerweise mit zunehmendem Alter weiter ab. Ab 40 kommt man meist mit etwa sieben Stunden aus, wobei der Schlaf zudem meist flacher und häufiger unterbrochen ist als in früheren Jahren. In der Regel benötigen Frauen etwas mehr Schlaf als Männer, und im Winter schlafen beide länger als im Sommer. Hierbei handelt es sich jedoch um reine Durchschnittswerte, von denen es im Einzelfall erhebliche Abweichungen gibt. So reichen einigen wenigen Menschen über Jahrzehnte hinweg täglich fünf Stunden Schlaf aus, während andere bis ins hohe Alter jede Nacht mehr als zehn Stunden schlafend verbringen.

Schlaf 4

Warum schlafen wir im Dunkeln besser?

Weil die Dunkelheit einen ganz erheblichen Einfluss auf die → *innere Uhr* hat, die unseren Schlaf-Wach-Rhythmus steuert: Schwindet am Abend das Licht, schüttet der Körper vermehrt das Hormon Melatonin aus, das uns müde werden lässt; nimmt die Helligkeit am Morgen wieder zu, sinkt der Melatonin-Spiegel und wir werden wach *(→ Müdigkeit 1)*. Deshalb stört Licht in jeder Form den Schlaf ganz erheblich. Da hilft es auch nicht, einfach die Augen zu schließen, denn die dünnen Augenlider lassen selbst schwache Lichtstrahlen ohne weiteres auf die Netzhaut durchscheinen.

Dass manche Menschen bei gedämpfter Beleuchtung besser einschlafen und daher ein Nachtlicht brennen lassen, hat seine Ursache meist in der Kindheit, in der das Licht eine Hilfe war, die Angst vor der bedrohlichen Dunkelheit zu überwinden *(→ Baby 11)*.

Schlaf 5

Können wir auf Vorrat schlafen?

Das ist bis zu einem gewissen Grad möglich. Die in warmen Ländern übliche mittägliche Siesta ist im Grunde nichts anderes als Schlaf auf Vorrat. Doch auch wenn wir tagsüber ein paar Stunden geruht haben, werden wir abends müde, allerdings erst einige Zeit später. Die ständige Umstellung der gewohnten Wach- und Schlafzeiten, zu der beispielsweise Schichtarbeiter gezwungen sind, macht sich aber in jedem Fall durch nachlassende Konzentration und zunehmende Missstimmung bemerkbar, weshalb vor zu häufigem »Auf-Vorrat-Schlafen« gewarnt werden muss.

Schlaf 6

Warum schlafen manche Menschen nach einer Tasse Kaffee besonders gut, während viele andere danach stundenlang wach liegen?
Das hängt vom Blutdruck ab. Der sinkt nämlich nachts ein wenig ab und erreicht seinen geringsten Wert zwischen zwei und vier Uhr morgens. Bei Menschen mit generell niedrigem Blutdruck kann dies zum Erwachen führen. Dabei handelt es sich um eine grundsätzlich sinnvolle Gegenreaktion des Körpers, da der Organismus durch das Aufwachen den Kreislauf wieder stabilisiert. Für den betroffenen Menschen nimmt sich dies jedoch wie eine Schlafstörung aus – was es dem äußeren Erscheinungsbild nach ja auch ist.
Kommt derartiges kreislaufbedingtes Erwachen häufiger vor, kann es daher durchaus günstig sein, vor dem Schlafengehen ein Anregungsmittel zu sich zu nehmen, beispielsweise Kaffee zu trinken, um dem Absacken des Kreislaufs während des Schlafs entgegenzuwirken.

Schlaf 7

Warum sind wir morgens manchmal müde, obwohl wir lang genug geschlafen haben?
Weil für den Erholungseffekt nicht in erster Linie die Dauer, sondern vielmehr die Tiefe des Schlafes entscheidend ist. Wenn ausreichende Tiefschlafphasen fehlen *(→ Schlaf 2)*, fühlen wir uns auch nach acht Stunden Schlaf noch nicht erfrischt. Eine mögliche Ursache sind Probleme und seelische Spannungszustände, die, auch wenn sie uns nicht den Schlaf rauben, doch dafür sorgen, dass der Schlaf die ganze Nacht hindurch sehr oberflächlich bleibt. Dann treten besonders häufig Albträume auf, an die wir uns am

nächsten Morgen jedoch nicht unbedingt erinnern können, die uns jedoch nachts eine ganze Menge Energie kosten *(→ Traum 6)*.
Aber auch ein Mangel an frischer Luft kann schuld sein: Immerhin atmen wir nachts etwa 130 Liter Kohlendioxid aus, das in einem kleinen Raum mit geschlossenen Fenstern wie ein mildes Narkosemittel wirkt und bei uns nach dem Aufwachen ein Gefühl der Benommenheit hinterlässt. Daneben gibt es noch eine Reihe krankhafter Ursachen für die nicht enden wollende Müdigkeit, weshalb jedem, der über längere Zeit und ohne erkennbaren Grund trotz ausreichend langer Schlafzeit matt und erschöpft ist, unbedingt geraten werden muss, einen Arzt aufzusuchen.

Schlaf 8

Schlafen wir nach körperlicher Anstrengung besser?
Dies ist bisher nicht eindeutig geklärt und scheint auch nicht bei allen Menschen gleich zu sein. Verschiedene Untersuchungen an Radfahrern oder Marathonläufern nach sportlichen Höchstleistungen erbrachten jedenfalls widersprüchliche Ergebnisse. Tatsache ist, dass anstrengende körperliche – und auch geistige – Tätigkeit Stress bedeuten kann, und dass die dabei ausgeschütteten Hormone die größten Feinde eines erholsamen Schlafes sind.
Andererseits stellen Jogger einige Zeit nach einem längeren Lauf in der Regel eine wohltuende Mattigkeit fest, die zum einen auf der einsetzenden Entspannung und Durchwärmung der Muskulatur beruht, zum anderen aber sicher auch darauf, dass Laufen die Seele von angestauten Aggressionen befreit *(→ Sport 7)*. Diese Mattigkeit wirkt zweifellos schlaffördernd. Zusammenfassend gesagt: Moderate und regelmäßig wiederkehrende Anstrengungen scheinen einem erholsamen Schlaf förderlich zu sein, während extreme Höchstleistungen ihm eher schaden.

Schlaf 9

Hat die tägliche Schlafzeit einen Einfluss darauf, wie alt wir werden?
Das scheint nach jüngsten Untersuchungen an der Universität von Chicago tatsächlich der Fall zu sein. Danach setzt eine Schlafdauer von täglich deutlich weniger als acht Stunden im Körper langfristig schädliche Prozesse in Gang: Wichtige Stoffwechselvorgänge funktionieren nicht mehr einwandfrei, und das Zusammenspiel der Hormone ist ebenfalls gestört. Diese Veränderungen ähneln natürlichen Alterungserscheinungen, woraus die Forscher schließen, dass Menschen, die nur wenig schlafen, im biologischen Sinne schneller altern und daher nicht so lange leben wie Langschläfer. Der Prozess scheint allerdings umkehrbar zu sein, denn die Studien zeigen auch, dass sich die Stoffwechselvorgänge bei einer Erhöhung der Schlafzeit allmählich wieder normalisieren.

Schlaf 10

Wieso können viele Menschen bei Vollmond nicht schlafen?
Für dieses Phänomen hat die Wissenschaft bisher keine klare und einleuchtende Erklärung gefunden, ja, es ist sogar so, dass keine einzige Studie zu diesem Thema bislang überhaupt irgendeinen Einfluss des Vollmondes auf den Schlaf nachweisen konnte. Dennoch behaupten viele Menschen steif und fest, bei Vollmond keine Ruhe zu finden und morgens weit weniger ausgeruht zu sein als in anderen Nächten.
Möglicherweise ist es das Licht, das entsprechend empfindliche Menschen in ihrer Nachtruhe stört. Immerhin scheint es bei Vollmond 12-mal heller als bei Halbmond. Andere Theorien gehen von einem Einfluss des Mondes auf die → *innere Uhr* des Menschen aus, wieder andere diskutieren eine Beeinflussung des Erdmagnetfeldes durch den Vollmond; doch für all diese Hypothesen gibt es bisher keinerlei schlüssige Beweise. Deshalb glauben viele Forscher, dass es eine Störung des Schlafes durch den Mond gar nicht gibt.

Ende der Achtzigerjahre haben sich zwei Wissenschaftler der kanadischen Universität von Saskatchewan intensiv mit dem generellen Einfluss des Mondes auf ungewöhnliche Ereignisse befasst und sind dabei zu dem Resultat gekommen, dass Menschen auch dann noch an entsprechende Zusammenhänge glauben, wenn Statistiken das Gegenteil beweisen. Ereignet sich ein schwerer Unfall bei Vollmond, so wird diesem eine ursächliche Beteiligung zugeschrieben; ereignet sich derselbe Unfall in einer anderen Nacht, dann eben nicht. Das führt dazu, dass man, da sich ja immer wieder Unfälle auch bei Vollmond ereignen, schließlich felsenfest überzeugt ist, ein solches Ereignis passiere bei Vollmond häufiger als zu anderen Zeiten, und an dieser Überzeugung auch dann noch festhält, wenn Untersuchungen dies eindeutig widerlegt haben.
Mit dem gleichen Effekt lässt sich Schlaflosigkeit zu festen Zeiten regelrecht »lernen«: Wer bei Vollmond zwei- oder dreimal schlecht geschlafen hat, wird unbewusst darauf warten, dass es ihm weiterhin so ergeht. Er sagt sich: »Es ist Vollmond, also werde ich bestimmt wieder nicht schlafen können.« In der Psychologie nennt man das eine »sich selbst erfüllende Prophezeiung«. Das hat aber grundsätzlich nichts mit dem Mond zu tun, sondern eher mit unbewussten Erwartungen. Oder anders gesagt: Der Vollmond stört die Nachtruhe eines Menschen umso eher, je mehr dieser an seine schlafstörende Magie glaubt.

Schlaf 11

Warum nimmt das Bedürfnis nach einem Mittagsschlaf mit dem Alter zu?
Das liegt erstaunlicherweise daran, dass der Schlaf im Alter oberflächlicher, unruhiger und damit weniger erholsam wird. Ältere Menschen erreichen oft keine Tiefschlafphasen mehr und werden deshalb oft schon durch geringfügige äußere Einflüsse geweckt. Die Folge ist, dass sie morgens weniger erholt aufwachen und sich tagsüber oft müde fühlen, was sich nicht selten in mehreren kurzen Nickerchen äußert, in die sie ungewollt verfallen.
Deshalb holen viele ältere Menschen den fehlenden Nachtschlaf durch ein

erholsames Mittagsschläfchen nach. Das Fatale an dieser Gewohnheit ist jedoch, dass sie abends nicht mehr so müde werden wie ohne Mittagsschlaf und dann nachts wieder schlecht schlafen – ein wahrer Teufelskreis.

Schlaf 12

Warum erfrischt uns ein kurzer Mittagsschlaf oft mehr als ein langer?
Weil Schlaf aus mehreren unterschiedlichen Phasen besteht *(→ Schlaf 2)* und wir bei einem kurzen Mittagsschlaf von 10 bis höchstens 20 Minuten über die erste, die Einschlafphase, nicht hinauskommen. Ruhen wir dagegen wesentlich länger, so gleiten wir unwillkürlich in einen Tiefschlaf hinein, bei der der Blutdruck absackt und der Kreislauf gänzlich zur Ruhe kommt. Aus einer solchen Tiefschlafphase erwachen wir aber nur sehr schwer und, wenn überhaupt – beispielsweise mithilfe eines Weckers –, in einem sehr benommenen Zustand, den man als »Schlaftrunkenheit« bezeichnet.
Wer sich deshalb bei einem kurzen Mittagsschlaf erholen will, der sollte statt im abgedunkelten Schlafzimmer lieber an einem Ort schlummern, an dem er auch einmal gestört wird, sodass ein zu tiefer Schlaf automatisch verhindert wird. Noch wichtiger für die erfrischende Schlafpause ist aber ihre Regelmäßigkeit: Wer seinen Körper an den täglichen Mittagsschlaf gewöhnt, den Schlaf also gewissermaßen zum Ritual macht, schläft schneller ein und wacht vergnügter auf.

Schlaf 13

Können wir im Schlaf lernen?
→ Lernen 3

Schlaf 14

Können wir uns eine kürzere Schlafzeit antrainieren?

So angenehm und wohltuend der Schlaf auch ist, so hat er doch einen Nachteil: Er raubt uns eine Menge Zeit, die uns zur Bewältigung anderer Aufgaben fehlt. Deshalb unternehmen vor allem beruflich stark angespannte Menschen immer wieder den Versuch, ihr Schlafbedürfnis durch systematisches Training zu reduzieren. Vor allem für karrierebesessene Menschen stellt die Erkenntnis, dass so erfolgreiche Persönlichkeiten wie Napoleon oder Winston Churchill extreme Kurzschläfer waren, einen massiven Anreiz dar, ihre eigene Schlafzeit mit eiserner Konsequenz und Ausdauer zu reduzieren. Und Versuche haben tatsächlich gezeigt, dass es durchaus möglich ist, die Schlafdauer für eine gewisse Zeit erheblich zu verkürzen, weil das Gehirn das Ruhedefizit dadurch ausgleicht, dass es die Dauer des Tiefschlafs auf Kosten der weniger erholsamen Traumphasen erhöht.

Langfristig allerdings lässt sich der Körper nicht überlisten und rächt sich für den Schlafmangel tagsüber mit Phasen mangelnder Konzentration, erhöhter Erschöpfungsneigung und gesteigerter Fehleranfälligkeit. Aus diesem Grund und natürlich auch, weil Schlafen ein durchaus lustvolles Vergnügen darstellt, kehren fast alle Menschen, die sich um eine kürzere Nachtruhe bemühen, früher oder später zu den ihnen von ihrer → *inneren Uhr* aufgezwungenen ursprünglichen Schlafgewohnheiten zurück.

Schlaf 15

Ist der Schlaf vor Mitternacht tatsächlich der gesündeste?

»Early to bed and early to rise, makes a man healthy, wealthy and wise«, lautet ein bekanntes englisches Sprichwort. »Früh zu Bett und früh wieder auf, macht einen Menschen gesund, wohlhabend und klug.« Aber stimmt das tatsächlich?

Sicher ist nur, dass wir zu unserem Wohlbefinden ein gewisses Quantum an Schlaf benötigen, dass wir uns dieses aber nicht irgendwann, d. h. zu einem x-beliebigen Zeitpunkt, holen können. Das lässt unsere → *innere Uhr* nicht zu, die uns einen periodischen Schlaf-Wach-Rhythmus ganz einfach in Form zunehmender Müdigkeit aufzwingt. Wer also um neun Uhr abends müde wird und dann auch zu Bett geht, hat die größte Chance, rasch einzuschlummern und in erholsamen Tiefschlaf zu verfallen. Wen die Müdigkeit jedoch erst gegen Mitternacht befällt, dem ist eher davon abzuraten, sich bereits um neun verzweifelt um Schlaf zu bemühen. Unser Schlafbedürfnis wird nun einmal vom Gehirn – in zwei sich wechselseitig beeinflussenden Zentren – gesteuert und ist von Mensch zu Mensch sehr unterschiedlich. Untersuchungen haben ergeben, dass die ersten Stunden des Schlafes tatsächlich besonders tief und daher für den Erholungseffekt wertvoll sind und dass wir später in einen eher flachen Schlummer verfallen, aus dem wir leicht geweckt werden können und in den wir dann oft nur schwer zurückfinden. Das bedeutet aber keineswegs, dass es zwischen den intensiveren und weniger intensiven Schlafphasen eine starre zeitliche Grenze gibt; und dafür, dass diese Grenze gerade um Mitternacht liegen soll, fehlt ohnehin jeglicher Beweis.

Schlaf 16

Wie kommt es zum »Sekundenschlaf«?

→ *Sekundenschlaf*

Schlaf 17

Warum zucken wir beim Einschlafen manchmal heftig zusammen?

Das hängt damit zusammen, dass das Gehirn beim Übergang vom Wachen zum Schlafen Milliarden nervlicher Verknüpfungen auf den sich ändernden Zustand umstellen muss. Am Schlaf sind sämtliche Körpersysteme beteiligt: die Atmung, der Stoffwechsel, der Blutkreislauf, die Verdauung, das Nervensystem und natürlich auch die Muskulatur. Da kann man sich leicht vorstellen, welch hochkomplizierter Regelungsmechanismen es bedarf, all diese Systeme koordiniert, d. h. aufeinander abgestimmt, vom Wach- auf den Schlafzustand umzuschalten, und dass es dabei leicht zu Unregelmäßigkeiten kommen kann.

Das heftige Zucken entsteht nun, wenn die für das Denken und Fühlen zuständigen Bezirke unseres Großhirns schon auf dem Weg in den Schlaf sind, während das die Bewegungen steuernde motorische System noch aktiv ist. Solche Zuckungen kommen übrigens nicht nur während des Einschlafens, sondern auch mitten in der Nacht beim Übergang von einer in eine andere Schlafphase *(→ Schlaf 2)* vor. Sie können uns aufwecken, aber auch als Gefühl des Fallens zum Bestandteil eines Traumes werden. Aber selbst wenn wir dabei heftig erschrecken, ist das Zusammenzucken im Grunde vollkommen harmlos.

Von diesem »normalen« Zucken ist das so genannte → *Restless-Legs-Syndrom* zu unterscheiden, dessen genaue Ursache bisher noch nicht geklärt ist.

Schlaf 18

Hilft »Schäfchenzählen« beim Einschlafen?

Schäfchen zählen ist nur eine von zahlreichen Empfehlungen, die helfen sollen, die Gedanken und Probleme des Tages, mit deren Bewältigung das Gehirn am Abend noch immer beschäftigt ist, »abzuschalten«. Tatsächlich gelingt es manchen Menschen, durch die Konzentration auf derart monotone Dinge zur Ruhe zu kommen.

Andere aber – vor allem, wenn sie gewohnt sind, auch tagsüber immer an mehrere Dinge gleichzeitig zu denken – sind mühelos in der Lage, bis tausend zu zählen, während das Gehirn nebenbei munter weiterrattert. Ihnen ist eher zu raten, sich auf etwas Kompliziertes, beispielsweise einen schwierigen Liedertext, zu konzentrieren, der ihre Aufmerksamkeit voll beansprucht und so anderen Gedanken keinen Platz mehr lässt.

Wieder andere empfinden es beim Einschlafen als hilfreich, sich besonders schöne Erlebnisse oder beruhigende Bilder vorzustellen, um so die innere

Anspannung zu lösen. Diese Strategie scheint insofern besonders wirksam zu sein, als sie im Gehirn möglicherweise Botenstoffe, so genannte Neurotransmitter freisetzt, die den Übergang vom Wach- in den Schlafzustand fördern.

Welche dieser Methoden – sofern überhaupt erforderlich – man anwendet, ist letztlich bedeutungslos, wichtig ist einzig und allein der beruhigende Effekt, der dann eintritt, wenn es gelingt, das Gehirn beim Übergang vom Zustand des Tages in den der Nacht zu unterstützen.

Schlaf 19

Ist ein Glas Wein am Abend ein gutes Schlafmittel?

Der abendliche »Schlummertrunk« ist wohl dasjenige Schlafmittel, das sich Menschen am häufigsten selbst verordnen. Tatsächlich hat es eine entspannende, beruhigende, ja zum Teil sogar erheiternde Wirkung, die den Übergang von der Hektik des Tages zur Ruhe der Nacht erleichtert. Das Problem liegt allerdings darin, dass sich der Körper an den Alkohol – wie an andere »Arzneimittel« auch – gewöhnt und man deshalb, um einen zufrieden stellenden Effekt zu erzielen, eine immer größere »Dosis« zu sich nehmen muss. Dies aber führt nicht nur zu einer ständig stärker werdenden Abhängigkeit, sondern auch dazu, dass der Körper nachts immer größere Alkoholmengen abbauen muss, was einen friedlichen Schlummer eher stört als fördert.

Wer die Alkoholmenge zu sehr erhöht, fällt im Bett anfänglich in eine Art »Narkose«, wacht jedoch am nächsten Morgen mit einem Brummschädel auf und fühlt sich mit Sicherheit den ganzen Tag über weniger leistungsfähig, als wenn er nachts eine Weile wach gelegen hätte.

Können wir uns tatsächlich »gesund schlafen«?
Das hängt von der Art der körperlichen Störung ab. Während mit Schmerzen verbundene Krankheiten uns nächtelang den Schlaf rauben können, erleben wir bei fieberhaften Erkrankungen genau das Gegenteil: Uns fallen – vor allem tagsüber – ständig die Augen zu, und wir schlafen ein Vielfaches von dem, was wir sonst gewohnt sind.
Woran das liegt, ist bis ins Letzte noch nicht geklärt. Es scheint jedoch so zu sein, dass durch das Fieber bedingte Veränderungen des Immunsystems für das gesteigerte Schlafbedürfnis verantwortlich sind. Vor allem eine im Rahmen körperlicher Abwehrvorgänge vom Immunsystem produzierte Substanz, das so genannte Interleukin, fördert den Schlaf ganz eindeutig. Hier scheint es nach neueren Erkenntnissen sogar so etwas wie eine Wechselwirkung zu geben: Das vom Körper bei der Fieberbekämpfung produzierte Interleukin macht uns einerseits müde und wird andererseits während des Schlafs in besonders großer Menge produziert.
Hieran ist wiederum die Tatsache schuld, dass im Tiefschlaf weitaus weniger von dem das Immunsystem dämpfenden Stresshormon Cortisol gebildet wird (deshalb lässt Kortison bei einer Entzündung Schmerzen und Schwellungen, die ja auf einer körperlichen Abwehrreaktion beruhen, rasch verschwinden). Weniger Cortisol im Schlaf bedeutet ungehemmte Tätigkeit des Immunsystems, diese führt zur vermehrten Interleukin-Ausschüttung, und das löst schließlich ein erhöhtes Schlafbedürfnis aus.
Es stimmt also grundsätzlich schon, dass wir uns »gesund schlafen« können. Das wird jeder aus Erfahrung bestätigen können, der sich schon einmal nach einem langen Fieberschlaf überraschend ausgeruht und weitaus weniger krank gefühlt hat als vor dem Einschlummern.

Schlaf 21

Warum können wir manchmal nicht einschlafen, obwohl wir sehr müde sind?

Weil zum Einschlafen eben mehr gehört als nur Müdigkeit. Wenn wir beispielsweise im Kino einen Thriller gesehen haben, von dem wir noch ganz aufgewühlt sind, oder von einer Party nach Hause kommen und im Kopf noch interessante Gesprächsthemen verarbeiten, müssen wir uns nicht wundern, wenn wir keine Ruhe finden. Einschlafen funktioniert nur, wenn das Gehirn vollkommen abschaltet von der Hektik des Tages, von Problemen, die uns bewegen, aber auch von erfreulichen Dingen. Denn auch freudige Erwartungen können uns durchaus ums Einschlafen bringen, wie jeder weiß, der abends ins Bett geht und darauf wartet, dass er frühmorgens zur Fahrt in den Urlaub geweckt wird.

Deshalb ist es durchaus sinnvoll, wenn wir uns abends vor dem Zubettgehen – egal, wie spät es ist – noch einige Minuten für kleine Rituale Zeit nehmen, beispielsweise noch einen Blick in die Zeitung werfen, eine Viertelstunde Radio hören, einen Spaziergang durch die Wohnung machen oder – besonders beliebt – noch ein paar Seiten in einem unterhaltsamen Buch lesen. Diese Handlungen helfen uns – besonders, wenn wir sie zur festen Gewohnheit machen –, den Tag hinter uns zu lassen, und stimmen das noch immer heftig arbeitende Gehirn auf die Nachtruhe ein.

Dass dies tatsächlich funktioniert, haben amerikanische Schlafforscher zweifelsfrei nachgewiesen. Sie teilten 100 Probanden beiderlei Geschlechts im Alter zwischen 20 und 70 Jahren willkürlich in zwei Gruppen ein. Alle Probanden mussten zwei Wochen lang jeden Abend zunächst eine Reihe anstrengender sportlicher Übungen absolvieren, sich danach einen aufregenden Film ansehen und schließlich in Gesprächen mit geschulten Psychologen schwierige Fragen zu diesem Film beantworten. Das Ganze zog sich jeweils bis kurz nach Mitternacht hin, sodass man von allgemeiner Müdigkeit ausgehen konnte. Anschließend wurde die eine Gruppe aufgefordert, sich unverzüglich zur Ruhe zu begeben, während man die Versuchspersonen der

anderen Gruppe dazu anhielt, entweder noch eine Viertelstunde klassische Musik zu hören oder in einem Buch ihrer Wahl zu lesen.
Bereits nach einer Woche zeigte sich, dass die Teilnehmer der Musik- und Lesegruppe im Durchschnitt weit weniger Einschlafprobleme hatten als die Probanden der Kontrollgruppe. Daraus zogen die Forscher den Schluss, dass man das Gehirn durch eine Art bedingten Reflex bewusst auf Nachtruhe programmieren kann, sodass es nach einiger Übungszeit möglich ist, den Schlaf regelrecht »einzuschalten«.

Schlaf 22

Ist es tatsächlich wahr, dass die meisten Menschen im Schlaf sterben?
→ *Sterben 1*

Schlaf 23

Ist es egal, ob Babys bei Licht oder Dunkelheit schlafen?
→ *Baby 11*

Schlaf 24

Wieso wird eine schlafende Mutter auch in lauter Umgebung sofort wach, wenn ihr Baby weint?
→ *Baby 7*

Schlafwandeln 1

Besitzen Schlafwandler tatsächlich eine »schlafwandlerische Sicherheit«?
Das ist absoluter Nonsens. Kinder, die ja viel häufiger vom Schlafwandeln

betroffen sind als Erwachsene, verwechseln nachts oft die Toilette mit dem Kleiderschrank und erleichtern sich dann dort. Von schlafwandlerischer Sicherheit kann da wirklich keine Rede sein.

Schlafwandeln 2

Stimmt es, dass man Schlafwandler nicht ansprechen darf?
Nein, das stimmt nicht. Man kann sich mit einem Schlafwandler sogar unterhalten, nur passen die Antworten in der Regel nicht zu den Fragen. Die meisten Schlafwandler reagieren allerdings äußerst unwirsch oder aggressiv, weil sie nicht verstehen, was um sie herum vorgeht. Erstaunlich ist, dass sie nach dem nächtlichen Ausflug ihr Bett wieder aufsuchen. Am nächsten Morgen wissen sie dann von nichts mehr, weder von ihrem Spaziergang noch von einem eventuellen Gespräch.

Schleudertrauma

Wie entsteht die Halsverletzung bei einem Auffahrunfall?
→ *Auffahrunfall*

Schluckauf 1

Wie entsteht der Schluckauf? Warum befällt er uns häufig nach scharfem Essen?
Der Schluckauf beruht auf rhythmischen, krampfhaften Zusammenziehungen des Zwerchfells, einer dünnen Muskelplatte, die den Brust- vom Bauchraum trennt. Die dem Zwerchfell – dem wichtigsten Atemmuskel – aufsitzende Lunge wird dabei jedes Mal ein bisschen ausgedehnt und saugt dann ruckartig Luft an. Gesteuert wird der komplexe Vorgang von einem eigenen »Schluckaufzentrum«, das Forscher im Gehirn gefunden haben. Ein

Schluckauf dauert wesentlich kürzer als ein normaler Atemzug: Schon 35 Millisekunden nach der Einatmung schließt sich der Kehldeckel, wodurch das charakteristische und bisweilen regelrecht peinliche »hicksende« Geräusch verursacht wird.
Die Zwerchfellreizung kann aber auch von einer Entzündung der hindurchziehenden Speiseröhre und diese wiederum durch das Zurückfließen von Magensäure hervorgerufen werden. Scharfes Essen verstärkt eine derartige Magensaftreizung und damit auch die Neigung zum Schluckauf.
Wozu der Schluckauf gut sein soll, d. h., ob er überhaupt irgendeinen Nutzen hat, bleibt bis heute unbeantwortet. Einige Vermutungen von Wissenschaftlern gehen dahin, in ihm ein Überbleibsel der Atemübungen ungeborener Kinder zu sehen.

Schluckauf 2

Warum verschwindet der Schluckauf, wenn wir uns auf den Kopf stellen und Wasser trinken oder einen Löffel Zucker essen?
Methoden, mit denen man einen lästigen Schluckauf angeblich zuverlässig zum Verschwinden bringt, werden in großer Anzahl und Vielfalt empfohlen. Schwören manche Leute auf einen durch eine Prise Pfeffer ausgelösten Niesreiz, so behaupten andere, nur das Trinken von Eiswasser schaffe wirkungsvolle Abhilfe. Auch längeres Luftanhalten, das Lutschen gestoßenen Zuckers, die Rückatmung in eine Plastiktüte, eine Eispackung auf den Oberbauch oder sogar Autogenes Training sollen dem Hickser ein Ende machen.
Eines haben alle diese Verfahren gemeinsam: Sie helfen manchmal, aber keinesfalls immer. Warum sie vielfach tatsächlich funktionieren, ist noch nicht vollständig geklärt. Wahrscheinlich beruht die Wirksamkeit der meisten Methoden auf einer physikalischen Beeinflussung der Nervenleitung, über die die Impulse, die die rhythmische Zusammenziehung des Zwerchfells auslösen *(→ Schluckauf 1)*, dorthin geleitet werden.
Da der Nerv, dessen Reizung das Zwerchfell zum Zucken bringt, am Hals

hinab und dort ziemlich oberflächlich unter der Haut verläuft, kann man – entsprechende anatomische Kenntnisse vorausgesetzt – mit dem Fingern auch direkt Druck auf ihn ausüben. Auf diese – zugegeben nicht ganz einfache – Weise lässt sich quälender Schluckauf in neun von zehn Fällen wirksam beseitigen.

Schlucken 1

Wie schlucken wir?
Das Schlucken ist ein reflektorisch, also automatisch ablaufender Vorgang, der – von einem Schluckzentrum im Gehirn gesteuert – immer dann ausgelöst wird, wenn die aufgenommene Nahrung bestimmte Stellen im hinteren Gaumenbereich berührt. Es handelt sich dabei um eine komplizierte Abfolge verschiedener Muskelzusammenziehungen, durch die der Bissen – zuerst allmählich, dann immer schneller – über Mund und Speiseröhre in den Magen befördert wird.
Durch das Heben zuerst der Zungenspitze und dann des Zungenkörpers wird die Nahrung nach hinten geschoben, wobei Rachen- und Gaumenmuskulatur gleichzeitig die Nasenhöhle gegen den Rachen verschließen. Der auf diese Weise eingeengte Bissen, der auch nicht nach vorne gegen den noch erhobenen Zungenkörper entweichen kann, gleitet nun mithilfe der Schlundmuskeln in die Speiseröhre. Deren Längsfasern ziehen sich zusammen, sodass ein oben offener Schlauch entsteht, in den die Nahrung hineingeschoben und dann mithilfe ringförmiger Wellenbewegungen der Speiseröhrenmuskulatur weitergeschoben wird.
Dafür, dass die Nahrung nicht versehentlich in die Luftröhre gelangt, sorgen zwei Verschlussmechanismen: Zum einen wird der Kehlkopf hochgezogen, sodass der Zungengrund wie ein Pfropfen darauf liegt; zum anderen schließen sich Kehldeckel und Stimmritze. Sollten – was bei hastigem Essen passieren kann – doch einmal Nahrungspartikel in den Kehlkopf gelangen, so spricht man umgangssprachlich von »Verschlucken« *(→ Verschlucken 1)*.

Schlucken 2

Warum halten wir beim Schlucken den Atem an?

Das liegt an dem klappenförmigen Kehldeckel, der am Eingang des Kehlkopfes und damit der Luftröhre sitzt. Er schließt sich beim Schlucken reflexartig und verhindert so, dass Bissen in die falsche Röhre gelangen und Atemprobleme auslösen *(→ Verschlucken 1)*. Der Kehldeckel dichtet also immer, wenn wir schlucken, die Luftwege ab, und deshalb können wir während des Schluckvorganges nicht atmen.

Da der Kehldeckel bei Säuglingen noch nicht in dieser Weise funktioniert, können Babys auch während des Trinkens atmen, d. h. sie müssen, während sie an der Mutterbrust saugen, niemals absetzen, um Luft zu holen *(→ Atmung 11)*.

Schlucken 3

Können wir auch im Kopfstand schlucken?

Ja, das können wir. Grund dafür ist der Schluckreflex, der automatisch abläuft, sobald die Zunge den zerkauten Bissen an den Gaumen und in den Rachen drückt *(→ Schlucken 1)*. Die Muskeln der Speiseröhre schieben ihn dann, indem sie den Durchmesser vor dem Abgeschluckten erweitern und dahinter wieder verengen, in einer wellenförmigen Bewegung Richtung Magen. Die Nahrung rutscht also nicht einfach durch die Speiseröhre nach unten, sondern wird vielmehr aktiv in den Körper hineintransportiert; und das funktioniert ohne weiteres auch aufwärts.

Schmecken 1

Was schmecken wir?

Bei der ungeheuren Vielfalt von Geschmackseindrücken, die uns entweder entzücken oder mit Abscheu erfüllen, ist es kaum glaubhaft, aber dennoch wahr, dass unsere Zunge nur in der Lage ist, vier verschiedene Geschmacksqualitäten – süß, sauer, bitter und salzig – zu unterscheiden. Für jede dieser vier Geschmacksempfindungen gibt es unterschiedliche Sinneszellen, die noch dazu keinesfalls gleichmäßig über die Zunge verteilt sind: Süß schmecken wir nämlich nur an der Zungenspitze, sauer am seitlichen Zungenrand, salzig sowohl am Rand als auch an der Spitze der Zunge und bitter hinten am Zungengrund.

Die ungeheuer vielfältigen Geschmacksempfindungen, die das Essen und Trinken für uns zu lustvollen Erlebnissen machen, sind daher nichts anderes als Kombinationen der vier Grundgeschmacksrichtungen, die – zusammen mit geruchlich wahrgenommenen Informationen *(→ Schmecken 9)* – im Gehirn zu einem Gesamteindruck zusammengefügt werden.

Schmecken 2

Schmeckt Süßes allen Menschen süß?

Nein, die Geschmacksempfindung differiert von Mensch zu Mensch erheblich, und das liegt wiederum an einer höchst unterschiedlichen Reizschwelle für die einzelnen Geschmacksstoffe. In Versuchen mit eindeutig schmeckenden Substanzen hat man herausgefunden, dass manche von einem Menschen als bitter empfunden werden, während sie einem anderen vollkommen geschmacklos erscheinen. Daraus folgt, dass ein und dieselbe Speise, je nach Gehalt an diversen Geschmacksstoffen, jedem Menschen anders mundet.

Schmecken 3

Hängt es nur vom Geschmack einer Speise ab, ob sie uns schmeckt?

Nein, neben dem eigentlichen Geschmack spielen eine ganze Reihe anderer Faktoren eine wichtige Rolle. Zuerst das Aussehen: Speisen, die unappetitlich aussehen, können wir nur mit Widerwillen herunterwürgen, und das

Geschmackserlebnis bleibt dabei auf der Strecke. Nicht umsonst sagt das Sprichwort: »Die Augen essen mit.«
In einem Versuch hat man Probanden, die gern Süßigkeiten essen, frische, einwandfreie Schokolade angeboten, die mit einem vollkommen unschädlichen und ebenso geschmacklosen grünlichen Farbstoff überzogen war, wodurch sie regelrecht vermodert aussah. Nur wenige der Testpersonen waren überhaupt zu bewegen, davon zu kosten, und diejenigen, die sich überwanden, waren fast einstimmig der Meinung, die Schokolade schmecke furchtbar.
Daneben beeinflusst natürlich der Geruch einer Speise unseren Appetit und unser Geschmacksempfinden *(→ Schmecken 9)*, dann aber auch in hohem Maße die Konsistenz, die wir mit den Tastkörperchen unserer Zunge erfühlen. So schmecken uns knusprige Pommes frites wesentlich besser als labberige, obwohl beide dieselben Geschmacksstoffe enthalten.
Schließlich hat auch die Temperatur einer Speise einen entscheidenden Einfluss auf das Geschmackserlebnis. Dies rührt einerseits daher, dass warme Nahrungsmittel mehr Aromastoffe abgeben als kalte, andererseits daher, dass die Zunge über spezielle Temperaturfühler verfügt, deren Empfindungen die von den Geschmacksnerven gemeldeten Eindrücke im Gehirn erheblich beeinflussen. Deshalb schmeckt den meisten Menschen weder eine kalte Suppe noch ein warmes Bier.

Schmecken 4

Wieso schmeckt dem einen etwas, das ein anderer überhaupt nicht mag?
Worauf wir Appetit haben, ist in erster Linie das Ergebnis eines Lernprozesses. Angeboren ist lediglich die Vorliebe für Süßes, für das jedes Kind eine unwiderstehliche Schwäche hat. Mit vier Monaten kommt eine Neigung zu Salz hinzu. Das lässt sich entwicklungsgeschichtlich leicht erklären: »Süß« steht – im Gegensatz zu »sauer« oder »bitter« – für »genießbar«, »salzig« wegen der Notwendigkeit der Mineralstoffversorgung für »lebensnotwendig«.

Erst mit etwa drei Jahren können Kinder zwischen bekannten und unbekannten Speisen unterscheiden; ab diesem Zeitpunkt gewinnt der Einfluss der Umgebung immer mehr an Bedeutung. Das nunmehr erlernte Ernährungsverhalten vollzieht sich in drei Prozessen: erst Lernen durch Kontakt, also Ausprobieren, dann Lernen durch Vorbilder und schließlich Lernen durch körperliche Konsequenzen.
Dass Geschmack tatsächlich auf Lernen und Erfahrung beruht, wird aus vielerlei Beobachtungen deutlich. Der Volksmund sagt: »Was der Bauer nicht kennt, das isst er nicht.« Und tatsächlich ist es so, dass wir unbekannten Speisen – beispielsweise aus der Küche fremder Länder, die uns nicht von Kind an vertraut sind – zuerst eher ablehnend gegenüberstehen, sie dann aber mit der Zeit durchaus als wohlschmeckend empfinden können.
Umgekehrt können uns auch unangenehme Erinnerungen im Zusammenhang mit einer bestimmten Speise diese ein für alle Mal vergällen. Geschmacksforscher nennen dieses Phänomen »One Trial Learning«, zu Deutsch: »Lernen durch einen einzigen Versuch«. Und tatsächlich reicht ein einziger »kulinarischer Unfall« aus, um dauerhaften Widerwillen auszulösen. Ist der Abscheu gegen eine Speise, deren Genuss möglicherweise schon einmal heftiges Erbrechen ausgelöst hat, erst einmal fest verankert, kommen sämtliche Überzeugungsversuche nicht mehr dagegen an. Der Verstand kapituliert dann gewissermaßen vor dem Magen.

Schmecken 5

Warum schmecken den meisten Menschen zum Frühstück keine stark gewürzten Speisen?

Am frühen Morgen, so gegen drei oder vier Uhr, beginnt unser Körper wach zu werden und sich auf das Aufstehen vorzubereiten. Zu diesem Zweck schütten die Nebennierenrinden das Hormon Cortisol aus, das die gesamte Körperspannung und die Reaktionsbereitschaft erhöht. Neben dem für sämtliche körperlichen Tätigkeiten wichtigen Blutzuckerspiegel wird auch das Bewusstsein angehoben.

Eine Nebenwirkung des Cortisols besteht nun aber darin, dass es die Geschmacksempfindung insofern verändert, als scharf Gewürztes als unangenehm empfunden wird. Deshalb essen so viele Menschen morgens gerne Müsli, Joghurt oder Marmelade und meiden Essiggurken und Salzheringe. Deftige Speisen, die wir abends mit großem Genuss zu uns nehmen, können daher morgens einen regelrechten Würgereiz auslösen.

Schmecken 6

Warum schmeckt lange gekautes Brot süß?
Das liegt an einem Kohlenhydrate spaltenden Enzym, einer so genannten Amylase, die im Speichel enthalten ist. Sie zerlegt, wenn sie lange genug auf das Brot einwirken kann, dessen Stärke – ein langkettiges Kohlenhydrat – zu kurzen Zuckermolekülen, und diese schmecken nun einmal süß.

Schmecken 7

Warum schmecken viele Dinge, wie zum Beispiel Stahl, nach nichts?
Weil wir ausschließlich Substanzen schmecken, die in Wasser und damit auch im Speichel löslich sind. Nur gelöste Stoffe können an die Geschmacksknospen der Zunge gelangen und die dort befindlichen Sinneszellen reizen. Dass Stahl beim Kontakt mit Speichel keine Bestandteile abgibt, macht man sich nicht nur bei der Herstellung von Besteck, sondern auch in der Zahntechnik zunutze, indem man das grazile Gerüst von Zahnprothesen aus Spezialstahl anfertigt.

Schmecken 8

Warum gibt es einen bitteren, aber keinen süßen Nachgeschmack?
Die Geschmacksempfindung »bitter« wird von speziellen Sinneszellen am

hinteren Rand der Zunge erfasst und an das Gehirn gemeldet *(→ Schmekken 1)*. Diese Sinneszellen liegen in knospenförmigen Erhebungen, die von ringförmigen Gräben umgeben sind, in denen die Geschmacksstoffe so lange haften bleiben, bis sie durch so genannte Spüldrüsen wieder daraus entfernt werden. Das dauert eine gewisse Zeit.
Da die Geschmacksknospen, mit denen wir »süß« schmecken, keine derartigen Gräben besitzen, lässt die Süßempfindung wesentlich schneller nach als die bittere; einen »süßen Nachgeschmack« gibt es deshalb nicht.

Schmecken 9

Warum schmecken wir kaum noch etwas, wenn wir uns die Nase zuhalten?
Vor allem Kinder halten sich, wenn sie etwas schlucken müssen, was ihnen nicht schmeckt – Lebertran etwa oder bittere Arzneimittel – häufig die Nase zu. Dass sich auf diese Weise die Geschmacksempfindung ganz erheblich herabsetzen lässt, liegt an der überaus engen Zusammenarbeit von Geschmacks- und Geruchssinn.
Hinter der Mundhöhle, im Rachen, besteht eine Verbindung der Speisewege zur Nase, durch die nicht nur Atemluft einströmt, sondern auch viele von den Speisen abgegebene Geruchsstoffe wie in einem Kamin hochsteigen. Zusammen mit den Geruchspartikeln, die von außen in die Nase gelangen, erreichen sie die Riechschleimhaut und lösen in den Zentren des Geruchssinns Wahrnehmungen aus, die vom Gehirn mit den eigentlichen Geschmacksempfindungen kombiniert werden. Da unser Geruchssinn viel besser ausgeprägt ist als unser Geschmackssinn, schmecken wir die Speisen fast ebenso sehr mit der Nase wie mit dem Mund. Wenn Essen unangenehm riecht, vergeht uns sofort der Appetit und wir spüren keinerlei Verlangen mehr, es zu probieren.

Schmecken 10

Warum entsteht beim Beißen auf eine Alufolie manchmal ein »metallischer Geschmack«?

Dieses metallisch-elektrisierende Gefühl kennen alle diejenigen, die schon einmal ein Stück Schokolade gegessen und zuvor die umhüllende Alufolie nicht sorgfältig entfernt haben, sofern in ihrem Mund Zahnfüllungen aus Silberamalgam vorhanden sind.

Schuld daran ist ein physikalisches Phänomen, das mit der unterschiedlichen Stellung von Silber und Aluminium in der so genannten »Spannungsreihe der Metalle« zu tun hat. Kommt ein edleres Metall – in diesem Fall Silber – mit einem unedleren – in diesem Fall Aluminium – in einem leitenden Medium – in diesem Fall dem Speichel – in Kontakt, so beginnen Elektronen zu fließen, was gleichbedeutend mit einem schwachen Strom ist. Und diesen Strom kann man tatsächlich spüren; er erzeugt das schwer zu beschreibende elektrisierende, mit einem metallischen Geschmack verbundene Kribbeln.

Schmecken 11

Schmeckt ein Baby beim Essen dasselbe wie ein Erwachsener?

Nein, das tut es nicht; obwohl ein Neugeborenes grundsätzlich in der Lage ist, Geschmackseindrücke viel besser aufzunehmen als ein Erwachsener. Die Zahl der Geschmacksknospen nimmt nämlich mit steigendem Lebensalter ab und geht von 10 000 beim Säugling auf circa 2 000 beim Erwachsenen zurück. Schon jenseits des 30. Lebensjahres lässt daher die Fähigkeit zu schmecken deutlich nach, und in fortgeschrittenem Alter kann das schwindende Geschmacksempfinden sogar zu einer sehr einseitigen Auswahl von Lebensmitteln führen.

Dass Säuglinge Geschmacksempfindungen dennoch anders wahrnehmen als im späteren Leben, liegt daran, dass sie erst lernen müssen, die verschiedenen Geschmacksrichtungen zu unterscheiden.

Schmecken 12

Warum empfinden alte Menschen wohlschmeckende Speisen oft als fad?
Das hängt weniger mit der nachlassenden Geschmacksempfindung (→ *Schmecken 11)* als vielmehr mit einem Rückgang der Nasenleistung zusammen (→ *Riechen 8)*. Da aber Geschmacks- und Geruchssinn eine untrennbare Einheit bilden und wir, wenn wir uns beispielsweise die Nase zuhalten, kaum noch etwas schmecken (→ *Schmecken 9)*, entgeht älteren Menschen leider mancher kulinarische Genuss.

Schmecken 13

Können wir verschiedene Geschmackseindrücke gleichzeitig wahrnehmen?
Ja, das ist möglich. Eine Grapefruit z. B. kann gleichzeitig süß, bitter und sauer schmecken. Die jeweilige Geschmacksempfindung hängt dabei nicht nur von der Art der Aromastoffe ab, sondern vor allem auch von deren Konzentration. Nimmt man beispielsweise verschiedene Verdünnungen einer Salzlösung gleichzeitig in den Mund, so stellen sich die verschiedenen Geschmacksqualitäten nebeneinander ein. In Untersuchungen mit verschieden schmeckenden Teststreifen hat man sogar festgestellt, dass es möglich ist, mit der linken Zungenhälfte z. B. süß und mit der rechten salzig zu schmecken.

Schmerz 1

Haben Schmerzen einen Sinn?
So unangenehm der Schmerzsinn auch sein mag, es ist doch der für die Lebenserhaltung wichtigste Sinn. Ohne ihn wären wir nämlich nicht in der Lage, gefährliche Situationen wahrzunehmen; wir würden lebensbedrohliche Krankheiten nicht erkennen und uns tödlichen Gefahren aussetzen, ohne uns dessen bewusst zu sein. Wie wichtig der Schmerz ist, zeigt die Tat-

sache, dass Menschen, die unter einer – sehr selten vorkommenden – angeborenen Schmerzunempfindlichkeit leiden, in der Regel frühzeitig an schweren Verletzungen bis hin zu ausgesprochenen Verstümmelungen sterben.

Allerdings kann man sich auf den Schmerz als Warnsignal auch nicht immer verlassen, denn das Wachstum vieler bösartiger Tumoren oder beispielsweise die Bildung eines Blutgerinnsels im Gehirn gehen in der Regel vollkommen schmerzlos und daher unbemerkt vonstatten.

Für die Schmerzfühler (Rezeptoren), die auf der äußeren Haut etwa zehnmal so dicht liegen wie Tastkörperchen oder Temperaturfühler, gibt es keine spezifischen Reize, auf die sie ausschließlich ansprechen. Und das ist auch gut so. Denn auf diese Weise lösen sowohl äußere Gewalteinwirkungen als auch Temperatureinflüsse und chemische Reize, sofern sie nur genügend stark sind, Schmerzempfindungen aus. Das geschieht durch im Körper freigesetzte Substanzen, die entsprechende Nervenimpulse bewirken.

Man unterscheidet einen plötzlich einsetzenden, hellen, recht gut lokalisierbaren »Oberflächenschmerz«, der von der äußeren Haut ausgeht, von einem bei krankhaften Prozessen im Körperinneren entstehenden dumpfen »Tiefenschmerz«, dessen Ausgangspunkt oft nicht ohne weiteres bestimmbar ist. Während der Oberflächenschmerz uns sofort dazu veranlasst, mit Abwehr oder Flucht zu reagieren, zwingt uns der Tiefenschmerz – was überaus sinnvoll ist – automatisch zu Ruhigstellung und Schonung des schmerzenden Gebiets.

Schmerz 2

Sind alle Organe gleichermaßen schmerzempfindlich?

Nein, hier bestehen erhebliche Unterschiede: Mit besonders heftigen Schmerzen reagiert die äußere Haut auf schädigende Einflüsse; sehr empfindlich sind überdies sämtliche Schleimhäute und vor allem innere Häute wie Rippenfell, Hirnhäute und Bauchfell. Die Großhirnrinde, immerhin Zentrum unseres Bewusstseins, ist erstaunlicherweise überhaupt nicht schmerzempfindlich, wohingegen krankhafte Prozesse an anderen Gehirnteilen, beispielsweise den Hirnhäuten, überaus heftige Beschwerden auslösen können.

Schmerz 3

Welches ist der heftigste Schmerz?
Das lässt sich deshalb nicht exakt sagen, weil man Schmerzen nicht messen kann, sie also stets subjektiv sind. Es steht jedoch fest, dass die krampfartigen, plötzlich einschießenden Schmerzen, die bei der Nierenstein- oder Gallenstein-Krankheit auftreten und die man als Kolik bezeichnet, zu den qualvollsten Schmerzen gehören, die Menschen heimsuchen können. Nicht minder heftig sind allerdings die immensen, pochenden Schmerzen, die von einem vereiterten Zahn ausgehen können *(→ Zähne 2)*.

Schmerz 4

Nehmen wir Schmerzen immer gleich stark wahr?
Nein, die Schmerzempfindung ist von Fall zu Fall höchst unterschiedlich. Durch Ablenkung oder körperliche Anspannung, aber auch durch heftige Wut wird sie stark herabgesetzt. Ein Motorradfahrer, der – tief über den Lenker gebeugt – seinen Kopf ständig nach oben biegen muss, um die Fahrbahn erkennen zu können, spürt oft erst am Ende der Fahrt, wie sehr sein Nacken schmerzt; und jemand, der wutentbrannt mit einem Gegner kämpft und dabei derbe Schläge einstecken muss, nimmt diese oft so gut wie überhaupt nicht wahr. Dies liegt an bestimmten, dem Morphium verwandten chemischen Substanzen, mit denen der Körper in der Lage ist, Schmerzimpulse abzublocken, bevor sie das Gehirn erreichen und dort wahrgenommen werden.
Dieser Mechanismus ist auch der Grund dafür, dass Menschen bei starker körperlicher Anspannung, beispielsweise bei der Flucht vor einem gefährlichen Tier, kaum Schmerzen empfinden. Auch Zahnärzte machen sich dieses

Phänomen der Schmerzblockierung zunutze, indem sie durch entsprechende Ablenkungsreize optischer oder akustischer Art dafür sorgen, dass ihre Patienten Schmerzen weniger stark wahrnehmen.

Schmerz 5

Warum können Menschen über glühende Kohlen gehen, ohne Schmerzen zu empfinden?

Das beruht darauf, dass das Schmerzempfinden in hohem Maß von seelischen Einflüssen abhängig ist. So kann man beispielsweise durch Autosuggestion, d. h. durch intensives Sich-selbst-Einreden, die Wahrnehmung von Schmerzen erheblich vermindern. Indische Yogis sind nach jahrelanger Übung sogar bisweilen in der Lage, auf Nagelbrettern zu liegen, ohne dabei nennenswerte Schmerzen zu empfinden. Auch bei der »schmerzlosen Geburt« wendet man derartige Verfahren an, d. h., man übt mit der Schwangeren, sich auf einen nicht mit der unmittelbaren Geburt zusammenhängenden Vorgang so stark zu konzentrieren, dass die Schmerzempfindung erheblich abgeschwächt wird.

Umgekehrt kennt man auch heftige Schmerzen, die rein seelischen Ursprungs sind, denen also keinerlei erkennbare körperliche Veränderungen zugrunde liegen. Nach neueren Forschungen ist vor allem die Ausschüttung der so genannten Endorphine im Gehirn maßgeblich für die individuelle Schmerzempfindung verantwortlich. Bei einem Test an der Universität von Michigan mussten Testpersonen sich immer wieder einem 20 Minuten andauernden Schmerz aussetzen. Dabei maßen die Forscher die Endorphin-Ausschüttung im Gehirn und das individuelle Schmerzempfinden und fanden heraus, dass die Probanden umso weniger Pein empfanden, je mehr Endorphine die Zellen überschwemmten. Das liegt daran, dass die Endorphine als natürliche Schmerzhemmer an dieselben Rezeptoren andocken wie Morphium, also offenbar eine vergleichbare Wirkung haben.

Schmerz 6

Warum tut es so weh, wenn man sich am Schienbein anschlägt oder wenn ein Mann einen Stoß in die Hoden bekommt?
Das unmittelbar unter der Haut gelegene und daher von keiner schützenden Muskelschicht bedeckte Schienbein hat mit den männlichen Hoden eines gemeinsam: Es ist von einer dünnen Haut umgeben, die überaus schmerzempfindlich reagiert. Im Fall des Schienbeins ist dies die Knochenhaut, bei den Hoden ein Teil des Bauchfells, den sie beim Abstieg aus der Bauchhöhle in den Hodensack mitnehmen. Beide Häute sind von einem dichten Nervengeflecht durchzogen und reagieren daher auf Stöße mit überaus starken Schmerzen.

Schmerz 7

Warum spüren wir Schmerzen nicht immer dort, wo sie entstehen?
Bei krankhaften Prozessen an inneren Organen wie Herz, Darm und Nieren können Schmerzen auftreten, die an der äußeren Haut, zum Teil weit entfernt vom Ursprungsort, empfunden werden. Besonders typisch ist in diesem Zusammenhang der Schmerz bei einem Herzinfarkt, der bekanntermaßen in den linken Arm ausstrahlt.
Diese Erscheinung beruht darauf, dass die von den inneren Organen ausgehenden Nerven auf ihrem Weg durch das Rückenmark in Kontakt zu Empfindungsnerven treten, die ihren Ursprung an der äußeren Haut haben. Das Gehirn, in dem die Schmerzleitung endet und wo die Umsetzung in eine Empfindung erfolgt, lässt sich dann täuschen und meldet einen falschen Schmerz-Ursprungsort.

Schmerz 8

Kann man sich an Schmerzen gewöhnen?
Nur sehr bedingt. Während bei Tast- und Berührungsreizen eine unbewuss-

te Anpassung erfolgt, sodass wir sie, sofern sie sich nicht abrupt ändern, schon nach kurzer Zeit nicht mehr wahrnehmen, ist dies beim Schmerz nicht der Fall. Jeder, der schon einmal unter heftigen Zahnschmerzen gelitten hat, wird das bestätigen.
So unangenehm diese Tatsache auch sein mag, so wichtig ist sie. Denn würden Schmerzen, die uns ja auf eine Gefahr aufmerksam machen sollen, nach kurzer Zeit wieder abklingen, hätten wir keinerlei Veranlassung, etwas zu unternehmen, etwa einen Arzt aufzusuchen, um den Schmerz wieder loszuwerden.

Schmerz 9

Wieso kann man in einem amputierten Bein noch Schmerzen empfinden?
→ *Phantomschmerz*

Schmerz 10

Wieso empfinden wir den Schmerz an einer bestimmten Stelle kaum noch, wenn an einer anderen Stelle ein Schmerz ausgelöst wird?
Die Schmerzlinderung durch gleichzeitige intensive Reizung anderer Hautsinne ist eine alte Erfahrung, die sich unsere Vorfahren zu Zeiten, als es noch keine Narkose gab, sogar bei Operationen zunutze machten. Der Grund für dieses Phänomen liegt vermutlich darin, dass zahlreiche Empfindungsnerven im Gehirn im selben Gebiet enden und dort erst die eigentliche Schmerzempfindung auslösen. Der stärkere Reiz verursacht in diesem Gehirnareal heftigere Impulse als der schwächere und verdrängt diesen damit gewissermaßen, sodass wir ihn nicht mehr wahrnehmen.

Schmerz 11

Warum vergeht der Schmerz, wenn wir uns an einer Stelle, an der wir uns angeschlagen haben, die Haut reiben?
Wohl jedem ist es schon einmal passiert, dass er sich den Kopf angeschlagen hat oder gegen eine Tischkante gelaufen ist. Wenn uns ein solches Missgeschick unterläuft, beginnen wir meist ganz automatisch, die schmerzende Stelle heftig zu reiben.
Dieses Reiben stellt die einfachste Form der Massage dar, bei der durch gezielten Druck auf das Gewebe der Schmerz gelindert wird. Dies geschieht einerseits über Mechanismen im Zentralnervensystem, also in Gehirn und Rückenmark, die durch die Massage in Gang gesetzt werden, außerdem sind an der Schmerzentstehung immer auch eine Reihe körpereigener Substanzen beteiligt, die durch Massagegriffe – in diesem Fall durch das kräftige Reiben – aus dem Gewebe ausgeschwemmt und über Blut- und Lymphgefäße abtransportiert werden, sodass sie keine unangenehmen Gefühle mehr auslösen können.

Schmerz 12

Kann Puddingpulver Schmerzen lindern?
→ *Plazebo*

Schmetterlinge im Bauch

Warum spüren wir, wenn wir verliebt sind, »Schmetterlinge im Bauch«?
→ *Liebe 4*

Schmuck

Warum wird die Haut mancher Menschen dunkel, wenn sie Silberschmuck tragen?

→ *Haut 2*

Schnarchen 1

Wie entsteht das lästige Schnarchen?
Im Schlaf entspannt sich die Muskulatur des Nasen-Rachen-Raumes und der hintere Zungenbereich sowie vor allem das nicht knöchern unterlegte Gaumensegel beginnen – vorzugsweise bei Rückenlage und nach Alkoholgenuss – zu schwingen. Derart rhythmische Luftschwingungen äußern sich in Form von Geräuschen, die im Fall des Schnarchens recht laut werden und beispielsweise den um Schlaf bemühten Ehepartner erheblich stören können.

Schnarchen 2

Warum schnarchen ältere Menschen stärker als junge?
Auf diese Frage fanden australische Schlaf-Forscher eine logische Antwort: Bei älteren Menschen nimmt die Arbeit der Muskeln im Schlaf stärker ab als bei jüngeren. Die Wissenschaftler untersuchten Menschen unterschiedlichen Alters auf ihre Muskelaktivität in den Atemwegen während der Einschlafphase. Ergebnis: Bei den Älteren erschlafften die Muskeln um bis zu 40 Prozent stärker als in der Vergleichsgruppe der Jüngeren. Wenn aber die Muskeln ihre Spannung verlieren, sacken sie zusammen, mit der Folge, dass sich die Wände der oberen Atemwege berühren. Pressen die Lungen nun Luft hindurch, so vibrieren die Wände: Das Schnarchgeräusch entsteht.

Schnäuzen

Warum macht Schnäuzen einen Schnupfen nur noch schlimmer?
→ *Schnupfen 2*

Schnupfen 1

Warum läuft bei Schnupfen die Nase?
Ein Schnupfen ist nichts anderes als eine – meist durch Viren ausgelöste – Entzündung der Nasenschleimhaut, in deren Folge die kleinen Drüsen in der Schleimhaut ein zunächst wässriges, später dickes und schleimiges Sekret produzieren. Diese Flüssigkeit kann in derartigen Mengen anfallen, dass die Flimmerhärchen der Nasenschleimhaut es nicht mehr schaffen, das ganze Sekret in Richtung der Speisewege zu befördern, wo es abgeschluckt wird. Also läuft es zur Nase heraus.

Schnupfen 2

Warum macht Schnäuzen einen Schnupfen nur noch schlimmer?
Weil man dabei einen ganz erheblichen Druck erzeugt, der den mit Bakterien versetzten Schleim nicht nur nach außen, sondern auch in die Nasennebenhöhlen befördert. Aktuelle Studien, die gleichzeitig an der University of Virginia in den USA und an der Universität Arhus in Dänemark durchgeführt wurden, zeigten unabhängig voneinander, dass bei jedem Schnäuzen etwa ein Milliliter Schleim in die Nebenhöhlen geblasen wird. Bei durchschnittlich 40 Nasenreinigungen pro Schnupfentag ergibt das eine ganz beträchtliche Menge. Mit dem Schnäuzen steigert man also nur das Risiko, zusätzlich zum Schnupfen auch noch an einer eitrigen Nasennebenhöhlen-Entzündung zu erkranken.
Daher sollte man den Schleim besser hochziehen, was zusätzlich noch den Vorteil hat, dass dabei kein Über-, sondern vielmehr ein Unterdruck ent-

steht, der die Nebenhöhlen reinigt. Allerdings ist das Hochziehen ohne unfeine Geräuschentwicklung leider nicht möglich, im Beisein anderer also kaum durchführbar. Tut man es aber ohne Zeugen, bekommt man dabei den Schleim unweigerlich in den Mund und kann ihn nun ausspucken. Indes schadet es auch nicht, wenn man ihn hinunterschluckt, da die Magensäure die infektiösen Anteile des Schleims neutralisiert.
Niesen ist übrigens weit weniger gefährlich als Schnäuzen, weil dabei nur etwa ein Zehntel des Drucks entsteht.

Schnupfen 3

Warum sprechen wir »nasal«, wenn wir einen Schnupfen haben?
→ *Sprechen 5*

Schokolade 1

Warum macht Schokolade süchtig?
Diese Frage beschäftigt Ernährungswissenschaftler schon seit langer Zeit, ist aber bis heute nicht eindeutig geklärt worden. Neuere Forschungen lassen vermuten, dass es die in der Schokolade enthaltene Aminosäure Tryptophan ist, die den Heißhunger auslöst. Dieses Tryptophan gelangt, wenn es zusammen mit Kohlenhydraten aufgenommen wird, ins Gehirn und sorgt dort unter anderem für die vermehrte Ausschüttung von Serotonin, einer hormonähnlichen Substanz, die den Schlaf fördert und ihrerseits die Produktion körpereigener Glückshormone, der so genannten Endorphine, anregt. Daher kann Schokolade offenbar tatsächlich glücklich machen.
Andere Wissenschaftler gehen jedoch davon aus, dass die Lust auf Schokolade eher auf einer Art Lernprozess beruht. Wer Schokolade von Kind an immer wieder dazu benützt, das Hungergefühl zu besänftigen, oder wer für gute Leistungen damit belohnt, bei Traurigkeit damit getröstet und bei Sehnsucht nach Geborgenheit damit beruhigt wird, greift demnach bei ähn-

lichen Gemütsstimmungen auch als Erwachsener eher zur Schokolade als Trostmittel. Tatsächlich haben groß angelegte Studien gezeigt, dass Kinder, die von klein an mit nicht essbaren Dingen belohnt werden, in der Regel später weit weniger Verlangen nach Süßem und speziell nach Schokolade entwickeln als andere.

Schokolade 2

Ist Schokolade gesund?
Ja, das ist sie. Schokolade enthält nämlich so genannte Flavonoide, die vorbeugend gegen Herzinfarkt wirken und vor Krebs schützen können. Diese Flavonoide – sie stammen aus dem Kakao – bekämpfen die »freien Radikale«, äußerst aggressive Moleküle, die in der Lage sind, lebenswichtige Zellstrukturen zu zerstören. Insbesondere auf die Zusammensetzung des Blutes und seine Neigung, sich zu verklumpen, haben die Kakaobestandteile einen sehr günstigen Einfluss. Allerdings enthält Schokolade sehr viel Fett, das der positiven Wirkung der Flavonoide zumindest zum Teil entgegenwirkt.

Schreck 1

Warum läuft es uns bei Angst oder Schreck kalt den Rücken und nicht den Bauch hinunter?
→ *Angst 2*

Schreck 2

Warum empfinden wir manche Dinge als »haarsträubend«?
→ *Haar 3*

Schreck 3

Warum werden wir rot, wenn wir wütend sind oder uns schämen, warum blass, wenn wir erschrecken? Warum müssen viele Leute in Stress-Situationen auf die Toilette?
→ *Rotwerden 1*

Schreck 4

Warum fällt jemand vor Schreck in Ohnmacht?
→ *Ohnmacht 2*

Schuppen

Warum haben Menschen Schuppen?
So merkwürdig es auch klingen mag, es ist tatsächlich wahr: Jeder Mensch hat Schuppen. Diese bestehen aus toten, verhornten Kopfhautzellen, die fortlaufend abgestoßen und von innen her durch neue ersetzt werden. Dass die Schuppen bei vielen Menschen nicht auffallen, hängt einzig damit zusammen, dass sie zu klein sind. Erst wenn viele Zellen zusammenhängen, werden sie sichtbar. Diese Zusammenballung beruht meist auf einer verfrühten Abstoßung, für die wiederum eine zu trockene oder zu fettige Kopfhaut verantwortlich ist.
Dementsprechend unterscheidet man zwei verschiedene Schuppenarten: Trockene Schuppen sind klein, im ganzen Haar verteilt und rieseln vom Kopf. Dagegen sind fettige Schuppen relativ groß und meist etwas gelblich. Zerreibt man sie zwischen den Fingern, bleibt ein fettig glänzender Film zurück. Ob trockene oder fettige Schuppen – eines haben beide gemeinsam: Sie sind harmlos und stellen allenfalls ein kosmetisches Problem dar.
In seltenen Fällen kann die starke Schuppenbildung jedoch auch Anzeichen

einer Hautkrankheit, des so genannten seborrhoischen Ekzems sein, das unbedingt einer ärztlichen Behandlung bedarf.

Schüttelfrost

Wie entsteht Schüttelfrost?
Schüttelfrost entsteht bei großer Kälte, aber häufig auch im Zusammenhang mit schnell ansteigendem Fieber, wenn der »Sollwert« für die Körpertemperatur erhöht wird *(→ Fieber 1)*, der Organismus jedoch Mühe hat, die geforderten Wärmegrade zu erreichen. Das beim Schüttelfrost auftretende, willentlich nicht zu unterdrückende starke Zittern bewirkt in beiden Fällen, dass die Temperatur rasch ansteigt. Durch Wärmezufuhr kann der Körper in dieser Phase wirkungsvoll entlastet werden.

Schutzimpfung

Wie wirkt eine Schutzimpfung?
Eine Schutzimpfung – der Mediziner spricht von »Immunisierung« – hat den Zweck, den Körper gegen eine Infektionskrankheit, also gegen den Befall mit bestimmten Bakterien oder Viren, unempfindlich zu machen. Dazu ist es erforderlich, im Blut gegen die jeweiligen Erreger Antikörper entstehen zu lassen, die die Eindringlinge dann im Fall einer Infektion einfangen und unschädlich machen. Hierzu gibt es zwei Möglichkeiten:
Bei der so genannten aktiven Immunisierung, die man vorbeugend bei Kindern oder vor Reisen in ferne Länder anwendet, setzt man den Körper einer leichten Form der jeweiligen Erkrankung aus, indem man abgeschwächte Erreger einspritzt, gegen die der Organismus dann selbst Antikörper bilden muss.
Trägt ein Mensch dagegen möglicherweise die Erreger schon in sich – beispielsweise Tollwutvieren nach dem Biss eines Tieres oder Wundstarrkrampf-Bakterien nach einem Unfall –, dann wäre es unsinnig, noch weite-

re Krankheitskeime einzubringen. In diesem Fall bedient man sich der passiven Immunisierung, indem man den Organismus gleich mit fertigen Antikörpern versorgt. Es ist verständlich, dass diese Form der Schutzimpfung schneller wirkt; sie hat aber den Nachteil, dass die Wirkung nicht lange anhält. Wird der Geimpfte nach einiger Zeit wieder infiziert, so muss die passive Immunisierung erneut durchgeführt werden.

Schwangerschaft 1

Warum beruhen die meisten ungewollten Schwangerschaften auf einem Irrglauben?

Weil viele Paare von der Vermutung ausgehen, beim Geschlechtsverkehr etliche Tage vor dem Eisprung könne »nichts passieren«. Dies ist jedoch deshalb falsch, weil die Spermien im Gebärmutterhalskanal der Frau mehrere Tage überleben können, also gleichsam in der Lage sind, auf den Eisprung und damit auf eine befruchtungsfähige Eizelle zu warten *(→ Fruchtbarkeit 1)*.

Schwangerschaft 2

Kann eine Frau trotz bestehender Schwangerschaft ihre Regelblutung bekommen?

Nein, das gibt es nicht. Es ist allerdings möglich, dass sich bei der Einnistung eines Keims in der Gebärmutter ein Teil der Schleimhaut ablöst, der dann mit etwas Blut nach außen abgestoßen wird. Dieses Ereignis findet praktisch genau zum Zeitpunkt der erwarteten Menstruation statt und sieht vor allem bei Frauen, deren Regelblutung schon unter normalen Umständen sehr schwach ist, möglicherweise wie eine solche aus. Die betreffende Frau geht dann davon aus, nicht schwanger zu sein, was jedoch ein folgenschwerer Irrtum ist.

Schwangerschaft 3

Warum kann eine Frau eine Schwangerschaft schon sehr frühzeitig feststellen?

Die Gewissheit, schwanger zu sein, erlangt eine Frau durch den Nachweis von HCG (Humanes Chorion-Gonadotropin) in ihrem Urin. Dieses Hormon scheidet ihr Körper schon bald nach der Befruchtung und dann Tag für Tag ein wenig mehr aus. Etwa zum Zeitpunkt der ausbleibenden Regelblutung ist dann die Konzentration so hoch, dass das HCG im Urin nachweisbar ist.

Die meisten Hersteller von Schwangerschaftstests empfehlen, den Morgenurin zu verwenden, da das Hormon hierin besonders konzentriert ist. Einige Tage nach Ausbleiben der Blutung genügt aber auch der Urin einer anderen Tageszeit. Die Handhabung des Tests ist denkbar einfach: Die Frau hält ein mit einer chemischen Substanz getränktes Stäbchen in den Urin und wartet einige Minuten, ob sich eine Verfärbung zeigt. Ist dies der Fall, ist sie mit Sicherheit schwanger.

Schwangerschaft 4

Warum nimmt eine Frau in der Schwangerschaft mehr an Gewicht zu, als das ungeborene Kind wiegt?

Durchschnittlich nimmt eine Frau während der Schwangerschaft 12 bis 13 Kilo zu. Davon entfallen nur etwa 5 bis 6 Kilo auf das ungeborene Kind, d. h. auf die Gebärmutter, die Plazenta und den Fetus mit seiner umhüllenden Fruchtblase. Der Rest kommt durch die Größenzunahme der Brüste, durch angesammelte Körperflüssigkeiten und durch Fettablagerungen zustande.

Schwangerschaft 5

Warum macht dem Kind im Mutterleib der Druck des umgebenden Fruchtwassers nichts aus?

→ *Fruchtwasser*

Schwangerschaft 6

Warum haben Frauen am Ende der Schwangerschaft oft starke Rückenschmerzen?

Das rührt daher, dass sich die Bänder, die die Beckenknochen zusammenhalten, im Lauf der Schwangerschaft unter dem Einfluss von Hormonen ein bisschen dehnen und so das Becken für den kommenden Geburtsvorgang elastischer machen. Diese Lockerung der knöchernen Verbindungen bleibt jedoch nicht nur auf das Becken beschränkt, sondern erfasst in geringem Ausmaß auch die Wirbelsäule, die dadurch der erheblichen Belastung, die mit fortschreitender Schwangerschaft immer größer wird, nicht mehr gewachsen ist: Rückenschmerzen sind die Folge.

Schwangerschaft 7

Wieso sondern die Brüste mancher Frauen zu Beginn der Schwangerschaft Flüssigkeit ab?

Das von den Eierstöcken nach dem Eisprung produzierte Hormon Progesteron sorgt nicht nur dafür, dass die Gebärmutterschleimhaut den sich im Anschluss an eine etwaige Befruchtung einnistenden Keim annimmt und ihn ernährt, dass also die Schwangerschaft aufrechterhalten wird, sondern es veranlasst auch die Hirnanhangdrüse (Hypophyse), ihrerseits ein Hormon abzusondern: das Prolaktin. Dieses wirkt auf die Brustdrüsen und veranlasst sie, sich auf die Milchproduktion für das Neugeborene vorzubereiten.

Dieser Vorgang, der ja normalerweise erst kurz vor der Entbindung abgeschlossen sein muss, läuft bisweilen so stürmisch ab, dass sich bereits in einem recht frühen Schwangerschaftsstadium milchartige Flüssigkeitstropfen aus den Brüsten entleeren.

Schwangerschaft 8

Was tut ein ungeborenes Kind im Bauch der Mutter?
Diese Frage ließ sich vor Einführung der Ultraschalluntersuchung nur sehr ungenau beantworten. Als man dann die ersten Fotos ungeborener Kinder veröffentlichte, entstand der Ausdruck »Embryonalhaltung« für die zusammengekrümmte Position des Kindes mit angezogenen Knien, verschränkten Armen und gesenktem Kopf.
Heute wissen wir, dass sich ein Baby im Mutterleib bereits heftig bewegt, und zwar schon zu einem Zeitpunkt, an dem die Schwangere noch gar nichts davon spürt. Zuerst bewegt es Gliedmaßen und Kopf noch sehr ruckartig, doch mit der Zeit werden die Aktionen fließender und koordinierter. Ein Ungeborenes streckt sich, es boxt und tritt, dreht den Kopf und stößt sich mit den Füßen ab, sodass es regelrechte Purzelbäume schlägt. Das Baby lutscht am Daumen, spielt mit der Nabelschnur, bekommt Schluckauf, trinkt täglich eine ganze Menge Fruchtwasser, bewegt bereits die Augen und hört auch schon gut, was um es herum vor sich geht *(→ Schwangerschaft 9)*. Dazwischen tut es immer wieder das, was alle kleinen Kinder gern und ausgiebig tun: es schläft.

Schwangerschaft 9

Nimmt ein ungeborenes Kind schon am Leben außerhalb des mütterlichen Körpers teil?
Ja, das tut es durchaus. Sämtliche Geräusche dringen – durch das Fruchtwasser gedämpft – zu ihm vor. Es kann bei plötzlichem Lärm also durchaus

schon erschrecken, andererseits aber auch – das haben Versuche eindeutig ergeben – auf klassische Musik mit Ruhe und Entspannung reagieren. Auch das Glucksen des mütterlichen Darms oder das Pulsieren der Hauptschlagader tragen mit Gewissheit dazu bei, das ungeborene Kind in den Schlaf zu wiegen.

Schwangerschaft 10

Pinkelt ein Kind schon im Mutterleib?
Ja, das tut es, denn seine Nieren arbeiten bereits. Der Urin wird direkt in das umgebende Fruchtwasser abgegeben und dadurch stark verdünnt. Daher löst er keinerlei Reizungen aus, wenn der Fetus das Fruchtwasser – was uns ein bisschen unappetitlich erscheinen mag – nach und nach auftrinkt. Der Urin gelangt so über den Darm in das Blut des Kindes und verlässt dessen Körper über die Nabelschnur. Durch die Plazenta (Mutterkuchen) wird er in den Blutkreislauf der Mutter aufgenommen und von dieser über Nieren, Harnleiter, Harnblase und Harnröhre ausgeschieden. Die Mutter pinkelt also gewissermaßen für ihr Baby mit.

Schwangerschaft 11

Nistet sich der Keim gleich nach der Befruchtung in der Gebärmutter ein?
Nein, erst etwa 7 bis 12 Tage später. Zu diesem Zeitpunkt misst er winzige 0,1 Millimeter, ist also mit bloßem Auge gerade noch erkennbar.

Schwangerschaft 12

Sind Wehen während der Schwangerschaft normal?
Das kommt auf die Art der Wehen an. Die so genannten Schwangerschaftswehen sind – das sagt schon der Name – völlig normal. Die Gebärmutter

ziehe sich dabei mehr oder minder kräftig, aber schmerzlos zusammen. Diese Wehen treten vor allem in der zweiten Schwangerschaftshälfte auf und kommen stets unregelmäßig. Mit ihnen »übt« die Gebärmutter gewissermaßen für die Entbindung.

Ebenso normal sind auch die so genannten Senkwehen, die in den letzten Wochen vor der Geburt auftreten, ebenfalls unregelmäßig sind und nur geringe Schmerzen verursachen. Sie kommen dadurch zustande, dass die Gebärmutter das Kind in die richtige Geburtslage bugsiert.

Nicht normal sind dagegen die gefürchteten vorzeitigen Wehen. Unter diesem Begriff versteht man kräftige und regelmäßige Zusammenziehungen der Gebärmutter, die durchaus in der Lage sind, den Muttermund zu öffnen, sodass schlimmstenfalls eine Frühgeburt droht. Derartige Wehen können in einigen Fällen sehr unangenehm sein, müssen es aber nicht. Es ist sogar möglich, dass sie sich in Form heftiger Rückenschmerzen äußern. Deshalb sollte eine Schwangere, sobald sie rhythmische Kreuz- oder Rückenschmerzen verspürt, unbedingt den Frauenarzt aufsuchen.

Schwangerschaft 13

Warum spüren Frauen, die schon Kinder haben, die Bewegungen ihres Babys im Bauch früher als Erstgebärende?

Beim ersten Kind fühlt die werdende Mutter die Bewegungen ihres Babys immer um die 20. Schwangerschaftswoche herum. Dieser Zeitpunkt ist so verlässlich, dass er als Möglichkeit zur Bestimmung des Geburtstermins herangezogen werden kann. Erwartet eine Frau ihr zweites oder drittes Kind, spürt sie die ersten Bewegungen hingegen schon zwei bis drei Wochen früher. Aber nicht etwa, weil sich zweite oder dritte Kinder früher oder heftiger bewegen, sondern schlicht deshalb, weil eine erfahrene Schwangere weiß, wie sich Kindsbewegungen anfühlen und diese deshalb sofort als solche erkennt. Viele werdende Mütter vergleichen das Gefühl bei den ersten Kindsbewegungen mit platzenden Seifenblasen, andere mit der zarten Berührung eines Schmetterlingsflügels oder einem leichten Kitzeln von innen.

Spürt eine Erstgebärende die Kindsbewegungen schon in der 17. oder 18. Woche, liegt das vermutlich an einer falschen Berechnung des Geburtstermins.

Schwangerschaft 14

Stimmt es, dass ein ungeborenes Kind in der Zeit, in der die Mutter noch gar nichts von ihrer Schwangerschaft weiß, für Missbildungen am anfälligsten ist?
→ *Missbildung 1*

Schwangerschaft 15

Gähnen Kinder schon im Mutterleib?
→ *Gähnen 3*

Schwangerschaft 16

Können Männer »ein bisschen schwanger« sein?
Ja, das können sie tatsächlich. Zwar sind sie natürlich nicht in der Lage, ein Kind zu bekommen, aber der Hormonspiegel eines werdenden Vaters verändert sich ebenso wie der der Mutter: Wie kanadische Wissenschaftlerinnen der Queen's University in Kingston ermittelt haben, nimmt bei Männern, deren Frauen ein Baby erwarten, das männliche Geschlechtshormon Testosteron bis zur Geburt drastisch ab und ist auch noch drei Monate danach deutlich reduziert. Dafür steigt das auch bei Männern vorhandene weibliche Hormon Östradiol, das bei Frauen für die Ausprägung der mütterlichen Gefühle verantwortlich ist, noch bis nach der Geburt deutlich an. Zusätzlich sinkt der Ausstoß des Stresshormons Cortisol.
Über die Auswirkungen dieser Verschiebungen konnten die Forscherinnen

nur Vermutungen anstellen: Weil jedoch gerade die Hormone ansteigen, die auch bei Frauen das mütterliche Verhalten bedingen, kann man wohl davon ausgehen, dass werdende Väter in der Erwartung eines Babys und auch noch nach dessen Geburt ruhiger und fürsorglicher, kurz, tatsächlich »mütterlicher« sind als andere Männer.

Schon länger bekannt ist, dass manche Männer regelrechte »Schwangerschaftsbeschwerden« haben. Die Mediziner sprechen in diesem Zusammenhang vom »Couvade-Syndrom« (von frz. couver = brüten). Früher glaubte man, das sei nur bei einigen Naturvölkern so, weil sich dort die Männer – stellvertretend für die Frauen, die gleich nach der Geburt wieder ihrer Arbeit nachgehen – ins Wochenbett legen. Heute weiß man jedoch, dass auch in den modernen Industrieländern viele Männer während der Schwangerschaft ihrer Frau unter Übelkeit, Gewichtszunahme, Gefühlsschwankungen, ja sogar Bauchschmerzen leiden.

Dafür gibt es mehrere mögliche Erklärungen: Bei einigen Männern scheint es so zu sein, dass sie die Schwangerschaft so intensiv miterleben, dass sie auch die Beschwerden ihrer Frauen teilen. Andere fühlen sich offenbar zu wenig beachtet und entwickeln aus einer gewissen Eifersucht auf das ungeborene Kind unbewusst körperliche Symptome, um dadurch selbst wieder mehr Aufmerksamkeit zu bekommen.

Schwangerschaft 17

Kann eine schwangere Frau das Geburtsgewicht ihres Kindes erhöhen, ohne mehr zu essen?

Ja, das kann sie, indem sie während der Schwangerschaft mäßig aber regelmäßig Sport treibt. Amerikanische Forscher haben in einer Studie herausgefunden, dass bei sportlich aktiven Schwangeren die Plazenta (Mutterkuchen) zur Mitte der Schwangerschaft hin schneller wächst und das Kind besser mit Nährstoffen versorgt. Das Kind wird dadurch schwerer, ohne dass sich Kopfumfang oder Fettanteil erhöhen.

Deshalb ist vor allem für ältere Frauen und solche, die während der

Schwangerschaft nur wenig an Gewicht zunehmen, regelmäßiger Sport sehr empfehlenswert. Besonders gut geeignet ist ein dreimaliger wöchentlicher Dauerlauf von jeweils etwa 30 Minuten Dauer. Übungen in Rückenlage sollten Schwangere dagegen – zumindest in den ersten drei Monaten – besser vermeiden, da das Baby in dieser Stellung schlechter mit Blut versorgt wird.

Schwangerschaft 18

Warum muss eine Schwangere nicht für zwei essen?

Das muss sie natürlich im Grunde schon, weil sie neben ihrem eigenen auch den Organismus des ungeborenen Kindes mit Nährstoffen zu beliefern hat. Dazu muss sie sich aber nicht reichlicher, sondern allenfalls anders ernähren. Der Kalorienbedarf der Mutter ist während der Schwangerschaft kaum erhöht, dafür ist aber das heranreifende Kind in Bezug auf die Qualität der Nährstoffe sehr anspruchsvoll. Zwar steigt auch der Energiebedarf der Schwangeren allein schon wegen des umfangreicheren Blutkreislaufs grundsätzlich an, dafür nimmt aber mit zunehmendem Bauchumfang ihre Lust auf Bewegung ab.

Das Kind hingegen braucht nur sehr wenig zusätzliche Kalorien – ab dem vierten Monat gerade mal zwei- bis dreihundert täglich –, ist jedoch auf eine ausreichende Zufuhr all derjenigen Substanzen angewiesen, die es zum Aufbau seines Skeletts und seiner Organe dringend benötigt. Deshalb sollte eine Schwangere zwar nicht mehr essen, sie sollte sich aber unbedingt Gedanken darüber machen, ob ihr Speiseplan vielleicht etwas einseitig ist, und dies gegebenenfalls durch die Umstellung auf mehrere kleine, jedoch abwechslungsreiche Mahlzeiten ändern.

Schwangerschaft 19

Warum haben schwangere Frauen häufig Heißhunger auf Speisen, die ihnen sonst gar nicht besonders schmecken?
Über diese Frage haben sich schon viele Wissenschaftler Gedanken gemacht, ohne jedoch zu einem einheitlichen Ergebnis gelangt zu sein. Einige Forscher gehen davon aus, dass es die hormonellen Veränderungen, ganz besonders im Hinblick auf das Schwangerschaftshormon Progesteron, sind, die die merkwürdigen und kaum bezwingbaren Essgelüste auslösen. Sie berufen sich dabei auf Tierversuche, bei denen durch bewusste Eingriffe in den Hormonhaushalt weiblicher Ratten auffällige Veränderungen in den Fressgewohnheiten ausgelöst wurden.
Andere Wissenschaftler sehen in dem Verlangen von Schwangeren nach bestimmten Nahrungsmitteln schlicht ein Signal des Körpers, mit dem dieser auf drohende Mangelzustände – speziell des ungeborenen Kindes – aufmerksam machen will. Demnach löst ein niedriger Eisenspiegel bei Mutter oder Kind ein heftiges Verlangen nach Fleisch und eine absackende Blutzuckerkonzentration Heißhunger auf etwas Süßes aus.
Nach Ansicht vieler Psychologen sind die merkwürdigen Essgelüste jedoch schlicht darauf zurückzuführen, dass viele Frauen in der Schwangerschaft endlich wagen, sich – und ihrem Kind – »etwas zu gönnen«. Was sonst als Verrücktheit oder mangelnde Disziplin abgetan wird, ist einer werdenden Mutter nicht nur erlaubt, sondern wird sogar als typisches Schwangerschaftszeichen gewertet.
Doch bei all dem handelt es sich lediglich um Vermutungen, deren Wahrheitsgehalt noch keinesfalls bewiesen ist.

Schwangerschaft 20

Warum haben viele Frauen ausgerechnet während der Schwangerschaft ein besonders starkes Verlangen nach körperlicher Liebe?
Das hängt mit der veränderten hormonellen Situation werdender Mütter

zusammen. Stehen die Schwangerschaftshormone Östrogen und Gestagen in ausreichender Menge zur Verfügung und funktioniert ihr Zusammenspiel einwandfrei, dann ist die Versorgung des Embryos gesichert und die Schwangerschaft verläuft in der Regel ohne Komplikationen.

Bei vielen Frauen bewirkt nun das verbesserte Hormonangebot, dass sie die körperliche Liebe mit ihrem Partner in dieser Zeit viel mehr genießen können. Oft empfinden sie die sexuelle Beziehung viel sensibler, zärtlicher und daher befriedigender. Häufig erleben sie jetzt auch erheblich heftigere Orgasmen.

Ein anderer Grund für das intensivere Liebeserleben liegt darin, dass die Geschlechtsorgane der Frau während der Schwangerschaft wesentlich besser durchblutet und empfänglicher für Zärtlichkeiten sind. Im Idealfall sind aber auch die Männer an der beglückenden Situation nicht ganz unschuldig, weil sie in der Regel während der Schwangerschaft ihrer Frau aufmerksamer und liebevoller sind als sonst *(→ Schwangerschaft 16)*.

Schwangerschaft 21

Stimmt es, dass eine Frau, solange sie ihr Baby stillt, nicht schwanger werden kann?

→ Stillen 1

Schwangerschaft 22

Woran liegt es, wenn eine Schwangerschaft mit einer Fehlgeburt endet?

→ Fehlgeburt

Schwangerschaft 23

Stimmt es, dass jede Schwangerschaft die Mutter einen Zahn kostet?

→ Zähne 10

Schwangerschaft 24

Warum leiden viele schwangere Frauen unter heftigem Brechreiz?
Der quälende, von starker Übelkeit begleitete Brechreiz, an dem etwa jede dritte schwangere Frau leidet, beginnt meist zwei bis vier Wochen nach der Empfängnis und klingt im Allgemeinen nach dem dritten Schwangerschaftsmonat wieder ab. Er tritt bevorzugt morgens als so genanntes Nüchtern-Erbrechen auf und kann unter Umständen so starke Ausmaße annehmen, dass Unterernährung, ja sogar Austrocknung der Schwangeren droht. Als Ursache vermutet man eine Störung der Anpassung an ernährungsbedingte und immunologische, vor allem aber an hormonelle Umstellungsvorgänge, wodurch das Brechzentrum im Gehirn gereizt wird *(→ Erbrechen 1)*. Aber auch ein durcheinander geratenes seelisches Gleichgewicht scheint als Auslöser eine nicht unerhebliche Rolle zu spielen.

Schwangerschaft 25

Wissen ungeborene Babys schon, wie spät es ist?
Ja, das scheint so zu sein. Wenn man den Studienergebnissen amerikanischer Forscher Glauben schenkt, dann wissen Babys tatsächlich bereits im Bauch der Mutter, welche Tageszeit gerade ist. Das liegt daran, dass auch Ungeborene schon nach einem 24-Stunden-Tagesrhythmus leben *(→ Innere Uhr)*. Damit ist nach Ansicht der Forscher auch geklärt, warum die meisten Babys – wie auch andere Lebewesen in freier Natur – häufiger nachts auf die Welt kommen: Für sie ist es einfach sicherer, sich hinauszuwagen, wenn es dunkel ist.
Für die Untersuchung wurden 57 Frauen, die regulär für einen Kaiserschnitt vorgesehen waren, im Abstand von jeweils zwei Stunden rund um die Uhr entbunden, wobei man der Mutter vor und dem Baby direkt nach der Geburt Blut entnahm. Als man im mütterlichen und kindlichen Blut die Konzentration des Stresshormons Cortisol bestimmte, zeigte sich, dass sich bei den Babys der Cortisolspiegel nach einem 24-Stunden-Muster veränderte,

und das völlig unabhängig vom Rhythmus der Mutter.

Schwangerschaft 26

Wie entstehen Schwangerschaftsstreifen?

Besonders im letzten Drittel der Schwangerschaft wird die Bauchhaut der werdenden Mutter stark gedehnt. Geschieht dies langsam und gleichmäßig, kann sich die Haut anpassen und ständig neue elastische Fasern bilden, die das zunehmende Gewicht des Kindes tragen. Erfolgt jedoch eine plötzliche Belastungssteigerung – nicht selten durch eine hormonbedingte übermäßige Größenzunahme der Brust ausgelöst –, so zerreißen die auf einmal überdehnten Fasern in Mengen und die dabei entstehenden Narben bilden die gefürchteten Schwangerschaftsstreifen. Diese sind anfänglich bläulich-rot und verblassen später zu einem weißlichen Farbton; vollkommen verschwinden sie allerdings nie.

Schwerelosigkeit 1

Wie reagiert unser Körper auf Schwerelosigkeit?

Mit dieser Frage haben sich in der Vergangenheit zahlreiche Studien beschäftigt, und auch heute noch versucht man an den verschiedensten Instituten, darauf eine präzise Antwort zu finden. Es ist zwar bekannt, dass ein nicht allzu langer Aufenthalt im Weltall keine gravierenden gesundheitlichen Probleme mit sich bringt, aber man möchte gerne wissen, ob beispielsweise ein jahrelanger Flug zum Mars möglich ist oder nicht.

Um es gleich vorweg zu sagen: Einem solch langen Aufenthalt im All ist unser Körper ganz offensichtlich nicht gewachsen. Zwar ist er durchaus in der Lage, zahlreiche Funktionen, beispielsweise die des Gleichgewichtsorgans, an die Bedingungen der Schwerelosigkeit anzupassen, dies funktioniert aber nicht bei sämtlichen lebenswichtigen Systemen. So ist schon seit langem bekannt, dass die Muskeln auf andauerndes Fehlen der Schwerkraft mit denselben Abbauvorgängen reagieren, die sie auch unter irdischen Umständen zeigen, wenn sie nicht beansprucht werden *(→ Muskel 4)*.

Auch die Knochen halten nach einer Studie an der Universität von St. Etienne einen längeren Aufenthalt in der Schwerelosigkeit nicht aus. Die französischen Forscher untersuchten 22 Kosmonauten, die sich über kürzere oder längere Zeit in der Raumstation Mir aufgehalten hatten. Einige hatten an bestimmten Körperstellen bis zu einem Viertel der Knochenmasse verloren, andere allerdings fast gar keine. Doch im Durchschnitt, so schätzen Experten, verliert ein Weltraumfahrer in der Schwerelosigkeit jeden Monat etwa ein bis zwei Prozent seiner Knochenmasse, was ja grundsätzlich sinnvoll ist, da er die schweren Knochen im All nicht braucht. Ein jahrelanger Flug zum Mars könnte das Knochenvolumen eines Menschen etwa halbieren. Selbst intensives Krafttraining in der Schwerelosigkeit vermag diesen Abbau nicht zu verhindern. Bedenklich stimmt zudem die Tatsache, dass der Wiederaufbau von Knochen nach der Rückkehr auf die Erde viel länger dauert als der vorangegangene Aufenthalt in der Schwerelosigkeit.

Außerdem verschiebt sich im Weltall der Schlaf-Wach-Rhythmus, es kann zur erhöhten Ausscheidung von Wasser und zur Veränderung der Blutmenge sowie zum Verlust roter Blutkörperchen kommen. Schuld daran sind Störungen bei der Blutbildung im Knochenmark sowie im Mineralhaushalt. Es scheint also so zu sein, dass wir für den längeren Aufenthalt in der Schwerelosigkeit nicht geschaffen und auch nicht in der Lage sind, die damit verbundenen Auswirkungen auf unseren Organismus derart auszugleichen, dass gesundheitliche Dauerschäden ausgeschlossen sind.

Schwerelosigkeit 2

Warum wird es Astronauten in der Schwerelosigkeit leicht übel?

Weil ihr Gehirn von den Augen und vom Gleichgewichtsorgan widersprüchliche und daher verwirrende Informationen erhält. Das im Innenohr gelegene Gleichgewichtsorgan enthält nämlich eine Flüssigkeit, die normalerweise der Schwerkraft unterliegt und dem Gehirn über spezielle Nerven

jederzeit vermittelt, wo oben und unten ist. Diese Basisinformation benötigt das Gehirn unbedingt, um ebenfalls vom Gleichgewichtsorgan gemeldete Lageveränderungen richtig interpretieren zu können. Die Schwerkraftempfindung fehlt nun aber im Weltraum, sodass das Gehirn die widersprüchlichen Informationen nicht zu verarbeiten vermag.
Hinzu kommt, dass die Augen bei den ungewohnten Bewegungen in der Schwerelosigkeit ständig versuchen, einen neuen Anhaltspunkt zu suchen. Mit all diesen Eindrücken ist das Gehirn – zumindest zu Beginn einer Raumfahrt – vollkommen überfordert und löst, wie auch sonst, wenn es uns – beispielsweise in einer Achterbahn – schwindelig wird, heftige Übelkeit aus.

Schwindel 1

Warum wird einer Eiskunstläuferin bei einer Pirouette nicht schwindelig?
Weil die Eiskunstläuferin automatisch durch eine entsprechende Neigung des Kopfes versucht, die empfindlichen Gleichgewichtsorgane in den Innenohren möglichst nahe an der Drehachse zu halten. Auf diese Weise können sich die irritierenden Fliehkräfte nicht so stark auswirken.
Zudem schließt sie während der Pirouette die Augen, sodass sie die konstante Drehung optisch nicht wahrnimmt. Beim Abschluss der Pirouette öffnet sie die Augen rasch und richtet den Kopf wieder auf, wodurch das störende Nachschwingen der sensiblen Gleichgewichtsorgane erheblich verringert wird.

Schwindel 2

Warum wird manchen Menschen bei schnellem Aufstehen schwindelig?
Schuld daran ist in der Regel ein zu niedriger Blutdruck, und zwar eine Sonderform, die der Mediziner als »orthostatische Hypotonie« bezeichnet, was man mit »zu niedriger Blutdruck bei aufrechter Körperhaltung« übersetzen

könnte. Charakteristisch hierfür ist, dass der Blutdruck im Liegen normal ist und erst beim Aufstehen zurückgeht, weil sich die Blutgefäße nicht ausreichend verengen. Das kann dazu führen, dass Blut bei aufrechter Haltung in die unteren Körperpartien absackt und das Gehirn vorübergehend nicht mehr ausreichend mit Sauerstoff versorgt. Das äußert sich dann in einem mehr oder minder heftigen Schwindelgefühl und darin, dass dem Betroffenen für einige Sekunden schwarz vor Augen wird.

Schwitzen 1

Warum schwitzen wir?

Schweiß wird von speziellen Drüsen abgesondert, die an der äußeren Haut fast überall zu finden sind. Er ist farb- und geruchlos, besteht zu 99 Prozent aus Wasser und enthält daneben noch Salze, Eiweiß, Harnstoff und Cholesterin. Wenn wir ihn – vom vegetativen Nervensystem gesteuert – abgeben, wenn wir also schwitzen, hat das im Wesentlichen vier Gründe: Erstens kühlt unsere Haut und damit unser ganzer Körper als Folge der Verdunstungskälte ab, zweitens scheiden wir mit dem Schweiß Wasser aus, drittens befreit sich der Organismus damit von giftigen Stoffwechselendprodukten, und viertens erhalten wir mit dem Schweiß den so genannten Säureschutzmantel der Haut aufrecht, der seinerseits das Wachstum schädlicher Keime hemmt.

Auch bei völliger Ruhe sondern unsere Schweißdrüsen ständig geringe Mengen Flüssigkeit – etwa 1 bis 2 Liter täglich – ab, steigern diese jedoch bei körperlicher Anstrengung oder erhöhten Außentemperaturen auf bis zu 1,5 Liter pro Stunde, um auf diese Weise vermehrt Wärme loszuwerden. Daneben können auch seelische Belastungen – z. B. Angst oder Aufregung (→ *Stress 2)* – oder auch ernährungsbedingte Einflüsse die Schweißsekretion erhöhen.

Schwitzen 2

Schwitzen wir überall am Körper?
Fast, da nahezu der gesamte Körper mit Schweißdrüsen besetzt ist. Die einzigen Stellen, die keine Schweißdrüsen aufweisen, sind bei der Frau die kleinen Schamlippen und der Kitzler (Klitoris) sowie beim Mann die Eichel an der Spitze des Penis.

Schwitzen 3

Warum riecht Schweiß manchmal, aber nicht immer unangenehm?
Die Ausscheidungen der Schweißdrüsen, die bei körperlicher Betätigung, aber auch bei starker Aufregung produziert werden, sind nahezu geruchlos. Erst wenn sie durch ständig auf der Haut lebende, ansonsten jedoch völlig ungefährliche Bakterien zersetzt werden, entstehen unangenehm riechende Substanzen – allen voran Buttersäure –, die mit dem Schweiß verdunsten. Die als Deodorantien verwendeten kosmetischen Produkte enthalten daher fast immer auch Wirkstoffe, die die für die Geruchsbildung verantwortlichen Bakterien abtöten.

Schwitzen 4

Wieso merken viele Menschen nicht, dass sie nach Schweiß riechen?
→ *Riechen 7*

Schwitzen 5

Warum werden wir rot, wenn wir schwitzen?
Das liegt daran, dass der Körper versucht, überschüssige Wärme über die Haut nach außen abzugeben. Dazu erhöht er nicht nur die Schweißproduk-

tion, sondern erweitert auch die äußeren, unmittelbar unter der Hautoberfläche gelegenen Blutgefäße. Diese werden daraufhin – vergleichbar mit den Rohren einer Zentralheizung – vermehrt von warmem Blut durchströmt, und dieses Blut gibt einen Teil seiner Wärme nach außen ab. Die Erweiterung der oberflächlichen Blutgefäße und die daraus resultierende vermehrte Durchblutung sind als auffällige Hautrötung erkennbar.

Schwitzen 6

Warum reicht es nicht, nach starkem Schwitzen Leitungswasser zu trinken?
Weil dadurch nur die ausgeschwitzte Flüssigkeit ersetzt wird. Mit dem Schweiß gehen jedoch zusätzlich auch große Mengen von Mineralstoffen verloren, die dem Körper unbedingt wieder zugeführt werden müssen, wenn er einwandfrei funktionieren soll. Daher ist Mineralwasser als Durstlöscher weitaus geeigneter: Je nach Zusammensetzung enthält es neben Natrium, Magnesium und Kalzium auch noch andere lebenswichtige Mineralien wie Bikarbonate, Phosphate und Fluoride.

Schwitzen 7

Warum schwitzen wir nach scharfem Essen?
Weil etliche scharfe Gewürze nachweislich die Tätigkeit von Herz und Kreislauf beeinflussen. Substanzen, die vor allem in Senf, Chili, Curry oder Paprika enthalten sind, erweitern die Gefäße und beschleunigen den Herzschlag. Das hat aber zur Folge, dass die Körpertemperatur steigt, woraufhin sofort eine vermehrte Produktion von Schweiß einsetzt, um den Organismus vor Überhitzung zu schützen.

Schwitzen 8

Warum schwitzen wir bei starker Anspannung oder zittern sogar?
→ *Stress 2*

Seekrankheit

Warum wird uns auf einem Schiff bei bewegter See schlecht?
Die Ursache der Seekrankheit liegt in der Tätigkeit des Gleichgewichtsorgans im Innenohr: Es übermittelt immer dann Signale an das Gehirn, wenn eine Kopfbewegung beginnt. Bleibt die Bewegung anschließend konstant, dreht sich der Kopf also gleichmäßig weiter, hören diese Signale auf, um erst wieder einzusetzen, wenn der Kopf zur Ruhe kommt oder in eine andere Richtung schwenkt. Das Gleichgewichtsorgan reagiert also ausschließlich auf Veränderungen der Kopflage und kümmert sich dabei zudem darum, dass die Augen automatisch der Bewegung folgen. Wäre dies nicht der Fall, so hätten wir jedes Mal, wenn wir den Kopf neigen, den Eindruck, die Welt drehe sich um uns herum.
Doch damit nicht genug. Das Gehirn, dem die Bewegungsänderung mitgeteilt wird, sorgt über Nervenbahnen, deren Tätigkeit uns nicht bewusst wird, dafür, dass sich der Körper an die geänderten Bedingungen anpasst: Die Augen drehen sich mit und der Magen wird vorsichtshalber zusammengedrückt. Dies wiederholt sich fortwährend bei jeder Lageänderung, zum Beispiel bei jedem Auf und Ab des Schiffes, und erzeugt mit der Zeit ein außerordentlich unangenehmes Schwindelgefühl, heftige Übelkeit und nicht enden wollendes Erbrechen.

Sehen 1

Warum können wir gleichermaßen Nahes wie Weites scharf sehen?
Das liegt an einer Fähigkeit der Augenlinse, die der Mediziner »Akkommo-

dation« nennt. Die Linse, die das Licht so bündelt, dass es auf der Netzhaut ein scharfes Bild erzeugt, ist nämlich nicht starr wie ein Brillenglas, sondern weich und elastisch und kann ihre Krümmung daher verändern. Sehen wir in die Ferne, ist sie ziemlich flach, wollen wir aber etwas Nahes scharf erkennen, muss sie sich stark wölben. Sie entspricht also praktisch einer Brille mit stufenlos veränderlicher Dioptrienzahl.

Sehen 2

Warum sieht weißes Papier unabhängig von den Lichtverhältnissen immer weiß aus?

Das scheint auf den ersten Blick selbstverständlich zu sein, ist es aber beileibe nicht. Auf der Erde wechselt nämlich mit der Tageszeit nicht nur die Helligkeit, sondern auch das Beleuchtungsspektrum: Wegen der unterschiedlichen Lichtstreuung überwiegt um die Mittagszeit der kurzwellige, blaue Anteil, während in den Morgen- und Abendstunden der langwellige, rötliche Anteil die Überhand gewinnt.

Ein weißes Blatt Papier müsste also, weil es tagsüber von anderem Licht angestrahlt wird als zu Beginn bzw. Ende der Dämmerung, in den Mittagsstunden bläulich, morgens und abends aber orangerot aussehen. Trotzdem bleibt das Blatt für uns ebenso weiß wie eine Banane gelb oder eine Tomate rot. Das liegt an der so genannten Farbkonstanzleistung des Auges, die derartige Unterschiede automatisch ausgleicht. Diese Farbkonstanz stellt vermutlich eine evolutionäre Errungenschaft der Menschen dar, die es unseren Vorfahren ermöglicht hat, überlebenswichtige Unterscheidungen zu treffen: etwa zwischen reifen und unreifen Früchten oder zwischen giftigen und harmlosen Pilzen.

Sehen 3

Warum erkennen wir im Kino nicht, dass der Film aus lauter Einzelbildern besteht?

→ *Film 1*

Sehen 4

Warum sehen wir bei einem Schlag auf das Auge lauter Sternchen?
Weil die Sinneszellen des Auges zwar in erster Linie auf Lichteinfall reagieren, aber auch durch andere Reize erregt werden können, sofern diese nur intensiv genug sind. Drückt man kräftig auf den Augapfel oder erhält einen Schlag darauf, so führt auch dies zu einer Reizung der Sinneszellen der Netzhaut, die sich dann in Form von Lichterscheinungen – eben den besagten Sternchen – bemerkbar macht.

Sehen 5

Warum sehen wir manchmal korn- oder würmchenartige Gebilde, die sich vor den Augen wie in einer Flüssigkeit langsam bewegen?
Diese Gebilde, die besonders deutlich werden, wenn wir eine helle Oberfläche, die Zimmerdecke oder den Himmel betrachten, und auch nicht verschwinden, wenn wir die Augenlider bewegen, hat sicher jeder schon einmal gesehen. Sie haben nichts mit Unebenheiten der Hornhaut zu tun, sondern entstehen auf dem Weg des Lichts durch unser Auge.
Dieses ist in seinem Inneren nämlich nicht hohl wie ein Tischtennisball, sondern mit einer Art durchsichtiger Gelatine, dem so genannten Glaskörper, ausgefüllt. Darin kommt es immer wieder zu kleineren Blutungen oder Eiweißausflockungen, die wir dann als die beschriebenen Würmchen, Kettchen oder Kügelchen langsam vor unserem Auge hin- und herschwimmen

sehen. Sie sind in der Regel harmlos und verschwinden mit der Zeit ganz von selbst wieder.

Sehen 6

Warum können wir Entfernungen nur noch sehr bedingt abschätzen, wenn wir uns ein Auge zuhalten?

Weil wir zur exakten Wahrnehmung der Entfernung eines Gegenstandes beide Augen auf diesen Gegenstand richten müssen. Das geschieht durch fein abgestufte Nervenimpulse, mit denen die Augenmuskeln die Augachsen mehr oder weniger nach innen drehen. Die Stärke der benötigten Nervenimpulse wird im Gehirn mit Erfahrungswerten verknüpft und gibt uns so Auskunft über den Abstand des Objektes.

Bei einer Entfernung unter vier Meter müssen wir zudem die Augenlinsen stärker krümmen, um den Gegenstand scharf sehen zu können, ein Vorgang, der als »Akkommodation« bezeichnet wird *(→ Sehen 1)*. Das Maß der benötigten Krümmung wird dann vom Gehirn mit in die Entfernungsberechnung einbezogen.

In beiden Fällen brauchen wir also sowohl das linke als auch das rechte Auge, um dem Gehirn die erforderlichen Informationen zu liefern, aus denen es dann die Entfernung ermitteln kann. Halten wir uns ein Auge zu, so lässt sich eine Entfernung nur mit erheblich mehr Mühe und dennoch weitaus weniger genau abschätzen.

Sehen 7

Warum können wir die Bewegung eines Minutenzeigers auf der Uhr nicht erkennen?

Weil es für die Wahrnehmung von Drehbewegungen eine untere – aber auch eine obere – Schwelle gibt. Die untere Schwelle beträgt je Sekunde zwei Winkelminuten. Ist eine Bewegung langsamer, wie das beim sich fortlau-

fend drehenden Minutenzeiger der Fall ist, können wir sie nicht mehr erkennen. Erst wenn sie schneller wird, sind wir in der Lage, sie hinsichtlich Geschwindigkeit und Richtung exakt einzuschätzen.
Sehr rasche Bewegungen bis etwa 600 Winkelgrade pro Sekunde – z. B. ein sich rasend drehendes Rad – erkennen wir zwar, können aber die Richtung der Drehung nicht mehr exakt feststellen. Bei noch schnelleren Bewegungen tritt dann nur noch eine verschwommene Hell-Dunkel-Erscheinung ohne Bewegungseindruck auf.

Sehen 8

Warum sehen viele Menschen Nahes sehr schlecht, während sie ferne Gegenstände mühelos erkennen können?
→ *Weitsichtigkeit 1*

Sehen 9

Warum werden wir im Alter weitsichtig?
→ *Weitsichtigkeit 2*

Sehen 10

Warum sehen manche Menschen in der Nähe auch winzige Buchstaben noch ganz scharf, während sie weit Entferntes nur mit Mühe erkennen können?
→ *Kurzsichtigkeit 1*

Sehen 11

Warum sieht ein Kurzsichtiger entfernte Gegenstände auch dann unscharf, wenn er sie in einem Spiegel betrachtet?

→ *Kurzsichtigkeit 3*

Sehen 12

Warum sehen wir nichts mehr, wenn wir von einer starken Lichtquelle geblendet werden?

→ *Blendung*

Sehen 13

Warum sind nachts alle Katzen grau?

Weil auf unserer Netzhaut unterschiedliche Sinneszellen für das Tag- und Nachtsehen vorhanden sind. Tagsüber sehen wir mit den so genannten Zapfen, von denen wir, sofern wir nicht farbenblind sind, drei verschiedene Arten besitzen. Diese ermöglichen uns, bei Helligkeit die ganze Vielfalt der Farben zu erleben. Von den Stäbchen jedoch, auf die unsere Netzhaut bei zunehmender Dunkelheit umschaltet, besitzen wir nur eine einzige Art, die lediglich in der Lage ist, Helligkeitsunterschiede zu registrieren und an das Gehirn zu melden.

Deshalb können wir nachts nicht ein helles Rot von einem gleich hellen Blau unterscheiden und eine rot getigerte Katze nicht von einer grau getigerten. Schalten wir jedoch eine Beleuchtung ein, übernehmen sofort wieder die Zapfen das Kommando, und wir stellen überrascht fest, dass die beiden Katzen ganz und gar nicht identisch aussehen.

Sehen 14

Warum sehen wir die Sterne nur nachts?
Das liegt nicht an den Sternen, die am Tag ebenso am Himmel stehen wie in der Nacht, sondern an der Arbeitsweise unserer Augen. Die sind nämlich auf die Wahrnehmung unterschiedlicher Helligkeit programmiert. Nachts ist die Strahlung der Sterne erheblich heller als die des dunklen Himmels, wohingegen sich die Sterne vom hellen Tageshimmel nicht genügend abheben. Für das Auge ist also einzig und allein das Helligkeitsverhältnis zwischen den Sternen und dem Hintergrund maßgeblich. Nur wenn dieses groß genug ist, können wir die Sterne erkennen.
Ein gedruckter Text ist dagegen sowohl bei Mond- als auch bei Sonnenlicht lesbar, obwohl die Sonne etwa 100 000-mal mehr Licht aussendet als der Mond. Da der Helligkeitsunterschied zwischen dem weißen Papier und den schwarzen Buchstaben immer gleich bleibt, erkennen wir gar nicht, dass die dunklen Buchstaben am Tag viel mehr Licht abstrahlen als das weiße Papier bei Nacht.

Sehen 15

Warum sehen wir mit zur Seite geneigtem Kopf nicht alles schräg?
Von Fotos kennt man das: Hat man die Kamera nicht ganz gerade gehalten, stehen auf der Aufnahme Bäume und Häuser scheinbar schräg. Warum ist das bei unseren Augen, deren Prinzip doch so oft mit dem eines Fotoapparates verglichen wird, nicht genauso? Warum können wir den Kopf getrost zur Seite neigen und sehen dennoch alle senkrechten Linien senkrecht?
Im Prinzip ist hierfür die Tatsache verantwortlich, dass das Bild, das wir sehen, nicht in den Augen, sondern in unserem Gehirn entsteht. Und das Gehirn berücksichtigt bei der Bilderzeugung nicht nur die eigentlichen, vom Sehnerv übermittelten optischen Eindrücke, sondern auch Meldungen anderer Sinnesorgane, in diesem Fall die des Gleichgewichtsorgans, das die schräge Kopfhaltung sofort registriert.

Aus all den eingehenden Informationen errechnet das Gehirn wie ein entsprechend programmierter Computer das Bild und korrigiert dabei automatisch die Schräglage.

Sehen 16

Warum sind wir nicht in der Lage, in einem fahrenden Zug mit geschlossenen Augen die Fahrtrichtung festzustellen?
→ *Gleichgewichtssinn*

Sehen 17

Warum kneifen wir unbewusst die Augen zusammen, wenn wir Entferntes scharf sehen wollen?
Jeder Fotograf weiß, dass die Tiefenschärfe eines Bildes bei kleiner Blende besser ist als bei großer. Das liegt daran, dass Randstrahlen, die das Bild unschärfer machen, ausgeblendet werden.
Wenn wir nun eine entfernte Schrifttafel lesen wollen, machen wir ebenfalls unbewusst von diesem Prinzip Gebrauch: Wir kneifen die Augen zu Schlitzen zusammen und verkleinern damit gewissermaßen die Blende. Voraussetzung dafür, dass wir auf diese Weise schärfer sehen, ist jedoch ausreichende Helligkeit. In der Dämmerung funktioniert die Methode nicht mehr.

Sehen 18

Warum dauert es eine Weile, bis wir etwas sehen, wenn wir vom Hellen ins Dunkle kommen?
Hierfür ist ein Anpassungsvorgang der Lichtsinneszellen verantwortlich, den man als »Adaptation« bezeichnet. Dabei weiten sich die Pupillen maximal und die Reizschwelle – d. h. der Helligkeitsgrad, ab dem die Sinneszel-

len etwas wahrnehmen können – wird nach unten verschoben. Das geschieht durch vermehrten Aufbau des Sehpurpurs in den Stäbchen der Netzhaut und geht anfänglich recht schnell, dann jedoch immer langsamer vonstatten. Bis sich das Auge vollkommen an die Dunkelheit gewöhnt hat, bis sich unsere Sehleistung also nicht mehr verbessert, kann durchaus eine halbe Stunde vergehen. Da zudem die für das Helligkeitssehen in der Mitte der Netzhaut angeordneten Zapfen im Dunkeln nicht arbeiten, sinkt die Sehschärfe auf etwa ein Zehntel des Tageswertes.
Derselbe Vorgang läuft umgekehrt ab, wenn wir vom Dunkeln ins Helle treten. Dann verengen sich die Pupillen sehr rasch, wodurch weniger Lichtstrahlen ins Auge fallen. Außerdem zerfällt der in den Sinneszellen enthaltene Sehfarbstoff, der sich in der Dunkelheit angesammelt hat, sodass die Augen auf das einfallende Licht weit weniger empfindlich reagieren. Da dies alles in etwa drei bis zehn Minuten, also weit schneller als bei der Dunkelanpassung geschieht, erreichen wir morgens, wenn wir das Licht anschalten, sehr schnell unser optimales Sehvermögen.

Sehen 19

Wie entstehen Doppelbilder?
Doppelbilder entstehen, wenn die von beiden Augen wahrgenommenen Eindrücke, die sich ja geringfügig unterscheiden, im Gehirn nicht zu einem einzigen, räumlichen Bild zusammengefügt werden. Daran kann eine Geschwulst oder eine Blutansammlung innerhalb der Augenhöhle schuld sein, die den Augapfel aus seiner normalen Stellung herausdrückt, sodass die Bilder links und rechts auf unterschiedliche Netzhautbezirke fallen. Auch eine Augenmuskellähmung, die die gleichförmige Bewegung beider Augen unmöglich macht, führt zwangsläufig zu Doppelbildern.
Als weitere Ursachen kommen eine Entzündung des Sehnervs sowie Störungen der Lichtbrechung – z. B. durch Hornhauttrübung oder Fehllage der Augenlinse – in Betracht. Dabei entstehen die sich überlagernden Bilder je-

doch in ein und demselben Auge, sodass sie – im Gegensatz zu den durch Augapfelverlagerungen entstehenden Doppelbildern – nicht verschwinden, wenn man ein Auge zuhält.

Sehen 20

Warum sehen wir, wenn wir längere Zeit ein dunkles Fensterkreuz vor hellem Himmel betrachtet haben, anschließend ein helles Kreuz vor dunklem Himmel?
Hierbei handelt es sich um ein so genanntes negatives Nachbild. Dieses beruht darauf, dass diejenigen Sinneszellen auf der Netzhaut, mit denen wir das dunkle Fensterkreuz betrachten, sich an die Dunkelheit anpassen, d. h. empfindlicher werden als die von der Helligkeit getroffenen Bereiche *(→ Sehen 18)*. Bei der anschließenden Betrachtung des gleichmäßig hellen Himmels reagieren nun die auf Dunkelheit programmierten Sinneszellen wesentlich stärker als die anderen und vermitteln das Bild eines hellen Fensterkreuzes vor dunklem Hintergrund.

Sehen 21

Warum können wir im fahrenden Zug lesen?
Wenn wir uns eine Buchseite vor die Augen halten und das Buch ruckartig hin- und herbewegen, können wir die Buchstaben nicht mehr erkennen und infolgedessen auch nicht mehr lesen. Wenn wir aber in einem fahrenden Zug sitzen, haben wir mit dem Lesen keinerlei Mühe, obwohl unser Kopf infolge der Zugbewegungen doch auch ständig hin- und her- und dazu noch auf- und abruckt.
Das verdanken wir dem so genannten vestibulo-okularen Reflex. Unser Gleichgewichtsorgan meldet nämlich jede einzelne Neigung oder Drehung des Kopfes an das Gehirn, das unverzüglich einen Befehl an die Augenmuskeln schickt, eine ausgleichende Bewegung auszuführen. Während wir ent-

spannt lesen, ist unser Auge daher unablässig damit beschäftigt, das Bild der Buchstaben auf der Netzhaut stabil zu halten.

Seitenstechen

Wie entsteht das unangenehme Seitenstechen?
Seitenstechen entsteht bei länger dauernder körperlicher Betätigung mit erhöhtem Sauerstoffbedarf, vor allem bei ausdauerndem Laufen. Über die Frage, wie es zustande kommt, gibt es unterschiedliche Auffassungen:
Eine Theorie besagt, dass bei körperlicher Betätigung die inneren Organe stärker durchblutet werden und die vermehrte Blutfülle zur Dehnung dieser Organe führt. Demnach sind die Spannung der Leber- bzw. Milzkapsel für den Schmerz verantwortlich, den wir als Seitenstechen empfinden.
Eine andere Auffassung geht von der Blutspeicherfunktion der Milz aus. Demnach schüttet die Milz das in ihr angesammelte Blut bei erhöhtem Sauerstoffbedarf unter rhythmischen Zusammenziehungen aus, und diese Zusammenziehungen verursachen dann das Seitenstechen.

Sekundenschlaf

Wie kommt es zum »Sekundenschlaf«?
Untersuchungen haben ergeben, dass rund ein Viertel aller tödlichen Unfälle auf der Autobahn auf Schläfrigkeit am Steuer und dadurch bedingtes kurzes Einnicken zurückzuführen sind. In den frühen Morgen- und Nachmittagsstunden passieren besonders viele Unfälle, was insofern kein Wunder ist, als die meisten Menschen um diese Zeit ihr Leistungstief haben.
Forscher des Interdisziplinären Schlafzentrums in Klingenmünster untersuchten auf einer Raststätte 161 Autofahrer hinsichtlich Müdigkeit und Leistungsfähigkeit. Dabei kamen sie zu dem erschreckenden Ergebnis, dass knapp 25 Prozent der untersuchten Fahrer erhöhte Schläfrigkeitswerte zeigten, von denen 10 Prozent so übermüdet waren, dass sie nicht hätten wei-

terfahren dürfen. Sechs der 161 Probanden schliefen sogar noch während des Tests ein.

Ursächlich kommen für den gefürchteten Sekundenschlaf mehrere Faktoren in Betracht: Zum einen begünstigt die Belastung durch das teilweise stundenlange, monotone Geradeausfahren auf der Autobahn die Schläfrigkeit am Steuer. Daneben spielen auch Schlafmangel – oftmals durch chronische Schlafstörungen verursacht –, verschiedene Krankheiten oder die Einnahme bestimmter, müde machender Medikamente sowie die Fehleinschätzung der eigenen Leistungsfähigkeit und vor allem die ausbleibende Reaktion auf beginnende Schläfrigkeit eine Rolle.

So fanden die Forscher heraus, dass müde Fahrer dringend erforderliche Pausen häufig zu lange hinausgezögert und zum Teil noch mehrere hundert Kilometer zurückgelegt hatten.

Selbstbefriedigung

Ist Selbstbefriedigung schädlich?

Nein, ganz im Gegenteil: Selbstbefriedigung – auch »Masturbieren« oder »Onanieren« genannt – ist sogar eine sehr gute Möglichkeit, den eigenen Körper besser kennen zu lernen, Spannungen abzubauen und – das ist nachgewiesen – sexuell fit zu bleiben. Unbeobachtet und ohne Hemmungen kann man ausprobieren, auf welche sexuellen Reize man am stärksten anspricht; und wenn man dem Partner dann auch noch von dem erzählt, was man beim Onanieren als besonders lustvoll empfunden hat, ist Selbstbefriedigung keineswegs ein zweitklassiger Ersatz für partnerschaftlichen Sex, sondern geradezu eine wertvolle Ergänzung dazu.

Insofern kann man sämtliche angeblichen körperlichen Folgeschäden, mit denen Eltern früher ihre beim Onanieren ertappten Kinder in Angst und Schrecken versetzt haben, getrost vergessen.

Selbstvertrauen 1

Warum haben wir oft zu wenig Selbstvertrauen?

Dafür gibt es natürlich eine ganze Reihe von Gründen, unter anderem Veranlagung und Temperament, aber auch unzureichende Ausbildung und mangelndes Können. Daneben spielt aber häufig auch eine bestimmte Einschätzung der Sachlage eine Rolle, die die Psychologen als »erlernte Hilflosigkeit« bezeichnen und die sich in Sätzen wie »Da kann man doch eh nichts mehr machen« ausdrückt. Haben wir einmal die Erfahrung gemacht, bestimmte Dinge nicht beeinflussen zu können, so führt das – gerade wenn wir uns sehr bemüht haben – leicht zur Resignation. Bei einer zweiten Chance strengen wir uns dann gar nicht mehr an, weil wir ja erfahren haben, dass wir »hilflos« sind. Das ist jedoch eine sehr fatale Einstellung, die zu erheblichen Minderwertigkeitsgefühlen bis hin zu regelrechten Depressionen führen kann.

Selbstvertrauen 2

Warum trauen wir uns in einer Versammlung oft nicht, unsere Meinung zu sagen?

Natürlich gibt es Menschen, denen es überhaupt nichts ausmacht, in einer Versammlung – egal wie viele Teilnehmer anwesend sind – ihre Meinung offen kundzutun, und davor auch dann nicht zurückschrecken, wenn sie genau wissen, dass sie mit ihrer Auffassung anecken werden. Aber den meisten geht es anders: Während sie in einer kleinen Runde keinerlei Probleme haben, zu angesprochenen Themen kontrovers Stellung zu beziehen, trauen sie sich in einer Versammlung nicht, den Mund aufzumachen, wenn die übrigen Teilnehmer möglicherweise anderer Auffassung sind. Das kann sogar so weit gehen, dass sie sich, um Konflikten zu entgehen und nicht als Querulanten zu gelten, schließlich entgegen ihrer eigenen Überzeugung der Meinung der anderen anschließen.

Die Psychologen sprechen in diesem Zusammenhang von »Konformitätsdruck« und meinen damit den inneren Zwang, mit den Ansichten und Einstellungen einer bestimmten Gruppe übereinzustimmen.

Sex 1

Was spielt sich bei Sex und Orgasmus im Körper einer Frau ab?
Nach Untersuchungen der Sexualforscher Masters und Johnson lässt sich der Gesamtablauf der sexuellen Reaktion einer Frau in mehrere Phasen einteilen:
Die so genannte Erregungsphase umfasst das Vorspiel, bei dem als Reaktion auf die sexuelle Reizung die Scheidenschleimhaut feucht wird, die Klitoris anschwillt und sich auch Brust und Brustwarzen sowie die Schamlippen verdicken. Gleichzeitig wird die Scheide weiter und durch Hebung der Gebärmutter auch länger.
Die darauf folgende Plateauphase ist durch allgemeine körperliche Reaktionen wie Anstieg des Pulses, des Blutdrucks und der Atemfrequenz gekennzeichnet. Bei manchen Frauen kommt es jetzt zum so genannten »Sex Flush«, einem Erröten bestimmter Hautbezirke, besonders der Wangen. Der gesamte Genitalbereich wird zunehmend feucht, schließlich verengt sich das äußere Scheidendrittel – was auch als »orgastische Manschette« bezeichnet wird – und die Klitoris zieht sich zurück.
Nun folgt die Orgasmusphase bei der sich die Scheide unter intensivem Lustgefühl drei- bis zwölfmal rhythmisch zusammenzieht. Blutdruck, Puls und Atmung sind maximal gesteigert, und auch im Bereich der übrigen Körpermuskulatur kann es zu Kontraktionen kommen, die sich in unkontrollierten Zuckungen äußern. Allerdings unterscheidet sich das Orgasmus-Erleben von Frau zu Frau ganz erheblich: Von Farb- und Lichtempfindungen über Wärme und Geborgenheit bis hin zu starken Glücksgefühlen ist alles möglich und »normal«.
Sobald der Orgasmus vorüber ist, setzt die Rückbildungsphase ein, in der alle geschilderten Erscheinungen nach und nach wieder auf ihr Normalniveau zurückkehren. Auffällig ist dabei, dass es bei Frauen im Vergleich zu

Männern im Allgemeinen deutlich länger dauert, bis die sexuelle Erregung vollkommen abgeklungen ist. Manche Frauen sind sogar in der Lage, schon nach sehr kurzer Zeit einen erneuten Orgasmus zu erleben.

Sex 2

Was spielt sich bei Sex und Orgasmus im Körper eines Mannes ab?
Die Sexualität des Mannes unterscheidet sich wesentlich von der der Frau. Für Männer ist Sex meist weniger ein seelisches als vielmehr – ähnlich wie Hunger und Durst – ein körperliches Bedürfnis. Männer erleben den Höhepunkt ihres sexuellen Lustempfindens mit etwa 20 Jahren; ab dem 30. Lebensjahr reduziert sich das sexuelle Interesse allmählich, aber stetig. Was die Orgasmushäufigkeit betrifft, so besteht ein wesentlicher Unterschied zu Frauen darin, dass Männer meistens nur einen einzigen Höhepunkt haben.

Die sexuelle Reaktion wird – wie bei der Frau *(→ Sex 1)* – im Allgemeinen in vier Phasen unterteilt, nämlich in Erregungs-, Plateau-, Orgasmus- und Rückbildungsphase. Beim Mann kann es mitunter überaus schnell zur sexuellen Erregung kommen, sie kann sich aber auch sehr langsam entwickeln. Das auffälligste körperliche Anzeichen der Erregung ist die Erektion des Penis. Dabei füllen sich die drei Schwellkörper mit Blut, wodurch sich das Glied aufrichtet, hart und größer wird *(→ Erektion 1)*. Gleichzeitig verlagern sich die Hoden in Richtung Bauch oder Damm. Mit zunehmender Erregung steigt die allgemeine Muskelspannung; Puls und Atemfrequenz erhöhen sich, die Brustwarzen werden hart und empfindlich.

In der anschließenden Plateauphase, in der den Mann kaum noch etwas vom Sex ablenken kann, steigen Puls und Blutdruck weiter, und auch die Atmung wird schneller. Der Penis verändert sich nicht mehr wesentlich; die Hoden schwellen an und werden noch dichter an den Unterleib gezogen. Oft erscheint an der Mündung der Harnröhre ein kleines »Lusttröpfchen«, das aus den Cowper-Drüsen in der Nähe der Prostata stammt und manchmal bereits das eine oder andere Spermium enthält. Sogar Körperteile wie Ohrläppchen und Nase nehmen an Größe zu, obwohl ihr Anschwellen in Bezug auf die geschlechtlichen Vorgänge keinerlei Sinn ergibt.

Der Orgasmus dauert nur wenige Augenblicke und äußert sich auf dem Höhepunkt der Erregung in krampfartigen Zuckungen mit anschließender vollkommener Entspannung. Während dieser Zuckungen kommt es in der Regel zum Samenerguss. Es gibt aber auch Männer, bei denen der gefühlsmäßige Orgasmus der Ejakulation vorausgeht oder bei denen ein Orgasmus ohne äußere Ejakulation stattfindet *(→ Samen 5)*. An den Geschlechtsorganen kommt es zu unwillkürlichen Muskelkontraktionen, mit deren Hilfe das Sperma transportiert und herausgeschleudert wird. Der Schließmuskel des Afters und der Harnröhre ziehen sich zusammen und auch alle anderen Muskeln im Körper und im Gesicht sind angespannt. Atem- und Pulsfrequenz steigen und selbst der Blutdruck geht noch ein wenig weiter in die Höhe.

In der Rückbildungsphase lassen die erregungsbedingten Veränderungen wieder nach und sämtliche Körperfunktionen gehen auf ihren Ausgangszustand zurück. Puls, Blutdruck und Atmung normalisieren sich allmählich. Abhängig von der Dauer der Erregungs- und Plateauphase bleibt der Penis manchmal noch eine Weile erigiert. Folgt jedoch keine erneute sexuelle Stimulation, schwillt er rasch ab.

Sex 3

Wann ist Sex sinnvoll?

Natürlich ist Sex im Hinblick auf Partnerschaft und Ehe immer sinnvoll, von Januar bis Dezember und zu jeder Tageszeit. Hier geht es jedoch um die Frage, wann der eigentliche biologische Sinn der sexuellen Vereinigung am ehesten erfüllt ist, d. h., wann die Chance für die Zeugung eines Kindes am größten ist.

Bei den Tieren geht die Bereitschaft zum Sex in der Regel von den Weibchen aus: Wenn sie einen Eisprung haben, d. h., wenn in ihrem Körper eine be-

fruchtungsfähige Eizelle auf männlichen Samen wartet, sondern sie einen duftenden Lockstoff ab, der die begattungswilligen Männchen – und das sind normalerweise alle – geradezu unwiderstehlich anzieht. Für diese spielt sich die gesamte sexuelle Aktivität in einem Zeitraum von gerade einmal ein bis zwei Monaten ab.
Bei uns Menschen ist das Gott sei Dank anders. Da aber natürlich auch bei uns eine Befruchtung nur im zeitlichen Zusammenhang mit dem weiblichen Eisprung möglich ist, hat die Natur dafür gesorgt, dass um die Zeit des Eisprungs das sexuelle Begehren am größten ist. Dieses hängt nämlich – bei Männern und Frauen gleichermaßen – von der im Körper vorhandenen Menge am Hormon Testosteron ab.
Nun hat man aber herausgefunden, dass der Testosteronspiegel zeitlichen Schwankungen unterliegt und bei Frauen vor und nach dem Eisprung am höchsten ist. Deshalb erlebt eine Frau während der drei Tage um den Eisprung mit doppelt so hoher Wahrscheinlichkeit einen Orgasmus, sie hört, riecht und schmeckt feiner und reagiert wesentlich sensibler auf Berührungen. Was jedoch besonders erstaunt: Bei verheirateten Paaren stellt sich der Mann mit der Zeit ganz automatisch auf den biologischen Rhythmus seiner Frau ein: Auch sein Testosteronspiegel ist zur Zeit ihres Eisprungs am höchsten.

Sex 4

Warum verschwindet bei den meisten Männern nach einem Orgasmus jegliches Interesse an weiterer sexueller Betätigung?
Das ist noch nicht bis in alle Einzelheiten geklärt. Es scheint so zu sein, dass sich beim Orgasmus im Gehirn eine Substanz bildet, die durch Einwirkung auf diverse Nervenzentren nicht nur eine wohltuende Entspannung verursacht, sondern auch diejenigen Gehirnteile beeinflusst, ja, sie geradezu lahm legt, die die geschlechtliche Erregung hervorrufen. Nur sexuell außergewöhnlich aktive junge Männer sind in der Lage, die im Zentralnervensystem ablaufenden Entspannungsvorgänge willentlich zu unterdrücken, und

bringen deshalb mehrere Erektionen und Samenergüsse nacheinander zustande.

Sex 5

Ist tatsächlich der Druck der ständig neu gebildeten Samenzellen nach längerer Enthaltsamkeit eines Mannes für das Ansteigen der sexuellen Begierde verantwortlich?
Nein, denn erstens gibt es im Bereich der Hoden keinerlei Sensoren, die den Druck messen, und zweitens werden nicht benötigte Spermien nach wenigen Wochen einfach wieder aufgelöst, sodass die Zahl der zur Verfügung stehenden Samenzellen annähernd konstant bleibt.

Sex 6

Warum üben wir den Geschlechtsverkehr nicht in der Öffentlichkeit aus?
→ *Geschlechtsverkehr*

Sex 7

Was haben Sex und Hochleistungssport gemeinsam?
Die körperliche Beanspruchung – und damit auch Ertüchtigung. Schon bei der ersten sexuellen Erregung steigt der Puls auf 90 bis 100 Schläge pro Minute an; kurz vor dem Orgasmus klettert er auf 130, beim Höhepunkt selbst sogar bis auf 150. Gleichzeitig werden bei ausdauerndem Sex eine ganze Reihe von Körpersystemen trainiert, und zwar nicht nur Herz und Kreislauf, sondern auch Muskeln und vielerlei Gewebe. Besonders eindrucksvoll steigert sich die Atmung: Die Zahl der Atemzüge kann sich beim Liebesakt mehr als verdreifachen. Wenn das kein Hochleistungssport ist!
Hinzu kommt, dass der Körper beim Sex ebenso wie beim Ausdauersport

hormonähnliche Substanzen, so genannte Endorphine, ausschüttet, die die Stimmung aufhellen und die Beteiligten regelrecht »high« machen *(→ Joggen 1)*.

Sex 8

Macht Sex müde?
Ja. Viele Menschen berichten, dass sie nach einem Orgasmus – egal ob durch Geschlechtsverkehr oder Selbstbefriedigung – leichter einschlafen können. Tierversuche scheinen das zu bestätigen: So beobachtete man bei weiblichen Kaninchen eine deutliche Zunahme der Schlafphasen nach dem Geschlechtsverkehr mit einem männlichen Artgenossen, ja sogar auch nach der mechanischen Reizung der Scheide ohne Verkehr.
Daraus ziehen Forscher den Schluss, dass sexuelle Betätigung tatsächlich schlaffördernd wirkt, und gehen davon aus, dass dieser Effekt, zumindest teilweise, wohl auf hormonale Mechanismen zurückzuführen ist.

Sinnesorgane

Nehmen wir mit unseren Sinnesorganen eigentlich die Wirklichkeit wahr?
Nein, genau genommen nicht. Und zwar deshalb nicht, weil eine gewisse Zeit vergeht, bis die Sinnesorgane das, was um uns herum abläuft, unserem Gehirn gemeldet haben. Bis Licht auf unser Auge trifft, bis die Sinneszellen der Netzhaut aktiviert werden und der Seheindruck in Form eines elektrischen Impulses das Gehirn erreicht, vergeht eine, wenn auch minimale Zeitspanne. Was wir dann sehen, ist also im Grunde genommen schon Vergangenheit.
Beim Gehör ist das noch wesentlich ausgeprägter, da der Schall sich mit erheblich geringerer Geschwindigkeit ausbreitet als das Licht. Besonders gut können wir das bei einem Gewitter feststellen: Obwohl es zur gleichen Zeit donnert und blitzt, sehen wir den Blitz weit eher, als wir den Donner

hören. Je weiter das Gewitter entfernt ist, desto größer ist der Zeitunterschied.

Sodbrennen

Ist Sodbrennen harmlos?
Nein, das ist es keinesfalls. Das schmerzhafte Feuer in der Kehle, an dem fast jeder zehnte Deutsche zumindest zeitweilig leidet, ist auf den Rückfluss von Magensäure in die Speiseröhre zurückzuführen. Hieran kann einerseits eine anlagebedingte Schwäche des Mageneingangsmuskels schuld sein, andererseits wird Sodbrennen durch Rauchen, reichlichen Alkoholgenuss und unzweckmäßige Ernährung mit zu vielen Säure bildenden Nahrungsmitteln gefördert.
Harmlos ist Sodbrennen deshalb nicht, weil sich auf der durch den ständigen Säureangriff entzündeten und zum Teil regelrecht verätzten Speiseröhrenschleimhaut leicht Geschwüre bilden, aus denen sich in schlimmen Fällen sogar ein lebensbedrohlicher Speiseröhrenkrebs entwickeln kann.

Solarium

Ist es sinnvoll, die Haut vor intensiver Sonnenbestrahlung in einem Solarium »vorzubräunen«?
Das hängt von der Art des Solariums ab, genauer gesagt davon, mit welcher Art von Strahlen es arbeitet. Der für die Hautbräunung *(→ Sonne 2)* verantwortliche ultraviolette Anteil des Sonnenlichts besteht aus langwelligeren UV-A- und kurzwelligeren, energiereicheren UV-B-Strahlen. Nur die UV-B-Strahlen bewirken, dass die Hornschicht der Oberhaut sich verdickt – man spricht von einer »Lichtschwiele« – und damit die darunter gelegenen Hautschichten vor weiteren UV-Strahlen und möglicherweise dadurch verursachten Schäden schützt.
Da die meisten Sonnenliegen lediglich das ungefährlichere UV-A-Licht aus-

strahlen, sind sie nicht in der Lage, eine solche, vor Sonnenbrand schützende Lichtschwiele zu erzeugen. Anders sieht es bei den seltener vorkommenden Solarien mit einem gewissen Anteil an UV-B-Strahlen aus: Sie sind bei regelmäßiger Benutzung durchaus imstande, in der Haut Veränderungen hervorzurufen, die einem nachfolgenden Sonnenbrand entgegenwirken.

Sommersprossen

Wie entstehen Sommersprossen?
Sommersprossen sind kleine, helle, unterschiedlich geformte Flecken auf der Haut, die aufgrund einer erblichen Veranlagung dadurch entstehen, dass die Pigment bildenden Zellen mehr oder schneller Farbstoffe erzeugen, als die Haut sie verarbeiten kann. Dieser Prozess ist – wie das Braunwerden *(→ Sonne 2)* – von der Sonnenbestrahlung, genauer gesagt von UV-Strahlen, abhängig. Deshalb entstehen Sommersprossen nur an Hautstellen, die dem Licht ausgesetzt sind, etwa im Gesicht oder an den Armen. Je nach Jahreszeit und Lichtverhältnissen schwankt ihre Intensität erheblich.

Sonne 1

Warum machen Sonnenstrahlen dem einen kaum etwas aus, während ein anderer sofort einen Sonnenbrand bekommt?
Ein Sonnenbrand ist eine akute Entzündung der Haut, die dann entsteht, wenn sich die Haut gegen übermäßige Bestrahlung mit UV-Licht zur Wehr setzt. Besonders gefährlich ist die starke UV-Strahlung am Meer oder im Gebirge, wo sie durch Wasser oder Schnee zusätzlich reflektiert wird. Der Strahlenschaden, der sich zunächst als auffällige Rötung zeigt, löst die Ausschüttung so genannter Prostaglandine aus, die die typischen Hautveränderungen – Blasen, später auch Krusten – hervorrufen. Meist erscheinen diese Symptome sechs bis acht Stunden nach der Sonneneinwirkung; in schlimmen Fällen kann sogar Fieber hinzukommen. In der Regel heilt der Sonnen-

brand innerhalb von ein bis zwei Wochen wieder aus, wobei es allerdings möglich ist, dass helle Narben zurückbleiben.
Auffällig ist, dass nicht jede Haut auf Sonnenbestrahlung gleich reagiert, was an der unterschiedlichen Lichtempfindlichkeit ebenso liegt wie an der stark schwankenden so genannten Eigenschutzzeit. Darunter versteht man diejenige Zeit, die man sich schutzlos in der Sonne aufhalten kann, ohne einen Sonnenbrand zu riskieren.
Hautärzte unterscheiden zwischen vier Hauttypen, wobei allerdings zu berücksichtigen ist, dass es durchaus Überschneidungen und Abweichungen von der Norm gibt.
Demnach sind Menschen ganz besonders empfindlich gegen Sonnenstrahlen, wenn sie rötliches oder hellblondes Haar, → *Sommersprossen* und sehr helle Brustwarzen haben. Sie werden bei Sonnenbestrahlung so gut wie gar nicht braun *(→ Sonne 2);* lediglich die Zahl ihrer Sommersprossen nimmt zu.
Etwas weniger empfindlich sind Menschen mit blondem Haar, blauen oder grünen Augen, gelegentlich auch mit Sommersprossen und nur mäßig braunen Brustwarzen. Auch sie werden kaum braun, können sich aber etwas länger ungeschützt in der Sonne aufhalten als Menschen des ersten Typs.
Noch weniger empfindlich sind Menschen mit braunem Haar, braunen oder grauen Augen, kaum Sommersprossen und gut pigmentierten Brustwarzen. Ihre Haut ist normalerweise auch in ungebräuntem Zustand schon leicht getönt; und bei Sonnenbestrahlung werden sie rasch braun. Dieser Hauttyp kommt in Mitteleuropa am häufigsten vor.
Am wenigsten vom Sonnenbrand bedroht sind südländisch aussehende Menschen mit dunklem Haar, braunen Augen und dunklen Brustwarzen. Schon bei geringer Sonnenbestrahlung werden sie sofort braun.

Sonne 2

Warum machen Sonnenstrahlen unsere Haut braun, und warum verschwindet die Bräune so rasch wieder?

In der Basalschicht der Oberhaut liegen Pigmentzellen, in denen die Farbstoffe der Haut gebildet werden. Diese Pigmentzellen sind in ihrer Form äußerst flexibel, verzweigen sich vielfach und drängen sich zwischen die Zellen ihrer Umgebung. Indem sie Pigment an die benachbarten Hautzellen abgeben, wo es sich schützend um den Zellkern legt, bewahren sie die Haut vor der gefährlichen UV-Strahlung des Sonnenlichts.

Zusammen mit den Zellen wandern die eingelagerten Pigmente im Rhythmus der Hauterneuerung und Verhornung an die Oberfläche und verfärben sich dabei unter dem Einfluss des ultravioletten Lichts rötlich-braun. Die nun viel zahlreicheren und dichter beieinander liegenden Pigmente lassen weniger Licht eindringen und verhindern, sofern man ihnen Zeit zur Bildung lässt, eine Verbrennung.

Das setzt sich so lange fort, bis ein individueller Höchstwert erreicht ist, der darauf beruht, dass immer wieder Pigmente verloren gehen, wenn die Zellen, in denen sie enthalten sind, an der Oberfläche der Haut verhornen und abgestoßen werden. Dieses Abschilfern der Hornschicht und die Anzahl der dort eingelagerten Pigmentkörner begrenzen die persönliche Bräunung auf einen bestimmten Wert, der auch bei weiterer Sonnenbestrahlung nicht mehr ansteigt.

Setzt man die Haut nicht mehr der Sonne aus, dann werden weit mehr pigmenthaltige Hautzellen abgestoßen, als sich von unten neu bilden. Deshalb geht die Bräunung nach einigen Wochen wieder verloren. Bei dunkelhäutigen Menschen ist das anders: Sie verfügen über weit mehr pigmenthaltige Zellen, die zudem äußerst dicht nebeneinander liegen und von unten her ständig neu nachgebildet werden.

Sonne 3

Warum machen Sonnenstrahlen die Haut faltig?
Weil der ultraviolette Anteil im Sonnenlicht nicht nur dazu führt, dass die Haut braun wird (→ *Sonne 2)*, sondern die Basalzellen der Oberhaut auch zu häufigeren Zellteilungen anregt. Sonnengebräunte Haut ist daher dicker und weniger strahlendurchlässig und somit besser gegen Verbrennungen geschützt. Dicke Haut legt sich aber – man sieht das bei Elefanten – viel leichter in Falten als dünne.

Sonne 4

Können wir uns innerlich gegen Sonnenbrand schützen?
Ja, das funktioniert. Wir müssen nur ausreichend Tomaten essen, dann kann uns die Sonne längst nicht mehr so viel anhaben. Tomaten enthalten nämlich eine Substanz, die das Risiko, einen Sonnenbrand zu bekommen, deutlich verringert.
Deutsche und holländische Ernährungswissenschaftler gaben neun Versuchspersonen täglich 40 Gramm Tomatenpaste zusammen mit 10 Gramm Olivenöl zu essen. Eine Kontrollgruppe aus zehn Personen verzehrte lediglich Olivenöl ohne Tomaten. Nach zehn Wochen stellten die Forscher fest, dass die Tomatenesser gegenüber UV-Strahlen erheblich weniger empfindlich waren: Ihr Sonnenbrand-Risiko war fast auf die Hälfte gesunken.
Die Forscher erklären die schützende Wirkung mit der Substanz Lycopin, die reichlich in Tomaten vorkommt. Da Lycopin nur in Öl löslich ist, sollte man die Tomaten zum Schutz vor Sonnenbrand zusammen mit etwas Olivenöl zu sich nehmen.

Sonne 5

Warum erscheint uns die Sonne morgens und abends rot, tagsüber aber gelb?
Weil das Licht der Sonne morgens und abends, also bei ihrem Auf- bzw. Untergang, wegen des flacheren Einfallswinkels eine viel dickere Luftschicht durchdringen muss als tagsüber, wo sie hoch am Himmel steht. Auf diesem langen Weg wird das Licht massiv gestreut, und zwar die kurzwelligen Spektralanteile Blau und Grün erheblich stärker als die langwelligen Komponenten Gelb und Rot. Deshalb geht vorwiegend der Blauanteil verloren, sodass am Ende das Rot überwiegt und verstärkt zur Geltung kommt. Tagsüber dagegen führt die normale Überlagerung der einzelnen Farben des Sonnenspektrums zu einem gelben Gesamteindruck.

Sonne 6

Warum erscheinen Sonne und Mond am Horizont viel größer als im Zenit?
Daran ist ausschließlich eine Täuschung unseres Wahrnehmungsvermögens schuld. Überzeugen kann man sich davon, wenn man einen Sonnenauf- oder -untergang fotografiert und dann enttäuscht feststellen muss, dass die Sonne auf der Aufnahme dicht über dem Horizont kein bisschen größer aussieht als oben am Himmel.
Die Ursache für das Phänomen liegt darin, dass unser Wahrnehmungsraum nicht halbkugelförmig, sondern – einer Käseglocke vergleichbar – oben abgeplattet ist, sodass uns ein Objekt umso größer erscheint, je näher es sich über dem Horizont befindet. Diese Konzentration des Erkennens auf das Erdnahe ist biologisch durchaus sinnvoll, weil sich das, was für uns wichtig ist, eben hauptsächlich am Boden abspielt. Schon unsere Urahnen waren bei der Jagd auf eine möglichst genaue Beobachtung der Ebene angewiesen, während das, was sich über ihnen abspielte, für sie eher von untergeordneter Bedeutung war.
Ein einfacher Test kann das verdeutlichen: Wenn wir versuchen, unseren

Arm unter 45 Grad schräg nach oben in die Luft zu heben, werden wir beim Nachmessen feststellen, dass der tatsächliche Winkel des Armes zur Waagerechten in der Regel weitaus kleiner ist, dass wir uns also unbewusst dem Horizont angenähert haben.
Bei Affen, die auf Bäumen leben, ist das übrigens anders: Für sie ist die oben hängende Frucht oder die sich von unten anschleichende Schlange weitaus wichtiger als das, was sich auf ihrer Ebene abspielt. Darum erscheint einem Affen die Sonne dann am größten, wenn sie über ihm steht; am Horizont dagegen sieht sie für ihn recht klein aus.

Sonnenstich

Sind Hitzschlag und Sonnenstich ein und dasselbe?
→ *Hitzschlag*

Spargel

Warum riecht unser Urin so unangenehm, wenn wir Spargel gegessen haben?
Hat man eine Spargelmahlzeit genossen und muss später zur Toilette, sollte man sich die Nase zuhalten: Der Urin riecht plötzlich höchst unangenehm. An diesem Geruch ist ein Abbauprodukt der Asparaginsäure, einer für den Spargel typischen Aminosäure, schuld, das mit dem Urin ausgeschieden wird.

Speichel 1

Lässt sich die Speichelproduktion durch intensive Kautätigkeit steigern?
Ja, sogar ganz erheblich. Besonders das Kauen trockener Kost veranlasst die Drüsen, große Mengen eines stark wasserhaltigen Speichels abzusondern.

Jede Aufnahme von Nahrung führt nämlich über eine komplizierte Kette biochemischer Prozesse zu einer gesteigerten Durchblutung der Speicheldrüsen, was wiederum eine massive Erhöhung ihrer Tätigkeit zur Folge hat. Kaut man beispielsweise trockenes Paraffinwachs, so steigt die Speichelmenge auf einen Viertelliter pro Stunde an, was etwa dem Fünffachen der Normalmenge entspricht.

Speichel 2

Warum empfinden wir ausgespuckten Speichel als eklig, während wir doch den eigenen ständig schlucken, ohne dass uns dabei schlecht wird?
Daran sind vermutlich mehrere Faktoren beteiligt: Zum einen bemerken wir beim Schlucken den Schleimgehalt des Speichels nicht oder empfinden ihn zumindest nicht als störend, wohingegen er dem ausgespuckten Speichel eine mehr oder weniger zähflüssige Konsistenz verleiht, die uns – dem Nasensekret vergleichbar – widerwärtig ist.
Zum anderen geht das im Speichel enthaltene Natriumbikarbonat an der Luft in Natriumkarbonat über und lässt den Speichel trüb werden, was ihm ein höchst unappetitliches Aussehen verleiht. Und schließlich ist ausgespuckter Speichel durch eingeschlossene Luft in der Regel mehr oder weniger schaumig, was wir ebenfalls als abstoßend empfinden.

Speichel 3

Warum läuft uns beim Anblick, ja sogar schon beim Geruch appetitlicher Speisen das Wasser im Mund zusammen?
→ *Appetit 2*

Speiseeis

Warum hat Speiseeis keinen Geruch?
→ *Riechen 10*

Spermien

→ *Samen*

Spiegelbild 1

Was ist Voraussetzung dafür, dass wir unser Spiegelbild erkennen können?
Eine intakte rechte Gehirnhälfte. Ist diese betäubt, erkennen wir unser Spiegelbild nicht mehr, wohingegen eine Betäubung der linken Seite die Selbstidentifizierung nicht beeinträchtigt.
Amerikanische Wissenschaftler arbeiteten mit fünf Epilepsie-Patienten, die auf eine Gehirnoperation vorbereitet wurden, und betäubten kurz jede Gehirnhälfte einzeln. Dann zeigten sie den Patienten vom Computer erstellte Bilder, die je zur Hälfte aus dem Gesicht des Patienten und einer berühmten Persönlichkeit zusammengesetzt waren. Dabei stellte sich heraus, dass vier von fünf Patienten mit betäubter rechter Hirnhälfte ihr eigenes Bild nicht erkannten, jedoch das des Prominenten. War jedoch die linke Gehirnhälfte lahm gelegt, so erkannten sie sich ohne weiteres selbst.
Zudem maßen die Forscher bei zehn gesunden Versuchspersonen im Augenblick, als diese die zusammengesetzten Bilder betrachteten, die Aktivität des Gehirns. Beim Erkennen des eigenen Bildes war die rechte Gehirnhälfte wesentlich aktiver als beim Erkennen der berühmten Person. In der linken Hirnhälfte zeigten sich diese Unterschiede nicht.

Spiegelbild 2

Warum sieht ein Kurzsichtiger entfernte Gegenstände auch dann unscharf, wenn er sie in einem Spiegel betrachtet?

→ *Kurzsichtigkeit 3*

Spielsucht

Warum sind Glücksspieler süchtig?

Weil beim Glücksspiel dieselben Gehirnregionen aktiv werden wie beim Konsum von Drogen. Das haben amerikanische Wissenschaftler aus Massachusetts herausgefunden und darüber im Fachmagazin »Neuron« berichtet. Die Forscher untersuchten die Gehirnaktivitäten von Freiwilligen, die an einem Glücksspiel mit Drehscheiben teilnahmen, und maßen dabei die Vorgänge bei der Erwartung eines Gewinns sowie nachdem die Scheiben zum Stillstand gekommen waren. Das Ergebnis war verblüffend: Die Gehirnaktivität der Spieler ähnelte der von Kokainabhängigen, die gerade eine Dosis ihrer Droge konsumieren. Demnach hängen Spielsucht und Drogenabhängigkeit offenbar eng zusammen.

Spliss

Wieso bekommen Haare Spliss, und warum lässt sich dieser nicht reparieren?

Spliss entsteht als Folge einer unzureichenden Tätigkeit der kleinen Talgdrüsen, die die Haare mit ihren fettigen Absonderungen geschmeidig und elastisch halten. Bekommen die Haare zu wenig Talg ab, so werden sie rau, rissig und spröde und spalten sich häufig von der Spitze her. Die mangelhafte Talgproduktion kann anlagemäßig bedingt sein, ist jedoch oft auch selbst verschuldet, beispielsweise durch zu viel Sonne, Wind oder salziges Meerwasser. Auch übertriebenes Haarefärben, nicht richtig aus-

gespültes Shampoo oder zu heißes Fönen setzen den Talgdrüsen mächtig zu.
Reparieren lässt sich Spliss deshalb nicht, weil das Haar nur von der Wurzel her wächst und seine Enden aus totem Hornmaterial bestehen, die niemals mehr zusammenwachsen können. Spliss kann man also entweder durch sachgemäße Haarpflege vermeiden oder, wenn die Haare schon davon befallen sind, durch Abschneiden beseitigen.

Sport 1

Warum soll man nach einer üppigen Mahlzeit keinen Sport treiben?
Der Grund hierfür liegt im selben körperlichen Vorgang, dessentwegen ein voller Bauch nicht gern studiert *(→ Lernen 2):* in der ungleichmäßigen Blutverteilung nach einer reichlichen Mahlzeit. Das Blut fließt dann nämlich zum großen Teil in die Verdauungsorgane, wo es dringend benötigt wird, um Magen und Darm mit Sauerstoff zu versorgen und die Nährstoffe aufzunehmen. Beansprucht man in dieser Zeit nun auch noch massiv die Muskulatur, wie man es ja bei anstrengendem Sport tut, dann schreien die beteiligten Muskeln gewissermaßen nach Sauerstoff und Energie spendenden Nährsubstanzen, woraufhin ein erheblicher Anteil des verbleibenden Blutes schleunigst in die Muskulatur strömt.
Die beträchtliche Blutmenge in Verdauungsorganen und Muskeln fehlt jedoch dem übrigen Körper, der nun unzureichend mit Sauerstoff versorgt wird. Besonders empfindlich auf Sauerstoffmangel reagiert aber das Gehirn. Bei unzureichender Durchblutung löst es sehr schnell ein allgemeines Gefühl der Mattigkeit und Schwäche aus; und wenn die Blutmenge gar unter einen kritischen Wert sinkt, kann es durchaus passieren, dass der Betroffene das Bewusstsein verliert. Doch zum Glück kommt es in der Regel nicht so weit, da der Sport Treibende rechtzeitig von einem flauen Gefühl der Übelkeit übermannt wird, das ihn zwingt, die körperliche Überbeanspruchung einzustellen.

Sport 2

Weshalb bleibt bei aktiven Sportlerinnen gelegentlich die Periode aus?
→ *Menstruation 4*

Sport 3

Weshalb wirkt Höhentraining leistungsfördernd?
→ *Höhentraining*

Sport 4

Warum essen Ausdauersportler am Abend vor dem Wettkampf Unmengen von Nudeln?
Bei dieser so genannten Pasta-Party versuchen sie, ihrem Körper so viele Kohlenhydrate zuzuführen, wie nur irgend möglich. Nudeln bestehen nämlich fast ausschließlich aus Kohlenhydraten, die im Körper – speziell in den Muskelzellen – in Form von Glykogen gespeichert werden. Dies ist der Brennstoff, von dem der Organismus bei lang dauernder, anstrengender Muskelarbeit gar nicht genug bekommen kann, weil Glykogen zur Verbrennung und damit zur Energiebereitstellung nur relativ wenig Sauerstoff verbraucht.
Dass sich die Glykogenspeicher aber nicht weiter auffüllen lassen als bei einem Auto der Tank, merken selbst durchtrainierte Marathonläufer meist einige Kilometer vor dem Ziel. Dann sind die Speicher leer, das Glykogen ist aufgebraucht. Von einer Sekunde auf die andere bekommt der Sportler weiche Knie und hat das Gefühl, nicht mehr weiterzukönnen. Aber im Gegensatz zum Auto muss er nicht stehen bleiben, da der Körper noch über andere Energieträger, nämlich die Fettstoffe, verfügt. Bis der Organismus allerdings auf die Fettverbrennung umgestellt hat, dauert es eine Weile, und das ist für den Marathonläufer die schwerste Zeit. Außerdem benötigen Fette

zur Verbrennung weit mehr Sauerstoff als das Glykogen, wodurch sich die plötzliche Kurzatmigkeit erklärt.
Für Straßenradrennfahrer, die ja noch weit mehr Energie verbrauchen als Marathonläufer, reicht eine Pasta-Party vor dem Rennen nicht aus; sie sind daher gezwungen, auch während ihrer anstrengenden Tätigkeit ständig Nahrung, vor allem Kohlenhydrate, zu sich zu nehmen, um dem Organismus und speziell den Muskeln immer wieder frisches Glykogen zur Verfügung zu stellen. Tun sie das nicht, kommt auch bei ihnen der Punkt, wo plötzlich nichts mehr geht: ein dramatischer Leistungseinbruch, der umgangssprachlich als »Hungerast« bezeichnet wird.

Sport 5

Warum ist Doping für Sportler verboten?
→ *Doping*

Sport 6

Warum steigern männliche Geschlechtshormone die sportliche Leistungsfähigkeit?
→ *Geschlechtshormone*

Sport 7

Kann man durch sportliche Betätigung Stress abbauen?
Viele Jogger oder Hobbyradfahrer schwören darauf, dass regelmäßig betriebener Sport nicht nur die körperliche Fitness erhöht, sondern auch dazu beiträgt, familiären und besonders beruflichen Stress leichter zu ertragen. Und sie haben Recht. Zum einen bilden sich im Körper bei länger andauernder sportlicher Aktivität so genannte Endorphine, die stimmungsaufhel-

lend wirken und dadurch stressbedingte Aggressionen wirkungsvoll bekämpfen *(→ Joggen 1)*. Zum anderen fördert gesteigerte Bewegung unmittelbar den Abbau des in der Nebennierenrinde produzierten Stresshormons Cortisol. Dadurch werden Gesundheitsschäden, die durch den Stress entstehen können, gleich im Ansatz gehemmt und können sich weit weniger nachteilig auswirken als bei Nichtsportlern.

Sport 8

Was haben Sex und Hochleistungssport gemeinsam?
→ Sex 7

Sprechen 1

Wie sprechen wir?
Das wichtigste Organ für die Stimmbildung ist der Kehlkopf, in dem die Stimmbänder ausgespannt sind, die zwischen sich die so genannte Stimmritze frei lassen. Die hindurchströmende Atemluft bringt die Stimmbänder zum Schwingen, und das hören wir als Ton, der umso höher ist, je mehr die Stimmbänder von kleinen Muskeln angespannt und damit verkürzt werden. Dagegen hängt die Lautstärke unserer Stimme vor allem von der Stärke des Luftstroms ab.
Ihre Fülle und Klangfarbe erhalten die erzeugten Töne durch Formveränderungen von Rachen, Mund- und Nasenhöhle, die bei der Lautbildung als Resonanzräume fungieren; und die verschiedenen Laute erzeugen wir durch ständigen Wechsel der Stellung von Zunge, Lippen und Mund.

Sprechen 2

Wie lernen Kinder ihre Muttersprache?

Während ein Erwachsener, wenn er eine fremde Sprache lernen will, Vokabeln und Grammatik pauken muss, geht das Sprechenlernen bei Kindern scheinbar mühelos und ganz von selbst vonstatten. Kinder lernen ihre Muttersprache größtenteils durch Nachahmung; deshalb haben es diejenigen leichter, die viel Zuwendung erfahren und mit denen oft gesprochen wird. Grammatikalische Regeln leiten Kinder aus dem Gehörten ab, wobei sie zum Teil über das Ziel hinausschießen und Fehler wie »Ich gehte« oder »Ich habe gegebt« machen.

Der Spracherwerb läuft in definierten Stufen ab, wobei allerdings das Tempo von Kind zu Kind sehr stark variiert. Im Allgemeinen lernen Mädchen ihre Muttersprache etwas schneller als Jungen.

Nach dem gezielt eingesetzten Schrei kommt die Lallphase, in der der Säugling, um die Sprechorgane zu trainieren, sinnlose Lautfolgen aneinander reiht. Anschließend ist das Kind eine ganze Weile in der frustrierenden Situation, Gesagtes schon recht gut zu verstehen, aber nicht verbal darauf reagieren zu können. Man hat tatsächlich festgestellt, dass Babys bereits in den ersten Lebenstagen auf Gesprochenes gezielt reagieren: Vier Tage alte Säuglinge französischer Eltern saugten heftiger an ihrem Schnuller, wenn ihnen vom Tonband Französisch vorgespielt wurde, als wenn sie Russisch hörten; und bei einem Wechsel vom Russischen ins Französische reagierten sie mit stärkerem Saugen als bei einem Wechsel vom Französischen ins Russische.

Das sieben Monate alte Kleinkind versteht bereits das Kommando »Nein« und das zehnmonatige sogar schon einfache Aufforderungen wie »Gib mir das!«. Gezielt gebrauchen die Kinder zu diesem Zeitpunkt meist nur die Wörter »Mama« und »Papa«, und es dauert im Durchschnitt drei Monate, bis sie drei weitere Wörter kennen. Mit etwa 18 Monaten macht die Sprachentwicklung dann einen gewaltigen Sprung nach vorn. Die Kinder lernen innerhalb kurzer Zeit sehr viel dazu, nach Ansicht von Wissenschaftlern im Schnitt alle zwei Stunden ein neues Wort.

Darauf folgt die Verknüpfung von zwei Wörtern – meist einem Substantiv und einem Verb – zu einem kurzen Satz. Mit der Erkenntnis, dass Worte für Dinge stehen, vermehrt sich das Vokabular von 10 bis 15 Wörtern im Alter von 18 Monaten auf über 100 mit zwei Jahren und auf mehr als 2 000 mit fünf Jahren. Zu diesem Zeitpunkt beherrschen die Kinder auch weitgehend die Grammatik.

Interessant im Zusammenhang mit dem Mutterspracherwerb ist die Frage nach der so genannten sprachsensitiven Phase, dem Zeitraum, in dem ein Kind überhaupt Sprachen leicht und problemlos lernen kann. Diese Phase endet mit etwa sieben Jahren. Hat ein Kind aus irgendeinem Grund bis zum siebten Lebensjahr nicht richtig sprechen gelernt, dann ist es zeitlebens nicht mehr in der Lage, eine Sprache perfekt zu beherrschen. Aber warum hört die sprachsensible Phase dann irgendwann auf?

An und für sich ist das in der Natur nichts Besonderes. Auch Tiere haben definierte Lebensalter, in denen sie bestimmte Dinge lernen, und wenn man sie in diesen »Prägephasen« um den Lernstoff – z. B. Singvögel um das Singen – bringt, lernen sie ihn nie mehr. Für dieses Phänomen scheinen bei Tieren wie bei Menschen Reifungsprozesse im Zentralnervensystem verantwortlich zu sein, die dafür sorgen, dass das Gehirn nur genau in dem Zeitraum, in dem es biologisch sinnvoll ist, seine Muttersprache zu lernen, dafür Kapazität bereitstellt, um diese später, wenn der Spracherwerb normalerweise abgeschlossen ist, für andere Lernprozesse frei zu haben.

Sprechen 3

Warum lernen Kinder eine Fremdsprache leichter als Erwachsene?

Niemals im ganzen weiteren Leben lernt ein Mensch eine Sprache leichter und beiläufiger als zwischen dem ersten und dritten Lebensjahr *(→ Sprechen 2)*. Bei seiner Geburt ist er nämlich völlig offen für alle Sprachen der Welt. Auf welche Sprache er sich schließlich einhört, hängt einzig und allein davon ab, wie man mit ihm redet. Das geht sogar so weit, dass es einem kleinen Kind überhaupt keine Mühe bereitet, gleich zwei Sprachen nebeneinander zu lernen, wenn etwa der Vater mit ihm englisch und die Mutter deutsch redet.

Diese faszinierende Begabung liegt nach Forschungen, die amerikanische Wissenschaftler mittels Gehirnscans durchführten, daran, dass mehrsprachig aufwachsende Kinder für die Fremdsprache dieselben Hirnbezirke benutzen wie für die Muttersprache. Zwar müssen sie eine erheblich höhere Anzahl von Lautverbindungen, Wörtern und grammatikalischen Regeln lernen, aber auch diese enorme Informationsmenge überschreitet ihre Spracherwerbskapazität keinesfalls. Voraussetzung ist nur, dass man mit der zweisprachigen Erziehung bereits im Babyalter beginnt, da ein Kind Klänge, die es in den ersten zwölf Lebensmonaten nicht hört – ein deutsches Kind etwa das englische »th« und die französischen Nasallaute –, später nur mit großer Mühe und meist nicht mehr völlig fehlerlos lernt.

Beginnt man mit der Fremdsprache erst nach der sensiblen Kleinkindphase, so muss das Gehirn für die neue Grammatik und Aussprache einen eigenen Speicherplatz anlegen, was offensichtlich erheblich mühsamer funktioniert. Deshalb können sich Erwachsene, die eine Sprache lernen, einen noch so großen Wortschatz zulegen – einen gewissen Akzent und gelegentliche Grammatikfehler werden sie in der Regel nie los.

Sprechen 4

Ist es falsch, mit Säuglingen in einer Art »Babysprache« zu reden?

Im Grunde ist es höchst merkwürdig: Kaum nähert sich ein Erwachsener einem Baby, ändert er unbewusst seine Mimik: Sein Gesichtsausdruck wird deutlicher und wirkt »übertrieben«, er betont seine Gesten und wiederholt sie mehrfach; und er benutzt in der Regel einen Wortschatz, den kein Erwachsener verstehen würde, wobei seine Stimme zu allem Überfluss auch noch eine Oktave hinaufrutscht.

Immer wieder hört man, diese »Babysprache« sei für Säuglinge schädlich und verhindere, dass sie später ordentlich sprechen lernten. In umfangreichen Untersuchungen hat man jedoch festgestellt, dass das keineswegs zu-

trifft. Säuglinge, die sprachliche und mimische Signale in der ihnen gemäßen Form erhalten, tun sich in ihrer Entwicklung leichter als jene, mit denen Erwachsene stets »korrekt« sprechen. So wie es auch in anderen Bereichen überaus sinnvoll ist, mit Kleinkindern altersgemäß umzugehen, sie also ihrem Entwicklungsstand entsprechend zu betreuen und nicht zu überfordern, so sollte man dies durchaus auch beim Sprechen tun. Beim Anblick eines Babys unbewusst in dessen ureigene Ausdrucksweise zu verfallen, ist ein sinnvoller biologischer Mechanismus, mit dem man dem Kind nicht schadet, sondern es vielmehr in seiner Entwicklung sogar fördert.
Hierin liegt wohl der Hauptgrund, warum Kinder depressiver Mütter in Intelligenz- und Entwicklungstests häufig schlechter abschneiden als ihre Altersgenossen. Derartige Mütter reden mit ihren Babys von Anfang an in einer wesentlich flacheren, monotoneren Sprache, die nicht dazu geeignet ist, die Kinder geistig anzuregen. Aber nur in geistig angeregter Stimmung verarbeiten die Kleinen die auf sie einflutenden Informationen vollständig und effizient. Der Sprache depressiver Mütter fehlen also sozusagen die akustischen Qualitäten, die nötig sind, um die Kinder für ihre Umwelt zu sensibilisieren.

Sprechen 5

Warum sprechen wir »nasal«, wenn wir einen Schnupfen haben?
Sowohl die Nase als auch die Nasennebenhöhlen – luftgefüllte Hohlräume im knöchernen Schädel – wirken bei der Stimmbildung als Resonanzräume, sind also dem luftgefüllten Holzkörper einer Geige vergleichbar. Ist nun bei einem Schnupfen der Nasendurchgang durch Schleimhautschwellung und Schleim verlegt, so können die Schallwellen hier nicht mehr schwingen. Das hat eine entsprechende Dämpfung des Stimmklanges zur Folge, den wir folgerichtig als »nasal« bezeichnen.

Sprechen 6

Warum wird unsere Stimme manchmal heiser?
→ *Heiserkeit*

Sprechen 7

Wie schnell können wir sprechen?
Das hängt neben einer gewissen Begabung vor allem von der Übung ab. Wer 200 Wörter pro Minute klar und deutlich ausspricht, redet schon sehr rasch, und wer es gar auf 300 Wörter bringt, ist ein ausgesprochener Schnellsprecher. Den Rekord hält ein Kanadier, der Hamlets Monolog »Sein oder Nichtsein« in knapp unter 24 Sekunden rezitierte, was einem Schnitt von 655 Wörtern pro Minute entspricht.

Sprechen 8

Warum hören wir unsere eigene Stimme mit zugehaltenen Ohren lauter als mit offenen? Und warum kommt uns unsere Stimme auf einer Tonbandaufnahme so fremd vor?
→ *Hören 12*

Sprechen 9

Können wir den Klang unserer Stimme verändern?
Man kann davon ausgehen, dass rund 30 Prozent aller Menschen mit dem Klang ihrer Stimme unzufrieden sind. Vor allem Personen, die berufsbedingt häufig telefonieren müssen, wünschen sich oft eine jüngere oder volltönendere Aussprache. Und tatsächlich lässt eine raue, scharfe Stimme den Sprecher schroff und bissig erscheinen, während eine hohe Stimmlage Un-

reife signalisiert. Eine monotone Sprechweise dagegen erweckt den Eindruck, den Betreffenden interessiere das, was er gerade von sich gibt, im Grunde überhaupt nicht.
Versuche haben eindeutig ergeben, dass sich bei entsprechender Übung nicht nur das Sprechtempo, sondern auch die Tonlage, ein mehr oder minder starkes Näseln und sogar ein Akzent verändern lassen. Zwar kann man etliche Sprachmerkmale, die ja angeboren sind, fast gar nicht beeinflussen, andere aber lassen sich durchaus im positiven Sinne verändern.

Sprechen 10

Warum »versprechen« wir uns?
→ *Versprechen*

Sprechen 11

Können wir mit dem Körper sprechen?
→ *Körpersprache*

Sprechen 12

Warum gestikulieren wir auch beim Telefonieren?
Um es gleich vorwegzunehmen: Das ist nach wie vor unklar. Das Einzige, was man sicher weiß, ist, dass Einfälle und Gedanken bereits Gesten auslösen können, noch bevor sie ausgesprochen worden sind. Glaubte man aber bisher, dass die unbewussten Körperbewegungen dem Gehirn bei der Suche nach dem richtigen Ausdruck helfen, so erscheint dies nach den Ergebnissen einer neueren Untersuchung zumindest fragwürdig.
Wissenschaftler der Universität Manchester ließen Probanden nach schwierigen Begriffen suchen, wobei eine Gruppe nach Herzenslust gestikulieren

durfte, während die Versuchspersonen der anderen Gruppe die Arme vor der Brust verschränken mussten. Erstaunlicherweise fanden die »bewegungslosen« Teilnehmer die Begriffe durchschnittlich schneller als die anderen, die wild mit den Armen »herumfuchtelten«. Auffällig war dabei, dass die Gesten sehr wohl mit dem gesuchten Wort zu tun hatten. Immerhin waren andere Personen, denen man die Bewegungen der Probanden auf einem tonlosen Video vorspielte, fast immer in der Lage, den gesuchten Begriff allein anhand der Gesten aus einer Wörterliste herauszufinden.
Warum wir aber unsere Worte überhaupt mit Gesten untermalen, bleibt nach wie vor unklar.

Sprechen 13

Womit spricht ein Bauchredner?
→ *Bauchreden*

Sprechen 14

Warum verbessert sich die Sprachfertigkeit, wenn man ein Instrument lernt?
→ *Musik 2*

Sprechen 15

Warum sprechen kleine Kinder anstatt eines »G« oder »K« häufig ein »D« oder »T«?
Die Eltern brauchen keine Sekunde nachzudenken: Wenn ihr Kleines »Tindertrippe« sagt, meint es »Kinderkrippe«; »detommen« bedeutet natürlich »gekommen«, und wenn aus Eiern »Tüten« schlüpfen, sind selbstverständlich »Küken« gemeint. Aber für Außenstehende hört sich das Ganze doch

recht merkwürdig an, und es stellt sich die Frage, warum kleine Kinder das »K« häufig mit dem »T« und das »G« mit dem »D« verwechseln.

Über die Ursachen dieses Phänomens, das man wissenschaftlich als »Kappazismus« bezeichnet, gibt es unterschiedliche Auffassungen, von denen die Theorie nach Roman Jakobsen besonders einleuchtend klingt: Demnach lernt ein Kleinkind im Zuge der Sprachentwicklung zuerst die so genannten »vorderen Laute«, also diejenigen Konsonanten, die im vorderen Mundbereich gebildet werden, wie »P«, »T«, »B«, »D«, »M« und »N«. Deren Beherrschung ist Voraussetzung für die Aussprache der »hinteren Laute« wie »K« und »G«. Selbst wenn das Kind die hinteren Laute eigentlich schon beherrscht, fällt ihm die Umschaltung von vorne nach hinten und wieder zurück oft noch schwer. Deshalb vereinfacht es sich die Sache, indem es bei der Lautbildung gewissermaßen »vorne bleibt« und statt »Kamm« »Tamm« bzw. statt »Garten« »Darten« sagt.

Mit etwa vier Jahren sollte ein Kind allerdings sowohl »G« als auch »K« perfekt sprechen können. Ist dies nicht der Fall, empfiehlt sich eine Untersuchung beim Logopäden, weil es unter anderem möglich ist, dass das Kind den Unterschied zwischen »T« und »K« schlicht nicht hört. Solange es aber nicht in der Lage ist, akustisch zwischen »Topf« und »Kopf« zu unterscheiden, kann es die beiden Wörter auch nicht richtig aussprechen.

Staub

Warum schädigt ständiges Einatmen von Staub die Lunge?
→ *Lunge*

Steifer Hals

Warum bekommen wir bei Zugluft einen steifen Hals?
→ *Zugluft 1*

Sterben 1

Ist es tatsächlich wahr, dass die meisten Menschen im Schlaf sterben?
In der Bibel steht, dass Salomons Bett aufgrund seiner nächtlichen Angstzustände von 60 kräftigen Männern bewacht werden musste. Der Dichter Virgil bezeichnete den Schlaf als »Blutsbruder« und Shakespeare gar als »Konterfei« des Todes. All diese Umschreibungen spiegeln den tief verwurzelten Glauben wider, der Mensch sei im Schlaf Unheil bringenden Ereignissen wesentlich schutzloser ausgeliefert als tagsüber.
Und tatsächlich deuten medizinische Untersuchungen darauf hin, dass es sich hierbei um mehr als reinen Aberglauben handelt, ja, dass sich die meisten krankheitsbedingten Todesfälle – tödliche Verletzungen ausgenommen – tatsächlich während der Nachtstunden zwischen Mitternacht und acht Uhr morgens ereignen.
Dabei ist allerdings nicht bekannt, wie viele Menschen tatsächlich sterben, während sie schlafen, d. h., wie viele krankheitsbedingt irgendwann nicht mehr aufwachen. Fest steht lediglich, dass sich einige Krankheiten im Schlaf verschlimmern. Hierzu gehören die Lungenblähung, die auf Gefäßveränderungen beruhenden Herzkrankheiten und einige Formen des Bluthochdrucks. Die Verschlechterung des Krankheitsverlaufs ist dabei möglicherweise auf schlafbedingte Atmungsveränderungen, Unregelmäßigkeiten der Herzfunktion in der Traumphase und nicht zuletzt auf die horizontale Lage zurückzuführen.

Sterben 2

Kann man an Altersschwäche sterben?
→ *Altersschwäche*

Sterilisation

Haben sterilisierte Männer noch einen Samenerguss?

Da der in den Hoden erzeugten Samenflüssigkeit bei der Sterilisation der Weg nach außen abgeschnitten wird, kann ein sterilisierter Mann natürlich keinen Erguss, in dem sich noch Samenfäden befinden, also keinen »Samenerguss« im eigentlichen Sinne des Wortes mehr haben.

Selbstverständlich kann er aber nach wie vor einen Orgasmus bekommen, bei dem sich wie bei jedem anderen Mann aus der Harnröhre Flüssigkeit ergießt. Diese besteht dann eben nur noch aus Prostata-Sekret, Absonderungen der Samenblasen und Schleim aus den so genannten Cowper-Drüsen. Ein solches Ejakulat unterscheidet sich in Aussehen und Geruch nicht von dem eines unsterilisierten Mannes, allenfalls ist die Menge um etwa zehn Prozent geringer.

Stillen 1

Stimmt es, dass eine Frau, solange sie ihr Baby stillt, nicht schwanger werden kann?

Das trifft grundsätzlich zu und beruht auf der vermehrten Ausschüttung des Hormons Prolaktin, das die zum Stillen notwendige Milchproduktion in Gang hält. Daneben hat Prolaktin die Eigenschaft, die neuerliche Befruchtung einer reifen Eizelle zu unterbinden, was durchaus sinnvoll ist, da auf diese Weise die Zeugung eines Nahrungskonkurrenten verhindert wird.

Allerdings können sich stillende Frauen unter den Lebensbedingungen unserer Kultur mit ihrer reichhaltigen Ernährung und dem weitgehenden Fehlen belastender Krankheiten nicht darauf verlassen, dass dieser Mechanismus tatsächlich so funktioniert, wie es in vielen Entwicklungsländern der Fall ist. Zur Empfängnisverhütung sollte sie sich daher auf die Wirkung des Prolaktins besser nicht verlassen.

Stillen 2

Sind lange gestillte Kinder klüger?

Ja, das sind sie. Norwegischen Forschern gelang es kürzlich, einen Zusammenhang zwischen der Ernährung mit Muttermilch und der Entwicklung intellektueller und geistiger Fähigkeiten im Kindesalter herzustellen. Für ihre Studie untersuchten die Wissenschaftler 345 zufällig ausgewählte Kinder und erfassten die Zeitspanne, in der diese mit Muttermilch ernährt worden waren. Im Alter von 13 Monaten testeten sie die allgemeine geistige Entwicklung und im Alter von fünf Jahren die intellektuellen Fähigkeiten der Kinder. Dabei zeigte sich, dass Kinder, die nur drei Monate und kürzer gestillt worden waren, in den Tests eher unterdurchschnittlich abschnitten, während die länger mit Muttermilch gefütterten Kinder bessere Ergebnisse erzielten. Diese Unterschiede blieben auch bestehen, nachdem die Forscher andere Faktoren wie Alter, Intelligenz, Lebensgewohnheiten und Bildung der Mütter in ihre Analyse einbezogen hatten.

Die Wissenschaftler gehen davon aus, dass für die geistige Entwicklung gestillter Babys neben der optimalen Ernährung vor allem die Nähe zur Mutter eine wichtige Rolle spielt. Der enge Körperkontakt könnte ein entscheidender Faktor in der intellektuellen Entwicklung eines Kindes sein.

Stimmbruch

Warum machen Jungen einen Stimmbruch durch, Mädchen aber nicht?

Das hängt damit zusammen, dass der Kehlkopf, in dessen Inneren zwei Stimmbänder die Lauterzeugung bewerkstelligen *(→ Sprechen 1)*, bei Jungen während der Pubertät nicht nur erheblich rascher wächst als bei Mädchen, sondern letztendlich auch größer wird. Die Stimmbänder werden dadurch entsprechend länger, und da sie dann wie die langen Seiten eines Klaviers tiefere Töne erzeugen, sinkt die Stimmlage um etwa eine Oktave. Dass die Stimme während dieser Zeit oft unrein ist und sich häufig überschlägt, beruht wahrscheinlich darauf, dass die Stimmbänder nicht vollkommen gleichmäßig wachsen und daher zwischenzeitlich unterschiedlich straff gespannt sind.

Stimmung 1

Warum haben wir manchmal scheinbar grundlos schlechte Laune?
Fast jeder kennt das: Gerade war man noch so gut drauf, und von einer Minute auf die andere ist es aus mit der guten Laune. Plötzlich ist man niedergeschlagen, sieht alles grau in grau, hat zu nichts mehr Lust und reagiert auf kleinste Reize mit vollkommen unangebrachter Heftigkeit.

Mit der Frage, warum das so ist, haben sich Wissenschaftler der Ohio State University in den USA beschäftigt und sind dabei zu dem Ergebnis gekommen, dass für die unerklärlichen Stimmungsschwankungen häufig Anforderungen schuld sind, die wir unbewusst an uns stellen und in einer bestimmten Situation nicht erfüllen. Wenn wir immer wieder versuchen, etwas zu erreichen, wird die Zielvorstellung allmählich verinnerlicht, und unser Gedächtnis ruft sie automatisch ab, sobald es eine ähnliche Situation erkennt. Bewusstes Denken ist dazu dann nicht mehr erforderlich.

Die Wissenschaftler stellten Versuchspersonen bestimmte Aufgaben, die zum Teil praktisch unlösbar waren. Die eine Hälfte der Probanden war zuvor durch einen psychologischen Test auf Erfolg programmiert worden, und es stellte sich heraus, dass nur Personen dieser Gruppe, denen man den Erfolgswillen eingeimpft hatte, nach dem Scheitern schlechter Laune waren. Bei den anderen hatten Erfolg oder Misserfolg weit weniger Auswirkungen auf die Stimmung.

Zum Glück funktioniert dieser Mechanismus offenbar auch umgekehrt: Haben wir ein bestimmtes Ziel erreicht, kann dies unsere Laune schlagartig beflügeln. Da wir uns dieses Erfolges oft aber gar nicht bewusst werden, kommt der Stimmungs-Höhenflug scheinbar vollkommen aus heiterem Himmel.

Stimmung 2

Können wir uns bewusst in gute Laune versetzen?
Ja, wir können unsere Stimmung steigern, indem wir gezielt Dinge tun, die uns Freude bereiten oder ein Erfolgserlebnis bescheren. Ein amerikanisches Forscherteam, das seit Jahren den Glückszustand verschiedener Menschen und Völker untersucht, fand heraus, dass Amerikaner im Allgemeinen glücklicher sind als Ostasiaten, was daran liegt, dass sich Amerikaner und Ostasiaten ihr Glück bzw. Unglück oft selbst aussuchen.
Die Versuchspersonen spielten erst Basketball und durften danach zwischen diesem Sport und dem Darts-Spiel wählen. Amerikaner, die beim Basketball gut abgeschnitten hatten, entschieden sich auch beim zweiten Mal dafür und erhöhten so die Wahrscheinlichkeit für Erfolgserlebnisse. Asiaten dagegen blieben auch dann beim Basketball, wenn sie beim ersten Mal nichts zustande gebracht hatten, und nahmen so die Möglichkeit eines weiteren Misserfolges in Kauf. Der Unterschied liegt offenbar in der Motivation: Asiaten wollen um jeden Preis Schwachpunkte überwinden und sich selbst verbessern. Amerikaner dagegen möchten zwar auch besser werden, aber gleichzeitig vor allem Spaß haben.
Fazit: Wer glücklich sein will, darf nicht das Unglück suchen.

Stottern 1

Warum stottern manche Menschen?
Eines muss vorab gesagt werden: Stottern hat mit mangelnder Intelligenz absolut gar nichts zu tun! Vielmehr ist die Unfähigkeit, Wörter flüssig aneinander zu reihen, bei etwa 80 Prozent der betroffenen Erwachsenen ein Überbleibsel aus dem so genannten Entwicklungsstottern, das bei Kindern zwischen zwei und sechs Jahren völlig normal ist und daran liegt, dass die vielen Muskeln, die am Sprechen beteiligt sind, sich erst durch langjähriges Training formen müssen. Dafür, dass einige diesen ansonsten vorübergehenden Sprachentwicklungsfehler zeitlebens nie ablegen, gibt es mehrere mögliche Gründe:

Nicht selten sind die Eltern am Sprachfehler ihrer Kinder schuld, wenn sie sie während des Satzaufbaus aus Ungeduld häufig unterbrechen; denn das veranlasst die Kinder, sich ständig zu bemühen, schneller zu reden, was schließlich im Stottern enden kann. Ein anderer Fehler, den Eltern machen können, ist, dass sie – vielleicht aus falschem Stolz – ihre Kinder animieren, sich schon sehr früh höchst komplex auszudrücken. Auch hierdurch werden die Kinder überfordert und verfallen nicht selten ins Stottern. Aber auch Eltern, die ihrem Kind zu wenig Aufmerksamkeit schenken, können bei diesem ein mehr oder minder starkes Stottern auslösen, weil das Kind schnell herausfindet, dass es, wenn es stottert, viel rücksichtsvoller behandelt wird.

Stottert ein Kind aber erst einmal, so ist ihm dies verständlicherweise überaus unangenehm und peinlich, und es versucht verzweifelt, seinen Sprachfehler loszuwerden. Der damit verbundene Stress bewirkt jedoch in der Regel genau das Gegenteil: Das Stottern lässt nicht nach, sondern steigert sich noch. Dadurch bekommt das Kind immer mehr Hemmungen und wird, weil sich die meisten Menschen zudem keine Zeit nehmen, ihm geduldig zuzuhören, nicht selten in eine regelrechte soziale Isolation getrieben.

Allerdings haben neueste Studien amerikanischer Wissenschaftler ergeben, dass die Neigung zum Stottern möglicherweise weniger auf der Erziehung beruht, sondern in erster Linie anlagemäßig bedingt ist. Die Forscher haben nämlich herausgefunden, dass das Gehirn von Stotterern anders gebaut ist als das von normal Sprechenden. Daneben spielt auch das Geschlecht eine entscheidende Rolle: Männer neigen fünfmal häufiger dazu, beständig zu stottern, als Frauen.

Stottern 2

Stimmt es, dass Stottern beim Singen nicht auftritt?

Das trifft bei einem Großteil der Stotterer tatsächlich zu. Warum das allerdings so ist, kann man nur vermuten. Zum Teil liegt es wohl daran, dass man ja nicht singt, um Informationen zu übermitteln, sondern um Musik zu machen und Spaß zu haben. Wenn ein Stotterer in fröhlicher Runde mit den anderen mitsingt, so steigert das erheblich sein Selbstbewusstsein, an dem es ihm sonst beim Sprechen ganz entschieden mangelt. Zudem ist Singen grundsätzlich nur sehr bedingt mit dem Sprechen vergleichbar, da es sich aus Melodie, Rhythmus und Text zu einem komplexen Vorgang zusammensetzt. Hinzu kommt, dass das Singen bei den meisten Menschen von der rechten, das Sprechen jedoch bei 80 Prozent von der linken Gehirnhälfte gesteuert wird.

Interessant sind in diesem Zusammenhang neueste Forschungsergebnisse amerikanischer Wissenschaftler aus North Carolina: Sie stellten fest, dass sich das Stottern beim Sprechen im Chor – was ja durchaus mit gemeinsamem Singen vergleichbar ist – sehr schnell bessert, wobei es sogar schon zu genügen scheint, dass Mitsprecher nur die Lippen bewegen. Die stotternden Studienteilnehmer sollten sich einige Zeilen einprägen und laut aufsagen. Setzte man sie dabei jemandem gegenüber, der mit steinernem Gesicht zuhörte, gingen ihnen die Sätze nur mühsam und abgehackt über die Lippen. Formte das Gegenüber aber die Sätze stumm mit den Lippen, reduzierte sich das Stottern um rund 80 Prozent. Selbst wenn der Zuhörer lautlos völlig andere Sätze aufsagte, blieb der positive Effekt auf den Redefluss des Probanden erhalten. Die Forscher schließen daraus, dass es für den Stotterer offenbar hauptsächlich auf das Teamgefühl ankommt.

Bemerkenswert ist in diesem Zusammenhang, dass viele Stotterer flüssig sprechen, wenn sie eine Weile zu einem Tier reden. Das liegt offenbar daran, dass ein Tier den Sprachfehler weder erkennt noch einem Stotterer ins Wort fällt. So steht der Betroffene nicht unter jenem unheilvollen Druck, der seine Sprachstörung letztlich immer mehr verstärkt.

Stottern 3

Kann die zwangsweise Umschulung eines Linkshänders zum Rechtshänder zum Stottern führen?

→ *Linkshänder 3*

Strecken

Warum haben wir manchmal das Bedürfnis, uns zu strecken?
Das intensive Verlangen, uns zu strecken, d. h. unseren Körper und dabei bevorzugt die Arme und Beine anzuspannen, entsteht immer dann, wenn wir unsere Position längere Zeit nicht verändert haben, z. B. nach dem Schlafen oder nach längerem Arbeiten in konstanter Körperhaltung. Dann ist nicht nur unsere Muskulatur verspannt, sondern der ganze Körper und damit auch das Gehirn werden zu wenig durchblutet.
Beim Strecken spannen wir die Muskeln an und unterstützen damit die so genannte Muskelpumpe. Darunter versteht man die Förderung des Blutrückstroms – besonders in den Beinvenen – durch die umgebenden Skelettmuskeln. Diese pressen das Blut aus den Venen, das – bedingt durch die darin enthaltenen ventilartigen Taschenklappen – in Richtung Herz fließt. Dadurch erhöht sich die Blutzufuhr zum Herzen und zur Lunge, und auch das Gehirn wird intensiver mit sauerstoffreichem Blut durchströmt. Das beseitigt nicht nur die muskuläre Verspannung, sondern verscheucht auch die lähmende Müdigkeit.

Stress 1

Wieso empfindet der eine etwas als ausgesprochen »stressig«, was einem anderen gar nichts ausmacht?
Das Wort »Stress« kommt aus dem Englischen und bedeutet »Belastung« oder »Druck«. Im medizinischen Sinn versteht man darunter einen Zustand des Organismus, der durch typische Symptome wie Atem- und Pulsbeschleunigung, Blutdruckerhöhung und Schweißausbruch gekennzeichnet ist, wobei diese Symptome Reaktionen auf höchst unterschiedliche Reize darstellen, die man als »Stressoren« bezeichnet. Das können Verletzungen, extreme Temperaturen, grelles Licht, laute Geräusche oder unverträgliche Medikamente ebenso sein wie seelische Belastungen, denen sich der Betroffene nicht gewachsen fühlt.

Überhaupt ist es ein grundsätzliches Kennzeichen von Stress, dass er nur dann auftritt, wenn Faktoren wirksam werden, auf die der Organismus ungenügend vorbereitet bzw. an die er nicht ausreichend angepasst ist. So kann der eine etwas als furchtbaren Stress empfinden, was einen anderen völlig kalt lässt. Wer unausgeschlafen oder erkältet ist oder in einem unharmonischen, spannungsgeladenen Umfeld lebt, empfindet jede Belastung schnell als überaus bedrohlich; wer dagegen gestärkt, ausgeruht und von kürzlichen Erfolgen motiviert ist, betrachtet eine schwierige Verhandlung oder den Wettbewerb am Arbeitsplatz eher als positive Herausforderung, der er sich mit gespannter Erwartung stellt.
Die auslösenden, Stress erzeugenden Reize werden über Nervenbahnen an die Hirnanhangdrüse weitergeleitet. Diese schüttet daraufhin unverzüglich ein Hormon aus, das wiederum die Nebennieren veranlasst, ihrerseits bestimmte Hormone – vor allem Cortisol und Adrenalin – ins Blut abzugeben. Dadurch werden zahlreiche Körperfunktionen aktiviert, die allesamt als Versuch des Organismus zu werten sind, sich dem einwirkenden Reiz durch Kampf zu stellen oder vor ihm zu fliehen.
Stress ist demnach also grundsätzlich keine krankhafte, sondern vielmehr eine sehr sinnvolle Einrichtung. Eine kurzfristige Belastung, der in der Regel eine Phase wohltuender Entspannung folgt, bezeichnet man daher als »Eustress«, was so viel bedeutet wie »guter, normaler Stress«. Krankhaft wird das Geschehen erst, wenn die Anspannung nicht nachlässt, sodass der Organismus ständig überfordert wird. Man spricht dann von »Distress«, also »schädlichem Stress«, bei dem ausgesprochen unangenehme Empfindungen vorherrschen: Der Betroffene fühlt sich »fix und fertig« und leidet mit der Zeit unter massiven Angstgefühlen bis hin zu ausgeprägten Depressionen.
Besonders gefährdet sind dabei Menschen, die ständig grübeln und nicht abschalten können, die immerzu ängstlich in sich hineinhorchen, die überkorrekt sind und alles immer »150-prozentig« erledigen wollen. Stressanfällig sind aber auch Personen, die bei jeder Belastung gleich »die Flinte ins Korn werfen« und aufgeben. Durch Betäubungs- und Genussmittelmissbrauch wird die Stressneigung zusätzlich massiv verstärkt. Es ist überdies erwiesen, dass sich andauernder Stress auch körperlich bemerkbar macht

und eine ganze Anzahl von Störungen auslöst, die man unter dem Begriff »psychosomatische Krankheiten« zusammenfasst.

Stress 2

Warum schwitzen wir bei starker Anspannung oder zittern sogar?

Daran ist das Stresshormon Cortisol schuld, das in der Nebennierenrinde erzeugt wird. Es wird bei länger dauernder Anspannung ausgeschüttet und hält den Körper in Abwehr- bzw. Angriffsbereitschaft. Es wirkt wesentlich langsamer als das bekannte Adrenalin, die Wirkung hält jedoch erheblich länger an.

Unter dem Einfluss größerer Cortisol-Mengen sind wir hellwach, fühlen uns nervös und kribbelig, Schweiß bricht aus, und die Muskeln sind derart angespannt, dass sie nicht selten unkontrollierbar zittern. Das ist durchaus sinnvoll, weil Schweiß den Körper einerseits glitschig macht, sodass wir einem Angreifer besser entwischen können, und weil angespannte Muskeln andererseits in Sekundenbruchteilen zu Angriff oder Flucht bereit sind.

Stress 3

Warum werden wir rot, wenn wir wütend sind oder uns schämen, warum blass, wenn wir erschrecken? Warum müssen viele Leute in Stress-Situationen auf die Toilette?

→ *Rotwerden 1*

Stress 4

Warum können wir in Stress-Situationen ungeheure Energien freisetzen, klappen danach aber fast zusammen?

Schuld an diesem höchst erstaunlichen, aber durchaus lebenswichtigen Phänomen ist das Hormon Adrenalin. Es wird in bedrohlichen Notfällen, in denen es darauf ankommt, möglichst schnell und zugleich folgerichtig zu reagieren und dabei die körperlichen Möglichkeiten bis an die Grenze auszunützen, auf einen Gehirnbefehl in Sekundenbruchteilen aus den Nebennieren ausgeschüttet. Dieses Hormon löst in unserem Körper eine Vielzahl von Reaktionen aus: Sinnes- und Nervenzellen werden aktiviert, der Blutdruck steigt, das Herz schlägt schneller und sämtliche Muskelfasern werden angespannt.

Daneben werden auch noch andere Hormone zur Unterstützung herangezogen, beispielsweise das Glukagon aus der Bauchspeicheldrüse, das sofort Energie spendenden Zucker bereitstellt, und die Schilddrüsenhormone, die den gesamten Stoffwechsel aktivieren. Gemeinsam treiben diese Hormone den Körper bis zum Äußersten und mobilisieren auch noch die allerletzten Reserven. So ist es zu erklären, dass viele Menschen extreme Gefahrensituationen gut überstehen, hinterher aber zusammenklappen, am ganzen Körper zittern und heftig schluchzen: Nichts ist mehr da, was den Körper noch aufrechterhalten könnte; die letzten Reserven sind verbraucht.

Stress 5

Kranke Zähne durch Stress – gibt es das?

Das gibt es tatsächlich. Dass ständiger Stress sich negativ auf das Immunsystem auswirkt, ist seit langem bekannt. Nun haben amerikanische Forscher in einer Studie an über 1400 Menschen überdies herausgefunden, dass Stress auf Dauer auch eine Veränderung der Speichelzusammensetzung nach sich ziehen kann. Da der Speichel aber bei der Entstehung sowohl von Karies als auch von Zahnbetterkrankungen eine wichtige Rolle spielt, haben Stressgeplagte ein deutlich erhöhtes Risiko, von diesen beiden häufigsten Zahnkrankheiten befallen zu werden. Sie tun deshalb gut daran, auf eine exzellente Mundhygiene zu achten.

Stress 6

Warum schlagen uns Stress und Ärger auf den Magen?
→ *Magen 2*

Stress 7

»Erst mal tief durchatmen« – hilft das gegen Stress und Hektik?
→ *Atmung 10*

Stress 8

Kann Stress unfruchtbar machen?
→ *Fruchtbarkeit 2*

Stress 9

Kann man durch sportliche Betätigung Stress abbauen?
→ *Sport 7*

Stress 10

Warum beißen wir in Stress-Situationen die Zähne zusammen?
Den Spruch »Zähne zusammenbeißen und durch!« kennt jeder. Und tatsächlich hat sich wohl auch jeder schon einmal dabei ertappt, wie er in aufregenden, belastenden oder vielleicht auch schmerzhaften Situationen die Zahnreihen fest aufeinander gepresst hat.
Warum wir dies tun, ist bisher noch nicht ganz klar. Tatsache ist, dass das Zähne-Zusammenbeißen ebenso wie das feste Aufeinanderpressen der Lip-

pen, das Knirschen mit den Zähnen oder das Ballen der Fäuste Tätigkeiten darstellen, die wir in der Regel völlig unbewusst ausführen und die uns offensichtlich helfen, schwierige Situationen besser zu meistern. Möglicherweise handelt es sich hier um einen ähnlichen Mechanismus wie beim überdeckten Schmerz (*→ Schmerz 10*): Das im Grunde keinesfalls angenehme Gefühl beim festen Zusammenbeißen der Zähne überdeckt demnach andere stressbedingte Empfindungen.

Stress 11

Beeinträchtigt Stress unser Gedächtnis?
→ Gedächtnis 6

Stretching

Wie wirkt Stretching?
Das Wort »Stretching« kommt aus dem Englischen und bedeutet »Strecken« oder »Dehnen«. Und nichts anderes ist Stretching: das Dehnen eines Muskels bzw. einer Muskelgruppe. Die einzelnen Muskelfasern und deren kleinste Bestandteile, die so genannten Myofibrillen, werden nämlich einerseits altersbedingt und andererseits infolge mangelnder Beanspruchung mit der Zeit immer kürzer, wodurch der Muskel nicht nur an Länge, sondern vor allem an Elastizität verliert. Wer früher noch mühelos bei ausgestreckten Knien mit den Fingerspitzen den Boden berühren konnte, merkt diese Muskelveränderungen daran, dass er irgendwann zu dieser Übung nicht mehr in der Lage ist.
Hier kann Stretching Abhilfe schaffen: Gezieltes Dehnen bis an die Schmerzgrenze heran – aber nicht über sie hinaus! – verbessert die Beweglichkeit, indem es dafür sorgt, dass sich die Muskeln wieder strecken und dann viel weiter bewegen lassen als vorher. Eine Forschergruppe hat sogar festgestellt, dass intensives Stretching Muskeln wachsen lässt. Zwar nimmt

man durch Stretching nicht ab, aber die Haltung verbessert sich, der Körper wirkt straffer und damit schlanker, und vor allem kann man sich wieder besser und schmerzfreier bewegen.

Stuhldrang

Wie entsteht der Stuhldrang, und warum können wir ihn eine ganze Weile unterdrücken?

Der Darmausgang wird von zwei hintereinander liegenden Schließmuskeln zugehalten. Tritt Kot in den Enddarm ein, so sorgt ein Reflex für eine Erschlaffung des inneren, nicht unserem Willen unterliegenden Muskels, während der äußere, den wir willentlich beeinflussen können, sich – ebenfalls durch einen Reflex – sogar noch fester schließt. Der in den Raum zwischen den beiden Schließmuskeln vordringende Darminhalt führt nun zu einer Dehnung von Rezeptoren in der Darmwand, die dem Gehirn die Empfindung »Stuhldrang« melden. Wenn wir den äußeren Schließmuskel jetzt kraftvoll zusammenpressen, schließt sich auch der innere Muskel wieder, und der Enddarm passt sich dem vermehrten Inhalt an.

Das funktioniert natürlich nicht unbegrenzt: Steigt die im Enddarm befindliche Menge auf über zwei Liter an, so wird der Stuhldrang übermächtig, und wir müssen ihm nachgeben, ob wir wollen oder nicht. In diesem Fall ziehen sich die beiden letzten Dickdarmabschnitte zusammen, und der innere Schließmuskel öffnet sich. Darüber hinaus spannen sich die Bauchdecke und das den Bauch- vom Brustraum trennende Zwerchfell an und üben so einen heftigen Druck auf die gesamten Baucheingeweide aus. Zugleich erschlafft die Muskulatur des Beckenbodens. Wenn nun auch noch der äußere Schließmuskel geöffnet wird, ist die Darmentleerung nicht mehr aufzuhalten.

Stuhlgang

Warum haben wir auch Stuhlgang, wenn wir nichts essen?

Weil unsere Exkremente neben unverdaulichen Speisebestandteilen auch schleimige Ausscheidungen kleiner Darmdrüsen sowie Gallebestandteile, abgestoßene Schleimhautzellen und vor allem große Mengen von Bakterien enthalten. Immerhin wiegt die gesamte menschliche Darmflora circa 1,5 Kilo. All diese Bestandteile, die zusammengenommen bis zu zehn Prozent der gesamten Kotmenge ausmachen können, scheiden wir unabhängig davon aus, ob wir gegessen oder gefastet haben. Der Mediziner spricht in diesem Zusammenhang von »Hungerkot«.

Süßes

Entsteht Karies tatsächlich dadurch, dass winzige Bakterien Löcher in den Zahnschmelz fressen? Und warum macht Süßes die Zähne kaputt?

→ *Karies 1*

Sympathie 1

Warum können wir manche Menschen »besser riechen« als andere?

→ *Riechen 3*

Sympathie 2

Warum können wir manche Menschen nicht leiden, die andere sehr nett finden?

Das hängt oft nur vom »ersten Eindruck« ab. Ist der aus irgendeinem Grund negativ, so beeinflusst diese Einschätzung unsere Wahrnehmung künftig derart, dass wir den Betreffenden gewissermaßen »durch eine Brille« hindurch sehen. Dieses Phänomen bezeichnen Psychologen als »Primacy-Effekt«. Ein Mensch, der uns einmal unsympathisch vorkam, hat es aufgrund dieses Effektes in Zukunft ziemlich schwer, sich bei uns beliebt zu machen. Daher meiden wir als dumm, gefährlich oder inkompetent eingestufte Personen von vornherein und geben ihnen in der Regel keine Chance zu beweisen, dass diese Etikettierung nicht zutrifft.

T

Tastsinn 1

Ist das Tastgefühl überall am Körper gleich stark ausgeprägt?
Nein, die Tastkörperchen finden sich in verschiedenen Hautbereichen in höchst unterschiedlicher Dichte. Das feinste Tastgefühl haben wir an der Zungenspitze, wo zwei von dünnen Nadeln hervorgerufene Reize auch dann noch örtlich getrennt empfunden werden, wenn die Berührungspunkte nur einen einzigen Millimeter auseinander liegen. An den Fingerspitzen müssen die Reizorte schon zwei Millimeter und an den Lippen vier Millimeter Abstand voneinander haben, um separat wahrgenommen zu werden. Am Rücken steigen diese Werte bis auf 50 und am Oberschenkel gar auf 70 Millimeter.
Dabei ist bemerkenswert, dass wir gleichzeitig einwirkende Reize schlechter auseinander halten können als nacheinander erfolgende. Stechen uns also zwei Mücken im Abstand von drei Zentimeter gleichzeitig in den Oberarm, so spüren wir nur einen einzigen Schmerz; tun sie dies jedoch mit kurzem zeitlichem Abstand, so können wir die Einstiche räumlich voneinander unterscheiden. Der Mediziner nennt den kleinstmöglichen Abstand, bei dem Berührungen noch getrennte Wahrnehmungen auslösen, »Raumschwelle«.

Tastsinn 2

Kann man das Tastgefühl trainieren?

Das kann man sehr wohl. Ein eindrucksvolles Beispiel hierfür sind Blinde, die es – da sie weit mehr als Sehende auf das Fühlen und Betasten angewiesen sind – auf diesem Gebiet zu erstaunlichen Leistungen bringen. Allein schon das unglaublich schnelle Erfassen der Blindenschrift, die ja lediglich aus einer Reihe eng aneinander liegender, flacher Erhebungen und Mulden besteht, ist eine bewundernswerte Leistung. Doch auch bei Blinden wird deutlich, dass sie auf die besonders dicht mit Rezeptoren besetzten Körperbereiche angewiesen sind. So ertasten sie die Blindenschrift ausnahmslos mit den Fingerspitzen; mit dem Handrücken oder den Fingerknöcheln wäre ihnen das ganz und gar unmöglich.

Tastsinn 3

Warum erscheint uns eine Zahnlücke größer, wenn wir sie mit der Zunge anstatt mit dem Finger ertasten?

Das liegt an der unterschiedlich ausgeprägten Tastempfindlichkeit von Zunge und Finger, die wiederum mit der Dichte der Tastkörperchen zu tun hat *(→ Tastsinn 1)*. Besonders deutlich spüren wir dies, wenn wir mit der hochsensiblen Zunge über eine scharfe Zahnkante fahren: Wir haben dann das Gefühl, der Zahn weise einen riesigen Grat auf. Wenn wir aber den Zahnarzt bitten, die scharfe Stelle zu glätten, hat er zu unserem Erstaunen nicht selten Mühe, sie überhaupt zu finden *(→ Zunge 3)*.

Tastsinn 4

Warum spüren wir den Druck unserer Kleidung nicht?

Das liegt daran, dass die Tastkörperchen in der Haut auf länger einwirkende unveränderte Reize nicht mehr reagieren. Wir passen uns damit Belastungssituationen automatisch an. Einen schweren Mantel oder enge Skistiefel empfinden wir anfänglich als unbequem, mit der Zeit lässt diese Empfindung jedoch nach. Man nennt dieses Phänomen »Adaptation«. Drücken wir beispielsweise mit einer Nadel auf die Haut, so spüren wir dies mehr oder weniger intensiv. Belassen wir die Nadel dann in ihrer Position, so nehmen wir sie schon nach kurzer Zeit nicht mehr wahr. Erst wenn wir sie wieder entfernen, ruft dies eine erneute Empfindung hervor.

Tastsinn 5

Hat die Temperatur eines Gegenstandes Einfluss auf die Gefühlswahrnehmung?

Erstaunlicherweise ja. Das liegt daran, dass etliche Tastkörperchen in der Haut nicht nur durch Berührung und Druck, sondern auch durch Kälte gereizt werden. Ein kalter Gegenstand erscheint uns daher schwerer als ein wärmerer gleichen Gewichts.

Tastsinn 6

Warum können wir mit dem Finger keine Temperaturen messen?

→ *Temperatur 4*

Tastsinn 7

Warum können wir allein durch Berührung eine Holz- von einer Metallplatte unterscheiden?

→ *Temperatur 5*

Tastsinn 8

Warum haben wir Schwierigkeiten, eine Stelle am Zahn, die wir mit der Zunge mühelos ertasten, mit dem Finger wiederzufinden?
→ *Zunge 3*

Tauchen 1

Warum ist es für einen Taucher wichtig, sich beim Auftauchen Zeit zu lassen?
Taucher sind dem Druck des umgebenden Wassers ausgesetzt. Erhöhter Außendruck führt aber dazu, dass die Atemgase Sauerstoff und Stickstoff gleichsam gewaltsam in das Blut gepresst werden, d. h., dass wesentlich mehr Gas ins Blut aufgenommen wird als unter normalen Bedingungen. Erfolgt nun beim Wiederauftauchen der Druckabfall zu rasch, so wird insbesondere der im Blut gelöste Stickstoff zu schnell wieder frei und in den Blutgefäßen bilden sich zahlreiche Gasblasen, die zum Verstopfen eines Gefäßes, einer so genannten Gasembolie führen können. Aber auch andere, zum Teil ernste und nicht mehr heilbare Gewebsschädigungen können die Folge sein.
Der Betroffene merkt von den Krankheitszeichen anfänglich oft gar nichts, vielmehr erlebt er häufig sogar einen geradezu rauschhaften Glückszustand. Später machen sich dann allerdings schmerzhafter Ohrendruck, Schwindelgefühl, Kopf-, Glieder- und Gelenkschmerzen sowie Blutungen aus Nase und Ohren bemerkbar. Es kommt zu Lähmungen und Gefühlsstörungen sowie zu Atemnot und Herzbeschwerden. Schließlich können schwerste Lungenschäden und der totale Kreislaufzusammenbruch folgen. Doch auch wenn ein derartig dramatischer Verlauf nicht eintritt, bleiben nicht selten Spätschäden, z. B. abgestorbenes Knochengewebe, zurück.

Tauchen 2

Warum kann man beim Schnorcheltauchen die Tauchtiefe durch Verlängerung des Schnorchels nicht beliebig erhöhen?
Das hängt einerseits mit druckbedingten Blutveränderungen zusammen, andererseits aber vor allem damit, dass der Wasserdruck bereits ab einem Meter Tauchtiefe so groß wird, dass die Kraft der Atemmuskeln, die beim Einatmen die Lunge erweitern müssen, gegen diesen Druck nicht mehr ankommt. Um jetzt noch Luft in die Lungen zu bekommen, muss diese unter Überdruck regelrecht hineingepresst werden; und das ist eben nur mit Sauerstoffflaschen möglich.

Telefonieren

Warum gestikulieren wir auch beim Telefonieren?
→ *Sprechen 12*

Temperatur 1

Hat die Temperatur eines Gegenstandes Einfluss auf die Gefühlswahrnehmung?
→ *Tastsinn 5*

Temperatur 2

Warum empfinden wir 25 °C Lufttemperatur als warm,
25 °C Wassertemperatur aber als eher kühl?
Weil für unser Wohlempfinden weniger die tatsächlich herrschende als vielmehr die so genannte gefühlte oder Behaglichkeitstemperatur maßgeblich ist. Diese aber wird entscheidend von der Windstärke, der Luftfeuchtigkeit

und der Strahlungstemperatur beeinflusst. Da Wind beispielsweise den Wärmeschutzmantel vertreibt, den wir ständig um uns aufbauen, können wir auch bei eigentlich hoher Außentemperatur frieren. Einen ähnlichen Effekt hat das Wasser: Es leitet die Wärme weitaus stärker von unserem Körper weg als Luft.
Bei geringer Luftbewegung und einer relativen Luftfeuchtigkeit von etwa 50 Prozent beträgt die Behaglichkeitstemperatur – individuell natürlich verschieden – für den sitzenden, leicht bekleideten Menschen 25 bis 26 °C. Im Wasser liegt sie weit höher, nämlich bei 31 bis 36 °C. Deshalb empfinden wir 25 °C warme Luft als sehr angenehm, 25 °C warmes Wasser in der Badewanne jedoch als eher kühl.

Temperatur 3

Warum kommt uns das Wasser, in dem wir schwimmen, mit der Zeit immer wärmer vor?
Das hängt mit der so genannten Behaglichkeitstemperatur zusammen (→ *Temperatur 2*). Da diese mit zunehmender körperlicher Tätigkeit erheblich absinkt, fühlen wir uns bei Wärme nur richtig wohl, wenn wir nicht schwer arbeiten müssen. Steigen wir nun in kaltes Wasser, so klappern wir anfangs mit den Zähnen. Schwimmen wir aber einige Minuten, hört das Klappern ganz von selbst auf, und wir empfinden die Wassertemperatur zunehmend als angenehm.
Für diese Umstellung ist ein Zentrum in unserem Gehirn zuständig, das in dem Moment, in dem ihm mitgeteilt wird, in welchem Ausmaß demnächst Wärme durch Muskelarbeit zu erwarten ist, einen neuen »Sollwert« für die Körpertemperatur errechnet und sofort eine ganze Reihe komplexer Reaktionen einleitet: Unter anderem hält es die verminderte Durchblutung der Haut aufrecht, stellt aber rasch das unnötig gewordene Muskelzittern ein (→ *Frieren 1*). Zudem wird die Körpertemperatur je nach Bereich unterschiedlich geregelt: Während die Haut weiterhin kühl ist, bleibt die Körperinnenwärme konstant bei 37 °C.

Temperatur 4

Warum können wir mit dem Finger keine Temperaturen messen?
Weil unsere Temperaturempfindung relativ ist. Wir sind zwar in der Lage zu entscheiden, ob etwas kalt, warm oder heiß ist, wobei wir besonders gut Veränderungen der Temperatur wahrnehmen; aber exakt wie ein Thermometer in Gradzahlen messen können wir nicht. Deutlich wird das, wenn wir die rechte Hand eine Weile in eiskaltes und die linke in heißes Wasser legen. Tauchen wir anschließend beide Hände gleichzeitig in lauwarmes Wasser, so empfindet die rechte Hand das Wasser als warm, die linke hingegen als kalt.

Temperatur 5

Warum können wir allein durch Berührung eine Holz- von einer Metallplatte unterscheiden?
Sofern die Holz- und die Metallplatte beide ganz glatt sind, liegt das nicht an unserem Tastsinn, mit dem wir die unterschiedliche Oberflächenstruktur unterscheiden können, sondern an unserem Temperaturempfinden. Berühren wir Metall, fließt aus unserem Körper über die Haut mehr Wärme ab als bei gleich warmem Holz. Die Hand wird also kälter, und zwar beim gut Wärme leitenden Metall wesentlich schneller als beim Holz.
Demnach fällt die Hauttemperatur umso rascher, je besser die Wärmeleitfähigkeit des berührten Materials ist, was sich beispielsweise auch darin zeigt, dass uns Styropor wärmer als die umgebende Luft vorkommt. Deshalb können wir, ohne hinzusehen, mühelos zwischen Styropor, Metall und Holz unterscheiden.

Temperatur 6

Warum fühlen wir uns in sehr kalten oder heißen Gegenden mit zunehmender Aufenthaltsdauer immer wohler?
→ *Akklimatisation*

Tic

Warum zucken Muskeln manchmal scheinbar ohne Ursache?
Die ganz plötzlich auftretenden, sich in unregelmäßigen Abständen wiederholenden, grundsätzlich sinnlosen Muskelzuckungen, die man nicht nur fühlt, sondern durchaus auch sehen kann, treten bevorzugt an den Augenlidern und im Halsbereich auf und können verschiedene Ursachen haben. Sieht man von den eher seltenen Fällen ab, in denen die als »Tic« bezeichneten Zuckungen tatsächlich auf Krankheiten wie verschiedenen Neurosen, der Epilepsie oder dem von seiner Entstehung her ungeklärten »Tourette-Syndrom« beruhen, so muss man feststellen, dass die willentlich nicht zu beeinflussenden kurzen Muskelkontraktionen meistens in Phasen psychischer Anspannung auftreten, also offenbar Begleiterscheinungen von Konflikt- und Triebbewältigung sind.

Tiefensensibilität

Warum wissen wir auch mit geschlossenen Augen ganz genau, wo sich unsere Hände und Füße gerade befinden?
Das liegt an der so genannten Tiefensensibilität. Diese vermittelt nicht nur Erkenntnisse über die jeweilige Lage der Extremitäten, sondern auch über deren momentane Bewegungen und die dabei aufgewandte Kraft. Zahlreiche Rezeptoren informieren das Gehirn über den jeweiligen Dehnungszustand von Muskeln und Sehnen sowie über die momentane Stellung der Gelenke. So wissen wir beispielsweise auch ohne hinzusehen jederzeit genau,

wo sich gerade unsere Hand befindet, in welche Richtung die Handinnenfläche weist und ob die Finger gebeugt oder gestreckt sind.
Die Erregung der Rezeptoren ruft zum Teil bewusste Empfindungen hervor, die dann auch mit bewussten Bewegungen beantwortet werden; die weitaus meisten Erregungen bleiben jedoch unbewusst, lösen Reflexe aus und stellen damit sicher, dass wir uns jederzeit über unsere Lage im Raum im Klaren sind. Daneben sorgen sie auch für die Erhaltung der Muskelspannung und für die fortwährende Koordination sämtlicher Bewegungsabläufe.

Tochtergeschwulst

Warum erzeugen bösartige Tumoren Tochtergeschwülste (Metastasen), gutartige aber nicht?
→ *Tumor 2*

Tod 1

Ist es tatsächlich wahr, dass die meisten Menschen im Schlaf sterben?
→ *Sterben 1*

Tod 2

Wachsen Haare nach dem Tod weiter?
→ *Haar 9*

Tränen

→ *Weinen*

Tränensäcke

Wie entstehen Tränensäcke?

»Tränensäcke« ist ein umgangssprachlicher Ausdruck für schwammige Hautpolster über und unter den Augen. Sie entstehen, wenn die Haut um die Augen mit zunehmendem Alter schlaffer und faltiger wird, sodass sich darunter Fett einlagern kann, das aus der Augenhöhle nach außen quillt. Derartige Tränensäcke, die im Übrigen nichts mit den echten Tränendrüsen oder -gängen zu tun haben, verleihen dem Gesicht einen müden, abgespannten Ausdruck, den die Betroffenen meist selbst als störend empfinden. Entgegen einer häufig gehörten Auffassung sind Tränensäcke jedoch so gut wie nie die Folgen eines ausschweifenden Lebenswandels oder Anzeichen einer Erkrankung. Vielmehr sind sie eine auf einer familiären Veranlagung beruhende mehr oder minder normale Alterserscheinung.

Traum 1

Warum träumen wir?

Untersuchungen haben ergeben, dass Träume für das seelische, geistige und körperliche Wohlbefinden unentbehrlich sind. Jeder gesunde Mensch träumt, und das jede Nacht, auch wenn er sich am nächsten Morgen vielleicht nicht mehr an seinen Traum erinnert. Jedoch träumen wir niemals im Tiefschlaf, sondern ausschließlich in den so genannten REM-Phasen (Rapid-Eye-Movement-Phasen), in denen sich unsere Augen schnell hin- und herbewegen (→ *Schlaf 2)*. Diese REM-Phasen wiederholen sich in einem Rhythmus von circa 90 Minuten in der Regel fünfmal pro Nacht und dauern jeweils zwischen 3 und 20 Minuten. Weckt man Versuchspersonen während oder kurz nach einer solchen Phase, so können sie genau erzählen, was sie gerade geträumt haben.

Man hat außerdem gemessen, dass der Energieverbrauch des Gehirns während des Traumschlafs extrem ansteigt und teilweise sogar höher ist als im Wachzustand. Herz, Lunge und Blutgefäße arbeiten dann auf Hoch-

touren, um dem Gehirn so viel Sauerstoff und Blutzucker wie möglich zur Verfügung zu stellen. Da dabei auch vermehrt Geschlechtshormone produziert werden, sind die Trauminhalte häufig erotischer Natur. Träumen ist also ziemlich anstrengend.
Fest steht jedenfalls, dass der Traumschlaf lebenswichtig ist. Hindert man Versuchspersonen mehrere Nächte hintereinander am Träumen, indem man sie immer gleich zu Beginn der REM-Phasen weckt, reagieren sie zunächst mit Nervosität und Gereiztheit, dann mit zum Teil tiefen Depressionen und schließlich mit massiven körperlichen Beschwerden.

Traum 2

Träumen Männer und Frauen gleich?

Nein, das tun sie nicht. Amerikanische Forscher haben herausgefunden, dass weibliche Träume vielfach erheblich lebhafter, bunter und emotionaler sind als männliche. Vor allem gefühlsstarke Frauen träumen häufig in Farbe und können dabei sogar Musik hören. Daneben hat offenbar auch der Monatszyklus einen Einfluss auf das weibliche Traumerleben.
Dagegen sind Männer in ihren Träumen in der Regel aktiver und aggressiver. Die häufigsten Traumthemen eines Mannes sind Beruf, Konkurrenz, soziale Stellung und Besitz. Den Träumen nach zu schließen ist bei Männern zudem der Wunsch, berühmt oder bekannt zu werden, viel ausgeprägter als bei Frauen. Ein Unterschied besteht auch bei Träumen mit sexuellem Inhalt: Während diese bei Frauen oft sehr gefühlsintensiv und romantisch sind, spielt in männlichen Träumen häufig der körperliche Aspekt der Liebe die Hauptrolle. Dass Männer in der Regel nicht so oft belastende oder gar beängstigende Träume haben wie Frauen, liegt vermutlich daran, dass sie eher in der Lage sind, Unangenehmes so gründlich zu verdrängen, dass es nicht einmal im Traum hochkommt, und dass sie schwierige Alltagssituationen eher verstandes- als gefühlsmäßig verarbeiten.

Traum 3

Warum können wir uns an die meisten Träume nach dem Aufwachen nicht mehr erinnern?

Wenn viele Menschen von sich glauben, nie oder allenfalls höchst selten zu träumen, so stimmt das nicht. Alle Menschen träumen, allerdings nur während ganz bestimmter Schlafphasen *(→ Traum 1)*. Erinnern können wir uns an unsere Träume aber nur dann, wenn wir während einer solchen Phase erwachen bzw. geweckt werden. Warum das so ist, warum wir also das, was uns in den Träumen so intensiv beschäftigt, anschließend sofort wieder vergessen, lässt sich nur vermuten. Eine mögliche Erklärung ist, dass das Gehirn während des Traumschlafs nicht mit so genannten Neurotransmittern versorgt wird, die für die Übertragung von Informationen aus dem Kurz- in das Langzeitgedächtnis verantwortlich sind, sodass dieses nicht in der Lage ist, Traumerlebnisse zu speichern.

Dass wir überhaupt Träume im Gedächtnis behalten, liegt demnach daran, dass das Gehirn beim Erwachen schlagartig von großen Mengen derartiger Neurotransmitter überschüttet wird. Dadurch kann es jetzt Traumszenen, die noch im Kurzzeitgedächtnis herumschwirren, speichern und uns bewusst werden lassen.

Traum 4

Warum sind Träume oft wirr und unsinnig?

Während des flachen Traumschlafs *(→ Schlaf 2)* befindet sich unser Körper meistens in einem Zustand ausgeprägter muskulärer Erschlaffung. Zwar arbeiten das Herz und andere nicht unserem Willen unterworfene Muskeln auch nachts weiter, aber unser Kopf und unsere Arme und Beine können sich kaum bewegen.

Nun findet aber während des Traumschlafs eine sehr intensive Reizung jener Gehirnareale statt, die unsere Sinneseindrücke verarbeiten, doch können wir auf die dadurch entstehenden heftigen Impulse dummerweise nicht

reagieren, weil unsere Muskulatur gleichsam gelähmt ist. Dieses Dilemma führt nach neueren Forschungen dazu, dass jene bizarren Bilder entstehen, die wir in unseren Träumen erleben.
Für diese Theorie spricht, dass viele Menschen im Traum z. B. einen Sturz aus großer Höhe erleben oder davon träumen, einem Verfolger nicht entkommen oder nicht schnell genug einem Unfall ausweichen zu können. Allen diesen Träumen ist das Strukturelement der Bewegungsunfähigkeit gemeinsam, das seinen Ursprung in der zentralen Wahrnehmung der »Lähmung« während der Traumphasen haben könnte.

Traum 5

Warum tun wir im Schlaf nicht das, wovon wir gerade träumen?
Wir träumen keinesfalls die ganze Nacht hindurch, sondern nur in den so genannten REM-Phasen, die eher durch einen recht oberflächlichen Schlaf ausgezeichnet sind *(→ Schlaf 2)*. Dass wir in diesen Phasen das, was wir gerade im Traum machen, nicht wirklich tun, dass wir also beispielsweise, wenn wir träumend mit einem Monster kämpfen, nicht tatsächlich wild um uns schlagen, scheint nach neueren Untersuchungen seine Ursache darin zu haben, dass das Gehirn, während wir träumen, so starke hemmende Signale ins Rückenmark sendet, dass die von dort ausgehenden Nerven, die ansonsten für die Muskelbewegungen zuständig sind, vollkommen blockiert sind. Für diese Theorie spricht, dass Menschen, bei denen die entsprechenden Hirnteile infolge von Verletzungen ausgefallen sind, tatsächlich aufstehen und versuchen, die Dinge zu tun, von denen sie gerade träumen.

Traum 6

Wie entstehen Albträume, und was haben sie zu bedeuten?
Albträume sind sehr intensive Träume mit bedrückendem bzw. Angst einflößendem Inhalt. Kinder leiden darunter häufiger als Erwachsene, wobei

bemerkenswert ist, dass tatsächlich erlebte oder beobachtete seelische Belastungsereignisse wie Trennungen und Unfälle, aber auch körperliche Missempfindungen – beispielsweise heftige Magenschmerzen – die Entstehung von Albträumen fördern. Aber auch einige Medikamente sowie Drogen- und Alkoholmissbrauch können Albträume auslösen. Diese können so heftig sein, dass der Träumende schweißgebadet und mit wild klopfendem Herzen – manchmal sogar vom eigenen Schrei geweckt – aus dem Schlaf fährt. Meist verfliegt die Angst mit dem Bewusstsein, behütet im eigenen Bett zu liegen, manchmal verblassen jedoch nur die Traumbilder, und sobald das Licht wieder gelöscht wird, kommt das Grauen zurück.
Ständig wiederkehrende Albträume immer gleichen Inhalts sind ein möglicher Hinweis auf ein nicht vollständig verarbeitetes, manchmal sogar gänzlich unbewusstes Erlebnis und können einen tiefen ungelösten Konflikt ausdrücken, der im Traum immer wieder aktiviert wird und nach Lösungen sucht. Man kann Albträume daher gewissermaßen als »Überlaufventil« der Seele betrachten. Wenn sie häufiger auftreten, sollte der Betroffene unbedingt psychotherapeutische Hilfe in Anspruch nehmen.

Traum 7

Wie träumen Blinde?
Blinde erleben ihre Träume genauso intensiv wie Sehende. Liest man die Traumschilderung eines Blinden, so kann man sie zunächst von der einer sehenden Person kaum unterscheiden, denn ebenso wie Gesunde erzählen auch Blinde von ihren Träumen: »Und dann ging ich da und da hin, traf den und den, der dann das und das tat ...«. Allerdings sagen sie natürlich nicht: »Und dann blickte ich in den Himmel und sah dort ...«. Erstaunlich ist allerdings, dass ein Kind, das erst nach dem siebten Lebensjahr erblindet ist, im Traum noch sehr lange bildhafte Eindrücke verarbeiten kann. Dagegen stehen in den Träumen blind Geborener vor allem Sinnesqualitäten wie Riechen und Fühlen im Vordergrund. Es scheint sogar so zu sein, dass Blinde in ihren Träumen intensivere Gefühle ausleben als Sehende.

Trinken 1

Können wir zu viel trinken?
Hier geht es nicht um übermäßigen Alkoholkonsum, sondern schlicht darum, ob unser Körper Schaden nimmt, wenn wir ihm übermäßige Flüssigkeitsmengen zuführen. Dazu ist zu sagen, dass es so etwas wie eine »Wasservergiftung« tatsächlich gibt und dass diese zu Herz- und Atembeschwerden, Kopfschmerzen, Übelkeit und Erbrechen und im schlimmsten Fall sogar zur Bewusstlosigkeit führen kann.
Die dazu erforderliche extreme Flüssigkeitsansammlung im Körper ist jedoch stets Folge schwerer innerer Erkrankungen und in der Regel auf Herz-, Leber- oder Nierenleiden zurückzuführen. Ein Gesunder braucht sich keine Sorgen zu machen: Niemals wird er die Symptome einer Wasservergiftung allein durch übermäßige Flüssigkeitszufuhr auslösen – so viel kann er gar nicht trinken.

Trinken 2

Warum darf man kein Meerwasser trinken?
→ *Meerwasser*

Trinken 3

Warum können wir nicht wie ein Hund trinken?
Weil wir es in der Zungenbeweglichkeit – obwohl auch wir über eine höchst agile Zunge verfügen – mit der eines Hundes nicht aufnehmen können. Hunde sind in der Lage, ihre Zunge wie einen Löffel zu benutzen: Sie bilden an der Zungenspitze eine rundliche Höhlung und kippen die darin aufgenommene Flüssigkeit mit einer schnellen Bewegung nach hinten. Wer einmal versucht, dies nachzuahmen, also mit offenem Mund zu trinken, ohne die Flüssigkeit einzusaugen, der wird schnell

merken, dass seine Zungenbeweglichkeit hierzu bei weitem nicht ausreicht.

Trinken 4

Warum ist es in großen Höhen lebenswichtig, sehr viel zu trinken?
→ *Höhe 2*

Trockener Mund

Warum atmen wir in bedrohlichen Situationen hektisch, bekommen Herzklopfen, einen trockenen Mund, weiche Knie, kalte Füße und ein flaues Gefühl im Magen?
→ *Angst 1*

Tumor 1

Warum sind sämtliche Gehirntumoren bösartig?
Grundsätzlich kommen im Gehirn, wie praktisch überall im Körper, zwei unterschiedliche Arten von Tumoren vor: gutartige und bösartige. Die gutartigen wachsen langsam und geordnet, schonen das Nachbargewebe und bilden keine Tochtergeschwülste (Metastasen) in anderen Organen *(→ Tumor 2)*. Das besondere Problem beim Gehirn besteht aber darin, dass es ringsum von Knochen umgeben ist. Daher kann es von einem wachsenden Tumor, auch wenn dieser prinzipiell gutartig ist, nicht beiseite geschoben werden. Der Tumor übt also einen zunehmenden Druck auf das Gehirn aus, und dieser Druck schädigt das empfindliche Nervenzellgewebe.
Ein bösartiger Tumor frisst sich in das Gehirn hinein, sodass es nach und nach zugrunde geht; ein gutartiger tut das nicht, aber er drückt mit der Zeit derart heftig auf das umgebende Gehirn, dass dieses bald Stück für Stück

zerstört wird. Daher ist es nicht übertrieben zu behaupten, im Gehirn sei jede Geschwulst bösartig.

Tumor 2

Warum erzeugen bösartige Tumoren Tochtergeschwülste (Metastasen), gutartige aber nicht?

Weil die Haupteigenschaft gutartiger Tumoren, derentwegen man sie überhaupt als »gutartig« bezeichnet, darin besteht, dass sie Gewebe, das sich ihnen bei ihrem Wachstum in den Weg stellt, nicht zerstören, sondern beiseite schieben. Gutartige Geschwülste werden zwar ebenso wie bösartige ständig größer, aber sie wachsen nicht in benachbarte Organe hinein. Dies gilt auch für Blutgefäße, die sie bei ihrem Wachstum abdrängen, während sich bösartige Tumoren rücksichtslos in die Gefäße hineinfressen. Dadurch können Geschwulstzellen mit dem Blut- oder Lymphstrom abtransportiert werden, sich irgendwo im Körper in entfernten Organen wieder ansiedeln und dort eine Tochtergeschwulst (Metastase) entstehen lassen. Gutartige Tumoren, die benachbarte Gefäße unversehrt lassen, sind dazu glücklicherweise nicht in der Lage.

Tumor 3

Warum fallen bei der Behandlung bösartiger Tumoren durch Chemotherapie die Haare aus?

→ *Chemotherapie*

U

Übelkeit 1

Warum wird uns übel?

Unter dem Begriff »Übelkeit« versteht man eine Störung des Wohlbefindens, die sich in einem »flauen Gefühl im Magen« sowie teils heftigem Brechreiz bemerkbar macht. Häufig sind daran psychische Ursachen schuld: Schon die bloße Vorstellung von Ekel erregenden Dingen *(→ Ekel 1)*, aber auch Angst, Ärger, Abneigung und Abscheu können heftige Übelkeit auslösen. Daneben sind Übelkeit und Erbrechen Begleiterscheinungen zahlreicher Erkrankungen, meist hervorgerufen durch eine direkte Reizung des Magen-Darm-Traktes durch Viren, Bakterien oder Medikamente sowie durch übermäßigen Alkohol- oder Tabakgenuss. Aber auch mechanische Ursachen, z. B. die Verengung des Magenausgangs oder ein Darmverschluss, können Übelkeit auslösen.

Gleichgewichtsstörungen und Schwindel – z. B. Reisekrankheit und Erkrankungen des Innenohres mit dem darin enthaltenen Gleichgewichtsorgan – sowie starke Schmerzen sind ebenfalls mögliche Auslöser. Morgendliche Übelkeit ist zudem ein häufiges Symptom in der Frühschwangerschaft, das in der Regel von selbst wieder abklingt *(→ Schwangerschaft 24)*. Schließlich können Übelkeit und Schwindel sowie Zittern und Heißhunger auch auf eine Unterzuckerung hindeuten.

Übelkeit 2

Warum wird vielen Menschen nach einer Narkose übel?

→ Narkose

Übergewicht 1

Stimmt es, dass an Übergewicht häufig »die Drüsen schuld« sind?
Häufig ganz sicher nicht. Die weitaus meisten Fälle von Übergewicht beruhen auf einer gewissen erblichen Veranlagung, vor allem aber auf überreichlichem Essen und Trinken und damit einer zu hohen Energieaufnahme im Verhältnis zum Energieverbrauch. Dagegen gibt es im Wesentlichen nur zwei krankhafte Drüsenstörungen, die zur Fettleibigkeit führen können, und diese Krankheiten beruhen beide auf einer fehlerhaften Hormonausschüttung:
Zum einen ist dies die »Cushing-Krankheit«, die durch eine Überproduktion von Hormonen der Nebennierenrinde zustande kommt, und zum anderen das so genannte »Myxödem«, eine schwere Form der Schilddrüsenunterfunktion. Beide Hormonstörungen sind mit teils erheblichen Fettanhäufungen im Körper und damit einer aufgedunsenen Gesamterscheinung verbunden. Diese Krankheiten sind aber selten, sodass die Behauptung, an der übermäßigen Körperfülle seien »die Drüsen schuld«, meistens nichts anderes ist als eine faule Ausrede.

Übergewicht 2

Kann Übergewicht an »schweren Knochen« liegen?
Nein, diese Behauptung ist zwar sehr beliebt, aber dennoch schlichtweg falsch. Bei Normalgewichtigen macht das Knochengerüst etwa 20 Prozent der Körpermasse aus; das sind bei einem 70 Kilo schweren Mann gerade mal 14 Kilo. Und – das ist das Entscheidende – daran verändert sich bei einer Gewichtszunahme, wie heftig diese auch sein mag, überhaupt nichts. Wenn der 70-Kilo-Mann also 20 Kilo zulegt, wird der prozentuale Anteil des Skeletts an seinem Gesamtgewicht nicht größer, sondern im Gegenteil deutlich geringer.

Übergewicht 3

Macht nur Fett fett?
→ *Fett 1*

Übergewicht 4

Nimmt man, wenn man mit dem Rauchen aufhört, tatsächlich zu?
→ *Rauchen 7*

Unterarm

Warum haben wir gleich zwei Unterarmknochen? Reicht einer nicht aus?
Im Gegensatz zum Oberarm, dessen knöcherne Grundlage nur aus einem einzigen stabilen Knochen besteht, verfügt der Unterarm in Form von Elle und Speiche gleich über zwei, allerdings weitaus grazilere Knochen. Diese lassen sich gegeneinander verschieben, was uns die großartige Möglichkeit eröffnet, die Hand nach außen und innen zu drehen. Ohne diese Fähigkeit könnten wir weder schreiben noch einen Schraubenzieher benutzen; und eine Gabel sinnvoll zum Mund zu führen, wäre uns auch ganz und gar unmöglich.

Unterkühlung

Weshalb soll man unterkühlte Personen nicht rasch erwärmen?
Bei einer Unterkühlung wendet der Körper einen Trick an, um die lebensnotwendige Durchblutung der inneren Organe – vor allem von Herz, Gehirn, Nieren und Lunge – sicherzustellen: Er verengt die Blutgefäße der Haut und konzentriert so das Blut auf das wärmere Körperinnere. Dies hilft jedoch nur eine gewisse Zeit. Wird die Abkühlung dann nicht unterbrochen, so werden irgendwann auch Herz und Gehirn zu kalt und ihre Durchblutung nimmt in lebensbedrohlicher Weise ab.

Erwärmt man nun einen Unterkühlten – z. B. durch warme Umschläge, Massagen oder Einreibungen – zu rasch, so reagieren die Hautgefäße darauf mit einer plötzlichen Erweiterung. Das hat zur Folge, dass ein Großteil des Blutes in die Haut strömt, wodurch Herz- und Gehirndurchblutung noch mehr in Mitleidenschaft gezogen werden. Deshalb ist es wesentlich besser, die körpereigene Wärmebildung eines Unterkühlten durch Einwickeln in Decken oder Schutzfolien nur ganz behutsam wieder in Gang zu bringen.

Unterwassergeburt

Warum kann ein Baby bei der Unterwassergeburt nicht ertrinken?

→ *Geburt 4*

Urin 1

Warum kann es einem Mann nicht passieren, dass er beim Samenerguss Urin ausscheidet?

→ *Samen 4*

Urin 2

Pinkelt ein Kind schon im Mutterleib?

→ *Schwangerschaft 10*

Urin 3

Warum riecht unser Urin so unangenehm, wenn wir Spargel gegessen haben?

→ *Spargel*

V

Verbotenes

Warum tun wir so gern Verbotenes?

Weil wir in der Regel die Veranlagung haben, uns automatisch gegen alles zu wehren, was unsere Handlungsfreiheit in irgendeiner Weise einschränkt. Psychologen nennen dieses Phänomen »Reaktanz«. Deshalb lassen wir uns auch – bewusst oder unbewusst – nur ungern vorschreiben, was wir zu tun und zu lassen haben. Selbst Dinge, die uns bisher überhaupt nicht interessiert haben, bekommen sofort einen Reiz, wenn sie verboten sind.

Tom Sawyer – aus dem gleichnamigen Buch von Mark Twain – kannte sich mit der Reaktanz offenbar gut aus: Als er keine Lust hatte, den Zaun um das Haus seiner Tante zu streichen, fand er genügend Freiwillige, die ihm die Arbeit gerne abnahmen, als er ihnen ganz einfach vorhielt, sie seien als Maler ungeeignet und dürften sich daher keinesfalls an der Streicherei beteiligen.

Verdauung 1

Wie entsteht der Stuhldrang, und warum können wir ihn eine ganze Weile unterdrücken?

→ *Stuhldrang*

Verdauung 2

Warum haben viele Menschen, wenn sie verreisen, Probleme mit der Verdauung?

Weil unsere Verdauung in beträchtlichem Maße auch von psychischen Um-

ständen beeinflusst wird. Die Fasern des vegetativen Nervensystems, die die Darmtätigkeit und die anderen am Stoffumsatz beteiligten Körperfunktionen steuern, erhalten ihre Impulse unter anderem auch von denjenigen Teilen des Gehirns, die für die Verarbeitung seelischer Eindrücke zuständig sind. Das erklärt, warum wir beispielsweise in einem Zustand seelischer Anspannung plötzlich nicht mehr wie gewohnt aufs Klo gehen können oder – auch das ist möglich – mit Durchfall reagieren.
Einen solchen Zustand seelischer Anspannung kann durchaus auch ein Ortswechsel darstellen: Die fremde Umgebung, die für uns neue Toilette und andere, unbewusst registrierte Umstände können in uns eine leichte Form des Unbehagens erzeugen, die bei empfindlichen Menschen schon ausreicht, die Verdauung und damit den ansonsten regelmäßigen Stuhlgang zu beeinträchtigen. Zum Glück vergehen die Probleme in der Regel, sobald wir uns an die veränderte Situation gewöhnt haben.

Verdauung 3

Warum können wir uns darauf verlassen, dass Arzneimittel, die wir nur in winzigen Mengen schlucken, ganz sicher ins Blut gelangen?
Das ist eine der verblüffendsten Leistungen des menschlichen Körpers: Egal, was und wie viel wir essen, wir können sicher sein, dass alle, aber auch wirklich alle darin enthaltenen für den Körper wichtigen Stoffe aufgenommen werden und in die Blutbahn gelangen. Dies gilt auch für Arzneimittel, von denen wir zum Teil weniger als ein Tausendstel Gramm einnehmen. Dies ist eine im Vergleich zum übrigen Nahrungsberg ungeheuer kleine Menge, und dennoch können wir sicher sein, dass die Wirkstoffe aus dem Darm ins Blut übertreten und an die entsprechenden Organe transportiert werden, um dort ihre Wirkung zu entfalten. Die winzigen Hormonmengen, die in der »Pille« enthalten sind, verhindern auch dann noch zuverlässig einen Eisprung und damit eine mögliche Empfängnis, wenn eine Frau sie inmitten eines opulenten Vier-Gänge-Menüs schluckt.
Dafür, dass unsere Nahrung wirklich bis auf den letzten Rest ausgenützt

wird, sorgt das Innere des Darms. Dieses ist nämlich keineswegs glatt, sondern mit Unmengen fingerförmiger Fortsätze, so genannten Zotten, besetzt, die wie kleine Saugpumpen wirken und dem Speisebrei jedes verwertbare Molekül entziehen. Von diesen Zotten weist die Dünndarmschleimhaut pro Quadratzentimeter etwa 3 000 Stück auf. Doch damit nicht genug: Die Zotten bestehen ihrerseits aus Tausenden von Mikrozotten – so als ob jede kleine Saugpumpe wieder aus einer Unmenge noch viel kleinerer Pumpen zusammengesetzt wäre. Auf einem Quadratzentimeter finden sich so fast eineinhalb Milliarden Mikrozotten, die die Darmoberfläche in gigantischem Ausmaß vergrößern. Könnte man sämtliche Zotten und Mikrozotten eines menschlichen Darms ausbreiten, so ergäbe das eine Fläche von etwa 300 Quadratmetern, also etwa die Größe eines Tennisplatzes.
Diese Zotten sind mit einer sehr dünnen Schleimhaut besetzt, durch die die bei der Verdauung in kleine Bruchstücke zerlegten Nährstoffe mühelos in die darunter liegenden Blutgefäße wandern können. Über den Enddarm wird schließlich wirklich nur das ausgeschieden, was der Körper nicht zerkleinern und was deshalb die Darmzotten nicht durchdringen kann.

Verdauung 4

Fördert ein Schnaps nach einer schweren Mahlzeit die Verdauung?
→ *Alkohol 13*

Vergiftung

Woran stirbt man in einem luftdicht abgeschlossenen Raum?
Erstaunlicherweise nicht an Sauerstoffmangel, sondern an einer Vergiftung mit Kohlendioxid. Der Sauerstoff wird nämlich beim Atmen nur sehr langsam verbraucht, wohingegen der Kohlendioxidgehalt in der Luft relativ schnell ansteigt. Bereits bei einer Konzentration von 8 bis 10 Prozent treten Beschwerden auf: Die Betroffenen klagen über Kopfschmerzen, Schwindel,

Atemnot und Herzklopfen. Bei stärkeren Vergiftungen kommt es zu Krämpfen und Bewusstlosigkeit, und ein Kohlendioxidgehalt der Luft von 20 oder mehr Prozent wirkt sofort tödlich.
Wenn wir also nachts bei offenem Fenster besonders gut schlafen, dann weniger wegen des hereinströmenden Sauerstoffs, sondern weit mehr deshalb, weil das abgeatmete Kohlendioxid entweichen kann.

Verschlucken 1

Was geht vor sich, wenn wir uns verschlucken?
Wenn das passiert, hat der Deckel, der oben auf dem Kehlkopf liegt und bei jedem Schluckvorgang die Luftröhre verschließt, nicht genügend Zeit gehabt, seine Aufgabe zu erfüllen, und Speiseteilchen sind in den Kehlkopf gelangt. Dies löst einen heftigen, nicht zu unterdrückenden Hustenanfall aus, weil der Körper mit aller Kraft versucht, den Fremdkörper durch explosionsartige Atemstöße wieder aus den Luftwegen hinauszubefördern *(→ Husten 1)*.
Will man dem Risiko, sich zu verschlucken, entgehen, so braucht man sich beim Essen nur Zeit zu lassen und muss vor allem vermeiden, Nahrungsteilchen mit der Atemluft einzusaugen. Beim Essen nicht zu sprechen, ist also nicht nur ein Gebot der Höflichkeit, sondern hat auch im Hinblick auf das eigene Wohlbefinden durchaus einen Sinn.

Verschlucken 2

Wieso bleibt eine verschluckte Nadel normalerweise nicht in den Verdauungswegen hängen, sondern wird mit dem Stuhl ausgeschieden?
Das hängt damit zusammen, dass die Muskelschicht des Darms, die für dessen Bewegungen sorgt, eine sinnvolle Schutzfunktion besitzt: Wird sie von einem spitzen Gegenstand berührt, gibt sie reflexartig nach und bildet eine elastische Wandausbuchtung, in die der Fremdkörper nicht eindringen

kann. Der nachfolgende Speisebrei dreht dann den störenden Gegenstand hebelartig um und nimmt ihn mit. Hat sich die Spitze einer Nadel aber bereits in die Darmwand gebohrt, verhärtet sich die Muskulatur und lässt den Fremdkörper dadurch nicht weiter eindringen. Auch in diesem Fall schafft es der Speisebrei normalerweise, die Nadel umzuwenden und mit sich zu reißen.

Verschlucken 3

Warum hilft es, wenn man jemandem, der sich verschluckt hat, kräftig auf den Rücken klopft?

Der für das Verschlucken typische heftige Hustenreiz wird von Fremdkörpern ausgelöst, die in die Luftwege geraten sind und im Kehlkopf die Stimmfalten berühren *(→ Verschlucken 1)*. Mit der dabei unter hohem Druck ausgestoßenen Luft versucht der Körper, den Eindringling wieder loszuwerden. Oft ist es aber so, dass die Luft den an der Schleimhaut klebenden Fremdkörper gar nicht erreicht. Klopft man dem Betroffenen in einem solchen Fall kräftig auf den Rücken, so besteht eine gute Chance, dass die dadurch ausgelöste Erschütterung das störende Teilchen in den Luftstrom schleudert, sodass es ausgehustet werden kann.

Versprechen

Warum »versprechen« wir uns?

Mit dieser Frage haben sich zahlreiche Sprachwissenschaftler beschäftigt, ohne jedoch zu einem einheitlichen, alle Versprecher erklärenden Schluss gekommen zu sein.

Bereits im Jahr 1895 beschrieb der Philologe Mehringer anhand einer Sammlung von über 4 000 Versprechern die wesentlichsten Merkmale und versuchte, sie zu erklären. Dabei geriet er mit dem Psychoanalytiker Sigmund Freud aneinander, der in den berühmten »Freudschen Versprechern«

Fehlleistungen sah, bei denen unbewusste Wünsche und Vorstellungen dem Sprecher einen Streich spielen. Ein Beispiel für einen solchen Versprecher ist etwa »Sehr geehrte Vorschussmitglieder«. Diese Wortverdrehung unterläuft jemandem, der eigentlich »Sehr geehrte Vorstandsmitglieder« sagen wollte, dessen Redeziel es aber vor allem war, von diesen Vorstandsmitgliedern einen Vorschuss zu bekommen. Oder wer statt »Empfängnisverhütung« »Verhängnisverhütung« sagt, zeigt damit deutlich, dass er ein Baby für ein Unglück hält. Es hat sich allerdings herausgestellt, dass derartige Freudsche Versprecher insgesamt nur einen sehr kleinen Anteil aller sprachlichen Fehlleistungen ausmachen.

Eine andere typische Ursache für Versprecher sind zwei miteinander konkurrierende Absichten während der Äußerung. Solche Fehler nennt man »Blends«. Wenn beispielsweise aus »Das ist mir egal« und »Das macht mir nichts aus« eine Äußerung entsteht wie »Das macht mir egal«, handelt es sich um ein derartiges Blend, bei dem zum Zeitpunkt der Äußerung die beiden Formulierungsalternativen soweit aktiv waren, dass sie nebeneinander in den gesprochenen Satz eingeflossen sind.

Eine dritte häufige Ursache für Versprecher liegt noch eine Ebene tiefer, und zwar in der Planung der Reihenfolge der zu artikulierenden Wortbestandteile. So etwas liegt z. B. vor, wenn jemand, der eigentlich »Muttersöhnchen« sagen möchte, stattdessen »Suttermöhnchen« sagt.

Daneben gibt es noch eine ganze Reihe von Versprechern, von denen wir normalerweise gar nichts merken, weil wir sie aufgrund dessen, was wir zu hören erwarten, ganz automatisch korrigieren. Das ist vor allem dann der Fall, wenn nur ein einziger Buchstabe verwechselt wird. Wenn uns jemand beispielsweise mit dem Satz »Ich beglüße Sie« entgegentritt, werden wir mit hoher Wahrscheinlichkeit das »L« unbewusst durch ein »R« ersetzen und den Versprecher daher gar nicht wahrnehmen.

Welche Versprecher wir erkennen und welche nicht, war ebenfalls schon mehrfach Gegenstand umfangreicher Untersuchungen. So stellten Wissenschaftler 1980 in einer Studie fest, dass Konsonanten häufiger als Vokale und unbetonte Silben häufiger als betonte falsch wahrgenommen werden und dass vor allem der mittlere Teil von Wörtern für fehlerhaftes Hören anfällig ist. Das bedeutet, dass an vermeintlichen Versprechern unter Umständen auch Hörfehler schuld sein können.

Verstauchung

Warum verstauchen wir uns Fuß- und Kniegelenk viel öfter als z. B. Schulter- oder Hüftgelenk?
Unter einer Verstauchung versteht man eine Gelenkverletzung, die auf einer gewaltsamen Überbeanspruchung, meist einer heftigen Überdrehung, beruht. Dazu kann es beispielsweise kommen, wenn man beim Skifahren mitten im Schwung mit der Skispitze hängen bleibt, sodass sich das Knie weiterdreht, der Fuß diese Bewegung aber nicht mitmacht.
Dass einige Gelenke für derartige Verstauchungen anfälliger sind als andere, liegt am unterschiedlichen Gelenkaufbau und den dadurch bedingten Bewegungsmöglichkeiten bzw. Freiheitsgraden. So ist unser Knie hauptsächlich auf Scharnierbewegungen, also auf das Beugen und Strecken des Unterschenkels, und nur in ganz geringem Maß auf Drehungen ausgelegt. Dasselbe gilt für die Sprunggelenke am Fuß. Dagegen haben wir es bei Schulter und Hüfte mit Kugelgelenken zu tun, die allein aufgrund ihrer Bauweise viel mehr Bewegungsmöglichkeiten zulassen. Bei ihnen muss eine Kraft schon sehr groß sein oder in einem extremen Winkel angreifen, bevor das Gelenk überlastet wird.

Verstopfung 1

Warum leiden Frauen häufiger unter Verstopfung als Männer?
Von den rund 30 Prozent der Bevölkerung, die unter chronischer Verstopfung leiden, sind etwa zwei Drittel Frauen und nur ein Drittel Männer. Warum das so ist, lässt sich nur vermuten:
Zum einen haben möglicherweise hormonelle Einflüsse einen entscheidenden Einfluss. Für diese Annahme spricht, dass selbst Frauen, die ansonsten

keine Probleme mit der Verdauung haben, während einer Schwangerschaft nicht selten eine hartnäckige Verstopfung bekommen. Zum anderen spielt bei vielen Frauen wohl die mangelhafte Funktion der Beckenbodenmuskulatur eine nicht zu unterschätzende Rolle. Sie führt dazu, dass sich im letzten Darmabschnitt größere Stuhlmengen ansammeln, die mit der Zeit verhärten und dann nicht mehr ohne Abführmittel ausgeschieden werden können.

Von Bedeutung sind schließlich auch noch vielfältige psychische Ursachen, die über das vegetative Nervensystem zu einer Beeinträchtigung der Darmfunktion führen können. So ist unter anderem bekannt, dass der verzweifelte Wunsch vieler Frauen, endlich einmal »aufs Klo gehen« zu können, die Verstopfung keinesfalls bessert, sondern eher das Gegenteil bewirkt.

Verstopfung 2

Warum haben viele Menschen, wenn sie verreisen, Probleme mit der Verdauung?

→ *Verdauung 2*

Vitamine 1

Gilt bei der Zufuhr von Vitaminen »viel hilft viel«?

Das kann man zumindest bei gesunden Menschen absolut ausschließen. Bei einer ausgewogenen Ernährung nehmen wir Tag für Tag genügende Mengen dieser Substanzen zu uns, die der Körper zwar unbedingt braucht, aber nicht in ausreichendem Maß selbst herstellen kann. Zwar schaden geringfügige Überdosierungen sicher nicht, da der Organismus den Überschuss schlichtweg ungenutzt ausscheidet. Nimmt man Vitamine jedoch in der irrigen Annahme, sich damit etwas Gutes zu tun, in viel zu großer Menge zu sich, verhält es sich damit wie mit allen anderen Substanzen, die wir dem Körper im Übermaß zuführen: Sie wirken giftig.

So erhöht beispielsweise das vielfach empfohlene Vitamin C, wenn man über längere Zeit mehr als ein Gramm pro Tag davon zu sich nimmt, das Risiko, Harnsteine zu bekommen, und bei Zufuhr von mehr als zehn Gramm pro Tag kann es erhebliche Übelkeit mit Erbrechen und Durchfall auslösen. Besonders gefährliche Nebenwirkungen haben zu große Dosen der Vitamine A und D, weshalb diese Substanzen nur auf ärztliche Anordnung eingenommen werden dürfen.

Vitamine 2

Beeinflussen sich Vitamine in ihrer Wirkung gegenseitig?
Ja, das tun sie ganz eindeutig. Wissenschaftler der Universität von Maryland fanden z. B. heraus, dass die Vitamine C und E nur gemeinsam vor Herzerkrankungen schützen, indem sie ernährungsbedingte Schäden an den Gefäßen verhindern. Es scheint tatsächlich so zu sein, dass die isolierte Zufuhr eines Vitamins ein kompliziertes Netzwerk wechselseitiger Wirkungen – von denen bisher allerdings nur wenige bekannt sind – durcheinander bringen kann. So verbessert nach einer Studie der Universität Vanderbild in Tennessee Vitamin C die Aufnahme von Kalzium, senkt aber gleichzeitig die von Kupfer und sorgt andererseits dafür, dass Vitamin E im Körper wiederverwertet werden kann. Eigenmächtiges Einnehmen von Vitaminen ohne ärztliche Kontrolle kann deshalb durchaus mehr schaden als nützen.

Vitamine 3

Hilft Vitamin C tatsächlich gegen Erkältungen?
Nein, das tut es nicht. Zwar wird dem Vitamin C ein positiver Effekt auf das Immunsystem zugeschrieben, aber auf Dauer und Intensität einer Erkältung hat es keinen Einfluss. Das ergab erst kürzlich eine groß angelegte Untersuchung, bei der Forscher der Nationalen Universität von Australien Probanden, die an einer Erkältung litten, verschiedene Mengen an Vitamin

C verabreichten. Eine Gruppe erhielt nur 30 Milligramm – das ist weniger als die benötigte Tagesration –, andere schluckten dagegen täglich ein oder gar drei Gramm, also dreißig- bis hundertmal so viel.
In allen Gruppen aber verliefen die Erkältungen im Schnitt gleich. Damit ist nach Ansicht der Wissenschaftler zweifelsfrei bewiesen, dass Megadosen Vitamin C gegen Erkältungen keinerlei Nutzen haben.

Vollmond

Wieso können viele Menschen bei Vollmond nicht schlafen?
→ *Schlaf 10*

W

Wachsen

Wie wachsen wir?
Das Wachstum ist ein höchst komplizierter Prozess, an dem sämtliche Körpersysteme beteiligt sind. Dabei vergrößern sich zum einen bereits vorhandene Zellen, zum anderen erhöht sich die Gesamtzellzahl durch Teilung, und auch die nicht an Zellen gebundenen Strukturen, z. B. die Mineralsubstanz des Knochens, nimmt zu.
Das Wachstum verläuft in mehreren Abschnitten, in denen Körpergewicht und -länge unterschiedlich stark zunehmen. Die schnellste Längenzunahme – etwa 16 Zentimeter – erfolgt im ersten Lebenshalbjahr, wodurch sich das Gewicht bis zum fünften Monat glatt verdoppelt. Vom zweiten Lebenshalbjahr bis zum Beginn der Pubertät geht das Wachstum dann mit circa 6

bis 7 Zentimeter pro Jahr wesentlich langsamer vonstatten. Bis zum ersten Geburtstag hat sich das Körpergewicht etwa verdreifacht, mit 2,5 Jahren vervierfacht, mit 6 Jahren versechsfacht und mit 10 Jahren verzehnfacht. In der Pubertät erfolgt dann noch einmal ein Wachstumsschub, und zwar bei Mädchen im Alter von 11 bis 16 Jahren, bei Jungen etwa von 13 bis 19 Jahren. Wegen dieses früher einsetzenden Wachstums wirken 13-jährige Mädchen meist größer und kräftiger als gleichaltrige Jungen. Dagegen ist die etwas längere männliche Wachstumsphase der Grund, weshalb Jungen im Durchschnitt etwa 10 Zentimeter größer werden als Mädchen.

Das Wachstum unterliegt erblichen Vorgaben, die hormonell reguliert werden, ist aber natürlich auch von äußeren Faktoren abhängig, wobei vor allem Stoffe, die mit der Nahrung in ausreichender Menge aufgenommen werden müssen, einen entscheidenden Einfluss haben. Maßgeblich für die endgültige Körpergröße ist das Wachstumshormon »Somatotropin«, das in der Hirnanhangdrüse gebildet wird. Somatotropin fördert Zellwachstum und -vermehrung, indem es die Bildung wachstumsfördernder Eiweißstoffe anregt und für eine Erhöhung des Blutzuckerspiegels durch Steigerung der Insulin-Produktion sorgt. Es lässt Knorpel, Weichteilgewebe und innere Organe wachsen und bewirkt die Längenzunahme der Knochen, wobei diese nach Schließen der knorpeligen Wachstumszonen nur noch in der Dicke zulegen.

Wadenkrämpfe

Wie entstehen Wadenkrämpfe?

Krämpfe in der Muskulatur der Waden werden meist durch mangelhafte Versorgung der Muskeln mit Sauerstoff und gleichzeitige Überladung mit Kohlendioxid ausgelöst, also durch Veränderungen im Muskelstoffwechsel, die in der Regel Folge einer Überanstrengung sind. Krampfadern, Fußfehlstellungen, Magnesiummangel oder Harnsäure-Überschuss im Blut begünstigen ihr Auftreten.

Oft peinigt die zum Teil sehr schmerzhafte bretthart Verspannung der Wadenmuskeln einen Menschen jedoch ohne erkennbaren Anlass, und zwar meist in den frühen Morgenstunden. Der Fuß ist dabei in der Regel stark sohlenwärts gebeugt und kann nicht in die Normalstellung gestreckt werden. Geschieht dies häufiger, sollte zur Abklärung der Ursache unbedingt ein Arzt aufgesucht werden.

Wadenwickel

Warum wirken Wadenwickel fiebersenkend?

Weil sie dem erhitzten Körper Wärme entziehen. Sie werden kalt und feucht um die Unterschenkel gelegt und immer wieder gewechselt, wenn sie sich erwärmt haben, was je nach Höhe des Fiebers etwa nach 20 bis 30 Minuten der Fall ist. Dabei muss man jedoch bedenken, dass das Fieber grundsätzlich ein sinnvoller Mechanismus ist, mit dem die Reaktionsgeschwindigkeit des Abwehrsystems erhöht wird *(→ Fieber 1)*. Deshalb sollten Wadenwickel speziell bei Kindern erst dann angelegt werden, wenn die Temperatur über 40 °C steigt.

Wahrnehmung

Warum nehmen zwei Menschen ein und dasselbe manchmal vollkommen unterschiedlich wahr?

Weil unsere Wahrnehmung nicht allein auf dem beruht, was uns unsere Sinnesorgane melden, sondern in ganz erheblichem Maße von dem beeinflusst wird, was uns gerade durch den Kopf geht, also von Vorstellungen, Erinnerungen, Gefühlen und Gedankenverbindungen. Hinzu kommen äußere Umstände wie Geräusche, Gerüche und Temperaturen. All das beeinträchtigt die objektive Beurteilung eines Gegenstandes ganz beträchtlich.

So kann es passieren, dass jemand, der vielleicht gerade eine unangenehme Auseinandersetzung mit seinem Chef hinter sich hat, in zwei entfernten, miteinander sprechenden Personen ein streitendes Ehepaar erkennt, während ein anderer, der gerade auf dem Weg zu einem Rendezvous ist, felsenfest davon überzeugt ist, ein Liebespaar in zärtlicher Berührung vor sich zu sehen.

Wasser 1

Warum kann unser Körper ohne Wasser nicht leben?

Weil Wasser das wichtigste Lösungsmittel für weitaus die meisten Stoffe im Körper ist und diese Stoffe nur im gelösten Zustand an den lebenswichtigen biochemischen Reaktionen teilnehmen können. Außerdem werden die Nährstoffe nur in gelöster Form aus dem Darm ins Blut und von dort wieder in die Zellen der jeweiligen Organe transportiert. Und schließlich ist Wasser wegen seiner hohen Wärmeleitfähigkeit für den Wärmeaustausch innerhalb des Organismus unentbehrlich.

Ein geringer Teil des benötigten Wassers – etwa ein halber Liter täglich – entsteht als Folge chemischer Umsetzungen im Körper selbst; der Rest muss mit Nahrung und Getränken zugeführt werden. Immerhin macht das Wasser im Körper eines Erwachsenen rund 60 Prozent des Gesamtgewichts aus. Gehen hiervon mehr als 10 Prozent verloren, so sind empfindliche Störungen die Folge; bei mehr als 20 Prozent Wasserverlust tritt unausweichlich der Tod ein.

Wasser 2

Warum darf man kein Meerwasser trinken?

→ *Meerwasser*

Wasser 3

Warum soll man kein Wasser trinken, wenn man Obst gegessen hat?

→ *Obst*

Wasserlassen 1

Warum ist Wasserlassen lebensnotwendig?

Weil der Ausdruck »Wasserlassen« im Grunde falsch ist. Das, was wir da mehrfach am Tag ausscheiden, ist mitnichten reines Wasser – was man ja unschwer an Farbe und Geruch erkennt –, sondern eine wässrige Lösung zahlreicher Stoffe, die der Körper unbedingt loswerden muss und die man deshalb als »harnpflichtige Substanzen« bezeichnet. Hierzu gehören neben Abbauprodukten, die im Organismus selbst anfallen, unter anderem auch Medikamentenreste und übermäßig zugeführte Vitamine *(→ Vitamine 1)*.

Wie aber kommt diese Flüssigkeit in die Harnblase? Nun, alles, was wir trinken, gelangt natürlich über Speiseröhre und Magen in den Dünndarm. Dort sorgt die Flüssigkeit dafür, dass der Speisebrei weich bleibt und den Dünndarm gut passieren kann. Erst im Dickdarm wird das Wasser dann dem Nahrungsbrei entzogen. (Funktioniert dies aufgrund einer Darmerkrankung nicht, bekommen wir Durchfall.) Das Wasser gelangt dann ins Blut und fließt mit diesem auch durch die Nieren. Dort wird es in etwa 1,7 Millionen feinsten Gefäßknäueln zusammen mit den schädlichen Substanzen aus dem Blut herausgefiltert, in den Harnkanälchen auf komplizierte Weise in den fertigen Urin umgewandelt und über die beiden Harnleiter in die Blase geleitet. Hat sich dort genügend Flüssigkeit angesammelt, spürt der Betreffende den zunehmenden Drang, aufs Klo zu gehen und über die Harnröhre – davon gibt es nur eine – die Blase zu entleeren.

Sind die Nieren aufgrund einer schweren Störung zu der geschilderten Filterleistung nicht in der Lage, wird es kritisch, denn dann erkrankt der Betroffene, sofern man nichts gegen die Nierenschwäche unternimmt, unweigerlich an einer Harnvergiftung (Urämie), die unbehandelt immer tödlich endet. In einem solchen Fall muss das Blut außerhalb des Körpers in einem als »Dialyse« bezeichneten Vorgang von den harnpflichtigen Substanzen befreit werden.

Daher sind die Geschichten von Hobby-Beduinen, die, um zu überleben, in der Wüste ihren eigenen Urin getrunken haben, reine Märchen. Zum einen würden sie sich auf diese Weise in kürzester Zeit selbst vergiften, zum anderen produzieren Verdurstende mangels Flüssigkeit ja fast keinen Urin mehr.

Wasserlassen 2

Wieso halten wir unwillkürlich den Atem an, wenn wir mit dem Wasserlassen beginnen?

Weil wir, um die Harnentleerung einzuleiten, gezwungen sind, den Druck auf die Blase mit dem Zwerchfell zu erhöhen, das als eine dünne Muskelplatte den Brust- vom Bauchraum trennt. Das Zwerchfell ist aber zugleich auch der wichtigste Atemmuskel. Wenn wir nun die Atemtätigkeit für einen kurzen Moment unterbrechen, indem wir mithilfe des Kehldeckels die Luftröhre verschließen, erreichen wir, dass die Anspannung des Zwerchfells sich nicht über eine Lungenbewegung auf die Atmung auswirkt, sondern voll und ganz der Druckerhöhung im Bauchraum und damit der Entleerung der Harnblase zugute kommt.

Wasserlassen 3

Warum können ältere Menschen das Wasserlassen häufig nicht mehr kontrollieren?

Vielen Menschen fällt es mit zunehmendem Alter immer schwerer, die Entleerung ihrer Blase willkürlich zu kontrollieren, sodass Urin, auch wenn es nicht beabsichtigt ist, in mehr oder minder großen Mengen abgeht. Für diese als »Harninkontinenz« bezeichnete Störung gibt es mehrere Ursachen: Von »Stressinkontinenz« spricht man, wenn der Urin bei Erhöhung des Bauchinnendrucks – zum Beispiel beim Husten oder Lachen – unkontrolliert abgeht. Bei Frauen ist hieran häufig eine Schwäche der Beckenbodenmuskeln, bei Männern eine vorausgegangene Prostata-Operation schuld. Dagegen hat man es mit einer »Dranginkontinenz« zu tun, wenn sich der Harndrang so plötzlich und heftig einstellt, dass der Betroffene nicht mehr

rechtzeitig eine Toilette erreicht. Harnwegserkrankungen begünstigen das Leiden. Auch bei zentralen Störungen – z. B. bei einem erworbenen Intelligenzdefekt oder nach einem vorausgegangenen Schlaganfall – tritt die Störung gehäuft auf.
Bei der »Überlaufinkontinenz« ist meist eine Nervenschädigung dafür verantwortlich, dass die Blase nicht kontrolliert entleert werden kann. Man spricht dann von einer »Überlaufblase«.
Schließlich gibt es noch die »Reflexinkontinenz«. Schuld daran ist eine gestörte Verbindung zwischen dem für die Steuerung der Blase verantwortlichen Zentrum im Gehirn und dem im unteren Rückenmark liegenden Blasenreflexzentrum. Der Betroffene hat dann für den Füllungszustand der Blase kein Gefühl mehr und kann deshalb die Entleerung nicht mehr willkürlich steuern. Diese Form des ungewollten Wasserlassens tritt gelegentlich im Zusammenhang mit einer Querschnittslähmung auf.

Wasserlassen 4

Warum müssen wir morgens dringend aufs Klo, werden in der Regel aber während der Nacht nicht durch eine volle Blase geweckt?
Am Ausgang der Harnblase sitzen zwei ringförmige Schließmuskel, die erst dann die Urinentleerung ermöglichen, wenn sich beide zugleich öffnen. Das geschieht beim inneren Muskel unwillkürlich, sobald Sensoren in der Harnblase melden, dass diese gefüllt ist. Der äußere Schließmuskel unterliegt jedoch der willkürlichen Kontrolle durch ein bestimmtes Zentrum im Gehirn. Dieses tritt, solange das umgebende Gehirn »Schlaf« meldet, in der Regel nicht in Aktion und verhindert dadurch, ebenso wie zahlreiche andere Hirnzentren, eine nächtliche Aktivität. Erst wenn wir aufwachen und das Gehirn wieder die Wachtätigkeiten steuert, treten die Nervensignale der gefüllten Blase in den Vordergrund und wir müssen dringend aufs Klo.
Beim Säugling ist diese Gehirnkontrolle noch nicht vorhanden: Bei ihm öffnet sich auch der äußere Schließmuskel reflexartig, d. h. ohne sein willentliches Zutun. Deshalb macht er auch in die Windeln, wenn er schläft.

Wasserlassen 5

Pinkelt ein Kind schon im Mutterleib?
→ *Schwangerschaft 10*

Wasserlassen 6

Wieso verspüren wir im Sommer beim morgendlichen Aufwachen einen weniger starken Harndrang als im Winter?
Es ist tatsächlich so: In der warmen Jahreszeit müssen wir seltener auf die Toilette als in der kalten. Das hängt mit dem Flüssigkeitsverlust zusammen, den wir durch das Schwitzen erleiden. Die Flüssigkeit, die wir nachts durch die Poren in Form von Schweiß von uns geben, kann nicht mehr mit dem Blutstrom in die Nieren und infolgedessen auch nicht mehr über die Harnleiter in die Blase gelangen und dort einen Harndrang auslösen.

Wasserlassen 7

Wie lange können wir uns das Wasserlassen verkneifen, bevor körperliche Schäden entstehen?
Das hängt natürlich entscheidend davon ab, was und wie viel wir getrunken haben. Im günstigsten Fall schaffen wir es, die Blase sechs bis acht Stunden lang nicht zu entleeren. Verzögern wir das Wasserlassen dann noch länger – was unter Umständen für kurze Zeit möglich ist –, besteht die Gefahr, dass die Blase überdehnt wird. Das steigert zwar die Flüssigkeitsmenge, die sie aufnehmen kann, hat jedoch den entscheidenden Nachteil, dass dabei auch die Blasenmuskulatur in Mitleidenschaft gezogen wird, sodass künftig kraftvolles Wasserlassen nicht mehr möglich ist.

Wasserlassen 8

Manchen Männern bereitet es Schwierigkeiten, auf einer öffentlichen Toilette im Beisein anderer die Blase zu entleeren. Woran liegt das?
Das hängt damit zusammen, dass jegliche Aufregung unter anderem zu einer unwillkürlichen Anspannung der Unterleibsmuskulatur führt. Dadurch zieht sich auch der Schließmuskel am Blasenausgang zusammen, verkrampft also gewissermaßen, und das Wasserlassen wird unmöglich.
Männer, die bei dieser Tätigkeit vollkommen entspannt bleiben, haben deshalb auch keinerlei Schwierigkeiten; diejenigen aber, die von sich selbst wissen, dass ihnen die Harnentleerung im Beisein anderer schwer fällt, steigern sich, ohne es verhindern zu können, von Mal zu Mal in eine größere Nervosität hinein und vertiefen damit ihr Problem unwillkürlich immer mehr.

Wasserlassen 9

Warum müssen wir nach Bier oder Kaffee dringend aufs Klo?
Dass wir, kaum haben wir ein Glas Bier oder eine Tasse Kaffee getrunken, sofort aufs Klo müssen, hat zwei Gründe: Zum einen enthalten Kaffee und in noch höherem Maße Bier harntreibende Substanzen, wie man sie von Medikamenten kennt, deren Aufgabe es ist, Wasser aus dem Körper herauszubefördern. Zum anderen wirken sowohl der Alkohol als auch das Koffein auf die Nieren ein. Diese entziehen dem Blut nämlich in einem ersten Arbeitsschritt sehr viel Flüssigkeit – den so genannten Primärharn –, schleusen dann jedoch einen großen Teil davon wieder in die Blutbahn zurück. Genau diesen Arbeitsschritt aber behindern Alkohol und Koffein. Folge: Die Urinmenge vergrößert sich erheblich und der Harndrang steigt.

Wasserlassen 10

Warum haben ältere Männer oft Probleme mit dem Wasserlassen?
→ *Prostata 1*

Wasserlassen 11

Warum müssen Kinder immer im unpassendsten Moment aufs Klo?
→ *Kinder 4*

Wechseljahre 1

Warum beginnen die Wechseljahre bei der einen Frau früher und bei der anderen später?
Ab etwa 30 nimmt bei Frauen die Fruchtbarkeit ab, und zwischen dem 49. und 53. Lebensjahr stellen die Eierstöcke ihre Tätigkeit ein. Diesen durch den letzten Eisprung und die letzte Menstruationsblutung gekennzeichneten Zeitabschnitt bezeichnet man als Wechseljahre.
Der genaue Zeitpunkt ist nach neueren Forschungen, die Wissenschaftler der Universität in Utrecht an 37 eineiigen und 22 zweieiigen Zwillingsschwestern sowie über 100 weiteren Schwesternpaaren durchgeführt haben, zu 85 Prozent genetisch festgelegt. Die Forscher vermuten, dass eine Frau, die genetisch auf einen zeitigen Beginn der Wechseljahre programmiert ist, wahrscheinlich auch früher als andere Frauen keine Kinder mehr bekommen kann. Daher sollten sich Frauen darüber informieren, in welchem Alter ihre weiblichen Verwandten in die Wechseljahre gekommen sind und gegebenenfalls nicht allzu lange mit dem Kinderkriegen warten.

Wechseljahre 2

Warum nehmen viele Frauen in den Wechseljahren zu?

Das ist schwer zu erklären. Frauen, die sich nach den Wechseljahren einer Hormontherapie unterziehen müssen, nehmen in der Regel deshalb zu, weil die Östrogene, die sie einnehmen, eine verstärkte Wassereinlagerung im Organismus bewirken. Dass jedoch auch Frauen, die keine Östrogene bekommen, mit den Wechseljahren an Gewicht zulegen, erscheint eher paradox. Denn wenn die körpereigene Östrogenproduktion in den Eierstöcken zurückgeht, was sie ja während der Wechseljahre tut, wäre eigentlich zu erwarten, dass die Frauen eher abnehmen.

Man erklärt sich diesen Widerspruch heute damit, dass sich mit den Wechseljahren auch die Lebensbedingungen vieler Frauen drastisch ändern: Berufliche und familiäre Belastungen werden geringer, und oft lässt auch der Spaß an körperlicher Bewegung deutlich nach, kurz, der Kalorienverbrauch geht zum Teil erheblich zurück. Stellen sich die Frauen in ihren Essgewohnheiten nicht auf die veränderte Situation ein, indem sie deutlich weniger zu sich nehmen, legen sie zwangsläufig an Gewicht zu.

Zudem scheint nach neueren Ergebnissen einer Studie an der amerikanischen Mayo-Klinik eine genetische, also erbliche Veranlagung eine gewisse Rolle zu spielen. Als die Forscher sich mit dem Problem beschäftigten, welche Merkmale sich in einer Familie von Generation zu Generation wiederfinden, stellte sich heraus, dass bei einigen Frauen bestimmte Gene erst in den Wechseljahren aktiv werden, die vorher für die Verteilung des Fetts keine Rolle gespielt haben. Diese Gene sind offenbar daran schuld, dass die betroffenen Frauen vor allem an Bauch und Hüften größere Fettmengen ansetzen.

Wechseljahre 3

Haben Männer ebenfalls Wechseljahre?

Ja, das haben sie durchaus. Der männliche Organismus drosselt wie der

weibliche ab Mitte bzw. Ende 40 die Produktion von Geschlechtshormonen. Dies äußert sich bei Männern zwar nicht so auffällig wie bei Frauen, dennoch zeigen sich auch bei ihnen mehr oder minder ausgeprägte Veränderungen: Viele Männer werden mit Beginn der zweiten Lebenshälfte dicker, träger, depressiver und häufig auch sexuell lustloser. Ihre körperliche und seelische Belastbarkeit sinkt zum Teil massiv ab und sie neigen zu scheinbar grundlosen Stimmungsschwankungen.
Zudem leiden sie häufiger unter Stoffwechselstörungen, hohem Blutdruck sowie Herz- und Gefäßkrankheiten. Deshalb plädieren immer mehr Ärzte dafür, Männer ab 50 routinemäßig nicht nur auf Prostatabeschwerden, sondern auch auf Hormondefizite zu untersuchen.

Wechseljahre 4

Warum bekommen Frauen in den Wechseljahren oft Hitzewallungen?

→ *Hitzewallungen*

Wehen

→ *Geburt*

Weiche Knie

Warum atmen wir in bedrohlichen Situationen hektisch, bekommen Herzklopfen, einen trockenen Mund, weiche Knie, kalte Füße und ein flaues Gefühl im Magen?

→ *Angst 1*

Weinen 1

Warum kommen uns beim Weinen, aber auch bei heftigem Lachen, die Tränen?

Die Tränenflüssigkeit stammt aus einer etwa bohnengroßen Drüse, die unter dem Dach der Augenhöhle liegt. Beginnt die Hornhaut des Auges abzutrocknen, so erfolgt eine Meldung an ein bestimmtes Gehirnzentrum, wo der Tränensekretionsreflex ausgelöst wird: Das Oberlid klappt rasch nach unten, verteilt eine geringe Menge Tränenflüssigkeit über die Hornhaut und befeuchtet diese damit. Anschließend läuft die Flüssigkeit über einen engen Kanal in die Nase ab und dient so auch noch zur Feuchthaltung der Nasenhöhle. Aber auch seelische Einflüsse wie Schmerz, Wut und Trauer können über willentlich nicht beeinflussbare Nervenverbindungen besagten Gehirnabschnitt erregen und den Reflex auslösen: Wir beginnen zu weinen. Ausgelassene Heiterkeit hat den gleichen Effekt: Wir lachen, bis uns die Tränen kommen.

Im Lauf des Lebens kann ein Mensch etwa 70 Liter Tränen weinen, was 4,2 Millionen Tränen von je 15 Milligramm Gewicht entspricht.

Weinen 2

Warum »schniefen« wir beim Weinen?

Das liegt daran, dass die Tränenflüssigkeit, die das Auge beim Lidschlag feucht hält, über zwei seitliche Kanäle in die Nase abfließt, was wir allerdings aufgrund der geringen Menge überhaupt nicht wahrnehmen. Steigt jedoch das Ausmaß dieser Flüssigkeit beim Weinen stark an, so ist die Nasenhöhle plötzlich voll davon, und nur durch heftiges Hochziehen von Luft können wir verhindern, dass sie durch die Nasenlöcher über Mund und Kinn herabrinnt.

Weinen 3

Warum weinen Neugeborene ohne Tränen?
Weil bei Säuglingen in den ersten Lebenstagen die Nervenverbindungen im Gehirn, die die Ausschüttung von Tränenflüssigkeit bei seelischen Einflüssen wie Schmerz und Kummer *(→ Weinen 1)* auslösen, noch nicht funktionieren. Erst ab etwa der dritten Lebenswoche beginnen sie zu arbeiten: Von da an weint ein kleines Kind wie ein Erwachsener mit Tränen, die die Wangen hinablaufen.

Weinen 4

Warum müssen wir beim Zwiebelschälen weinen?
Dafür sind bestimmte schwefelhaltige Substanzen, so genannte ätherische Öle, verantwortlich, die beim Zwiebelschälen frei werden, in die Luft steigen und dabei auch in die Augen gelangen. Auf die dadurch ausgelöste Reizung reagieren die Augen mit vermehrter Absonderung von Tränenflüssigkeit, die die Aufgabe hat, die unerwünschten Stoffe schnellstmöglich wieder herauszuspülen.

Weinen 5

Warum schmecken Tränen salzig?
Weil der Körper mit den Tränen – ebenso wie mit Urin und Schweiß – Salze ausscheidet. Diese Salze stammen aus dem Blut und werden beim Durchfließen der Tränendrüsen an die Tränenflüssigkeit abgegeben. Die Tränen bestehen daher zu knapp einem Prozent aus Salz, und Forscher haben festgestellt, dass die meisten Menschen den Geschmack von Tränen nicht von dem sauberen Meerwassers unterscheiden können.

Weitsichtigkeit 1

Warum sehen viele Menschen Nahes sehr schlecht, während sie ferne Gegenstände mühelos erkennen können?

Dieses Phänomen bezeichnet man landläufig als »Weitsichtigkeit«, obwohl der weniger gebräuchliche Ausdruck »Übersichtigkeit« zutreffender ist. Ursache ist ein zu kurzer Augapfel oder eine zu geringe Brechkraft von Augenlinse oder Hornhaut. Die einfallenden Strahlen werden dadurch bei entspanntem Auge nicht genau auf, sondern erst hinter der Netzhaut zu einem Punkt vereinigt, was dazu führt, dass der Weitsichtige den betrachteten Gegenstand nur verschwommen sieht. Diesen Sehfehler kann er zwar bis zu einem gewissen Grad dadurch ausgleichen, dass er die Augenlinse ständig anspannt, also über den Ruhezustand hinaus krümmt; das kann jedoch auf die Dauer zu Kopfschmerzen, in Einzelfällen sogar zum Schielen führen.

Weitaus besser ist es daher, die Weitsichtigkeit durch eine Brille mit Sammelgläsern zu korrigieren.

Weitsichtigkeit 2

Warum werden wir im Alter weitsichtig?

Weil mit zunehmendem Alter die Elastizität sämtlicher Organe zurückgeht. Dies betrifft auch die Augenlinse, in die sich Kalk einlagert, wodurch sie schwerer, größer und härter wird und nicht mehr ausreichend in der Lage ist, ihre Form zu verändern. Da die Linse aber eine umso kugeligere Form einnehmen muss, je näher das betrachtete Objekt liegt *(→ Sehen 1)*, gelingt es alten Leuten häufig nicht mehr, in der Nähe scharf zu sehen.

Die sich daraus ergebende Weitsichtigkeit, die die Betroffenen unter anderem veranlasst, ein Buch zum Lesen weit weg zu halten, bezeichnet man als »Alterssichtigkeit«.

Wetterfühligkeit

Warum reagieren manche Menschen empfindlich auf Wetterumschwünge?
»Das liegt am Wetter«, heißt es oft, wenn man sich an manchem Tag ohne ersichtlichen Grund wie gerädert fühlt. Und diese Behauptung ist oft gar nicht einmal falsch. Dass klimatische Bedingungen Einfluss auf Gesundheit und Wohlergehen haben, ist schon seit der Antike bekannt. Bereits im 5. Jahrhundert vor Christus versuchte der griechische Arzt Hippokrates, Patienten dagegen zu behandeln. Und auch von berühmten Persönlichkeiten wie Kolumbus, Luther, Goethe und Napoleon weiß man, dass sie unter Wetterfühligkeit litten.

Wetterfühligkeit ist also keineswegs eine echte Zivilisationskrankheit, dennoch spielt sie in der heutigen Zeit eine weitaus größere Rolle als früher. So konnten französische Wissenschaftler nachweisen, dass Temperatur- und Luftdruckschwankungen das Herzinfarktrisiko erhöhen. Als sie die Infarktdaten der letzten zehn Jahre mit Wetteraufzeichnungen verglichen, stellten sie fest, dass immer dann, wenn das Thermometer um mehr als zehn Grad gefallen war, das Infarktrisiko um fast 15 Prozent nach oben schnellte. Ebenso deutlich erhöhte sich die Infarktrate, wenn der Luftdruck um mehr als zehn Hektopascal stieg. Und kanadische Forscher wiesen einen Zusammenhang zwischen bestimmten warmen Winden und der Häufigkeit von Migräne-Attacken nach.

Warum wetterbedingte Gesundheitsstörungen in den letzten Jahren und Jahrzehnten immer mehr zugenommen haben, kann man nur vermuten: Eine entscheidende Rolle spielen dabei wohl unsere Lebensumstände. Geschlossene Räume, die das ganze Jahr hindurch auf angenehme 22 °C klimatisiert sind, lassen die Anpassungsfähigkeit des Organismus an Wettereinflüsse verkümmern. Etwas überspitzt könnte man sagen, dass derjenige, der sich dem Wetter nicht aussetzt, auch nicht erwarten kann, dass sein Körper lernt, damit umzugehen. Diese Vermutung wird durch die nachgewiesene Tatsache unterstützt, dass Stadtbewohner, die sich selten im Freien aufhalten, weit häufiger von Wetterfühligkeit betroffen sind als Menschen, die in eher ländlichen Gegenden wohnen.

Bei Wetterfühligen ist das vegetative Nervensystem offenbar nicht in der Lage, auf elektromagnetische Veränderungen und Luftdruckschwankungen, die mit Klimaumschwüngen einhergehen, angemessen zu reagieren. Statt die körpereigenen Regulationsmechanismen im richtigen Ausmaß anzukurbeln, reagiert das vegetative Nervensystem vollkommen übertrieben und lässt beispielsweise den Blutdruck absinken, sodass es zu teilweise massiven Kreislaufstörungen kommt.
Deshalb scheint gegen Wetterfühligkeit besser als jedes Medikament eine Hinwendung zu »naturgemäßen« Lebensformen zu helfen: Wer sich bemüht, übermäßigen Stress zu vermeiden, sich natürlich ernährt und auf Genussgifte weitgehend verzichtet, ist auf dem richtigen Weg. Wenn er dann noch regelmäßig – auch bei Regen, Kälte und Wind – ins Freie geht und bewusst darauf achtet, den Körper im wahrsten Sinne des Wortes »abzuhärten« *(→ Abhärtung)*, hat er gute Chancen, widrigen klimatischen Einflüssen erfolgreich zu trotzen.

Windpocken

Warum können nur Menschen an einer Gürtelrose erkranken, die früher schon einmal Windpocken hatten?

→ *Gürtelrose*

Winter

Warum sind so viele Menschen im Winter niedergeschlagen und antriebsschwach?

Schuld daran ist die so genannte Winterdepression, die man bei umso mehr Menschen findet, je weiter man sich vom Äquator entfernt, je düsterer und kälter also die Gegend ist, in der die Betroffenen leben. Vor allem scheinen es im Herbst und Winter die kurzen Tage und langen, dunklen Nächte zu sein, die viele Menschen in eine niedergeschlagene und antriebsschwache Stimmung versetzen, aus der sie nicht mehr herausfinden.

Der eigentliche Grund für diese Depression liegt jedoch bei den Hormonen: Vor allem ist es das Hormon Melatonin, das in unserem Körper mit zunehmender Dunkelheit verstärkt ausgeschüttet wird und normalerweise die Aufgabe hat, uns für den Nachtschlaf müde zu machen *(→ Schlaf 1)*. Dieses Melatonin – das haben Messungen bei Betroffenen einwandfrei ergeben – ist in den dunklen Herbst- und Wintermonaten im Körper in größeren Mengen vorhanden. Dagegen wird die hormonähnliche Substanz Serotonin, die für Heiterkeit und Gelassenheit sorgt, vermehrt produziert, wenn es um uns herum hell ist. Mehr Melatonin und weniger Serotonin sind aber eine fatale Kombination, die dazu führen kann, dass wir uns nicht nur müde und leistungsschwach, sondern in schlimmen Fällen sogar ausgesprochen traurig und niedergeschlagen fühlen.

Wirklichkeit

Nehmen wir mit unseren Sinnesorganen eigentlich die Wirklichkeit wahr?

→ Sinnesorgane

Wunde

Wie bildet sich aus einer Wunde eine Narbe? Und warum ist die Narbe so hell?

Egal, wie und wodurch eine Wunde entsteht, der Organismus versucht in jedem Fall, sie schnellstmöglich zu schließen und die Funktion des beschädigten Gewebes wiederherzustellen. Doch nur, wenn ausschließlich die obersten Hautschichten betroffen sind, ist er in der Lage, das defekte Gewebe durch vollkommen gleichwertiges zu ersetzen; bei tieferen Wunden muss man dagegen eher von einer Reparatur sprechen, bei der der Organismus das verloren gegangene Gewebe zwar bestmöglich, aber eben nicht perfekt nachbildet. In jedem Fall werden die bei der Wundheilung ablaufenden Prozesse durch das Ineinandergreifen höchst komplexer Regelkreise gesteuert.

Da eine Wunde, damit sie gut verheilen kann, zunächst einmal ausreichend durchblutet werden muss, beginnt schon bald nach der Verletzung die Neubildung von Blutgefäßen. Dabei werden vom Wundgewebe Substanzen abgesondert, die so auf die Innenwand intakter Gefäße einwirken, dass aus ihnen Zellen in Richtung des verletzten Gewebes wandern. Dort bilden sie röhrenförmige Gebilde, die sich schließlich zu neuen Gefäßen zusammenschließen.

Gleichzeitig mit der Gefäßneubildung entsteht frisches Bindegewebe und beginnt, von den Rändern der Wunde langsam nach innen zu wachsen, wobei sich so genannte Kollagenfasern bilden, die für die Festigkeit des neuen Gewebes überaus wichtig sind. Normalerweise – im gesunden Organismus – richten sich derartige Kollagenfasern nach bestimmten Hauptzugrichtungen aus. Dazu ist aber das neu geschaffene Gewebe nicht in der Lage, weil ihm sozusagen die Orientierung fehlt. Hierin liegt der Grund, warum Narben anders aussehen als gesunde Haut.

Das von vielen Blutgefäßen durchzogene neue Gewebe, das die Wunde von unten her ausfüllt, hat ein körniges Aussehen und wird als »Granulationsgewebe« (lat. granula = Körnchen) bezeichnet. Man kann es auf dem Grund einer Wunde leicht an den kleinen roten »Fleischwärzchen« erkennen. Weil sich im Granulationsgewebe nach und nach Zellen einlagern, die sich – ähnlich wie Muskelzellen – zusammenziehen können, beginnt die Wunde nun, sich langsam zu verkleinern, wobei sich die Kollagenfasern dem Zug gemäß ausrichten.

Abschließend entsteht über dem Granulationsgewebe eine neue Hautschicht. Diesen Vorgang nennt man »Epithelisation« (Epithel = Deckzellschicht). Dabei werden in der untersten Schicht der Oberhaut vermehrt neue Deckzellen gebildet, die dann auf dem feuchten Granulationsgewebe die Wunde vom Rand her überziehen. Trocknet das Granulationsgewebe aus, so können die Zellen nicht wandern und die Epithelisation findet nicht korrekt statt.

Am Ende aller Gewebeneubildungsprozesse entsteht eine Narbe, die die gesunde Haut zunächst überragt und durch ihre rötliche Farbe auffällt. Je stärker sich das Bindegewebe aber strafft, desto mehr geht auch die Durchblutung der Narbe zurück, und diese verblasst allmählich. Da im Narbengewebe weder Haare noch Talg- oder Schweißdrüsen vorhanden sind und auch die für die Hautfarbe verantwortlichen Pigmentzellen fehlen, bleibt die Narbe im Vergleich zur Umgebung auffallend hell.

Wundliegen

Wieso neigen manche Menschen stärker zum Wundliegen als andere?
Das hat offenbar ganz entscheidend mit der Ernährung zu tun. Wundliegen – auch »Druckgeschwür« oder »Dekubitus« genannt – tritt vor allem bei bettlägerigen Menschen auf, wenn sie längere Zeit auf ein und derselben Stelle ruhen. In diesem Bereich, in dem das Gewebe einem hohen Druck ausgesetzt ist, sterben dann Zellen infolge mangelnder Blutversorgung ab. Ernährungsmediziner sind der Ansicht, dass Wundliegen entscheidend durch Eiweißmangel begünstigt wird, dem wiederum eine falsche Ernährung zugrunde liegt. Vor allem ältere Menschen nehmen oft zu wenig Eiweiß zu sich. Untersuchungen haben ergeben, dass man die Heilung von Druckgeschwüren mit einer eiweißreichen Zusatzkost, die zudem entzündungshemmende Mittel, Zellbausteine und durchblutungsfördernde Substanzen enthält, deutlich verbessern kann. Patienten, die für längere Zeit ans Bett gefesselt sind, sollten deshalb nicht nur möglichst oft ihre Lage wechseln, sondern auch auf ausreichend Eiweiß in ihrer Nahrung achten.

X

X-Beine

Warum haben Frauen häufiger X-Beine als Männer?
Das hängt mit der Beckenform zusammen, die bei Frauen meist breiter ist als bei Männern. Dadurch sind die Hüftgelenke weiter voneinander entfernt und die Oberschenkel laufen nach unten in einem spitzen Winkel zusammen. Im Vergleich zu Männern haben Frauen dadurch typischerweise eine leichte X-Bein-Stellung. Erst wenn es in höherem Alter durch Abnützungsprozesse zu einer Arthrose der Hüftgelenke kommt, entwickeln sich bei Frauen – ebenso wie bei Männern – vermehrt O-Beine.

Z

Zähne 1

Entsteht Karies tatsächlich dadurch, dass winzige Bakterien Löcher in den Zahnschmelz fressen? Und warum macht Süßes die Zähne kaputt?
→ *Karies 1*

Zähne 2

Warum kann ein toter Zahn schmerzen?
Weil die Schmerzen nicht nur vom Nerv des Zahnes – der Mediziner

spricht von »Pulpa« – ausgehen können, sondern auch vom Bereich um die Wurzelspitze herum. Stirbt die Pulpa eines an Karies erkrankten Zahnes ab – was sie regelmäßig tut, wenn der Zahnarzt das nicht rechtzeitig verhindert –, so können sich in ihr Unmengen von Bakterien vermehren, die das Pulpagewebe jauchig zersetzen. Das wäre weiter nicht schlimm, wenn der Zahn nicht an der Wurzelspitze ein kleines Loch hätte, durch das normalerweise Nerven und Blutgefäße eintreten und durch das nun die Bakterien in den umgebenden Kieferknochen vordringen können. Dieser wehrt sich dagegen mit einer massiven Abwehrreaktion, einer → *Entzündung*, in deren Verlauf das Knochengewebe um die Wurzelspitze sogar eitrig einschmelzen kann. In einem solchen Fall sagt man umgangssprachlich: »Der Zahn sitzt auf Eiter«. Eine derartige Entzündung an der Wurzelspitze kann überaus starke, zum Teil heftig pochende Schmerzen verursachen; und das, obwohl die Zahnpulpa tot ist, der Zahn also auf Kältereize nicht mehr reagiert.

Zähne 3

Warum bekommen manche Menschen keine Karies, auch wenn sie sich nur selten die Zähne putzen? Und warum sollte eine Mutter nicht denselben Löffel benutzen wie ihr Baby?

→ *Karies 2*

Zähne 4

Kranke Zähne durch Stress – gibt es das?

→ *Stress 5*

Zähne 5

Kann man durch Putzen hellere Zähne bekommen?

Das kann man nur insofern, als sich durch gründliches Putzen Verfärbungen auf den Zähnen – beispielsweise Raucherbeläge oder Farbstoffe aus Tee, Kaffee und Medikamenten – beseitigen lassen, wodurch die Zähne natürlich heller wirken. Die eigentliche Zahnfarbe, die normalerweise mit fortschreitendem Alter dunkler und bräunlicher wird, kann man jedoch durch Putzen nicht beeinflussen. So wie dunkle Haare durch Waschen nur sauber, aber nicht blond werden, so kann man auch Zähne nur sauber, aber nicht weißer putzen.

Die einzige wirksame Möglichkeit, seine Zahnfarbe aufzuhellen, arbeitet mit Oxidationsmitteln, die man unter Verwendung eines individuell angefertigten Formteils nachts auf die Zähne einwirken lässt. Dies sollte jedoch wegen der möglichen Nebenwirkungen nur unter zahnärztlicher Aufsicht geschehen.

Zähne 6

Schadet Rauchen den Zähnen?

Ja, das tut es ganz eindeutig. Eine norwegische Studie ergab, dass 30-jährige Raucher mehr Karies und Füllungen aufwiesen als gleichaltrige Nichtraucher. Bei den 70-Jährigen waren 41 Prozent der Raucher ganz ohne Zähne, denen nur 35 Prozent zahnlose Nichtraucher gegenüberstanden. Hieran ist das Nikotin schuld, das über die Blutbahn auch in den Kieferknochen gelangt und dort die lokale Abwehr schwächt. Dadurch gewinnen Bakterien die Oberhand, die zu Infektionen des Zahnfleisches und des Zahnhalteapparates führen: Es kommt zur Bildung tiefer Zahnfleischtaschen, zusätzlich baut sich der die Zähne umgebende Kieferknochen ab. Allmählich werden die Zähne locker und fallen schließlich aus.

Selbst wenn diese als »Parodontitis« bezeichnete Zahnbetterkrankung vielfach nicht allein durch das Rauchen ausgelöst wird, so fördert der Nikotinkonsum doch ganz eindeutig das Krankheitsgeschehen. Verlieren an Parodontitis erkrankte Nichtraucher innerhalb von fünf Jahren zwei Zähne, so sind es bei Rauchern im gleichen Zeitraum doppelt so viele.

Zähne 7

Warum soll man sich nicht unmittelbar, nachdem man erbrochen hat, die Zähne putzen?
Weil die im Erbrochenen enthaltene Magensäure den Zahnschmelz angreift. Die dadurch ausgelöste oberflächliche Entkalkung des Schmelzes – mit der Zunge ist sie als stumpfe Oberfläche tastbar – bildet sich jedoch nach einiger Zeit von selbst wieder zurück. Bis dahin sollte man die Zähne nicht putzen, weil man sonst bleibende Schmelzdefekte erzeugen kann. Vielmehr sollte man, auch wenn man noch so einen unangenehmen Geschmack im Mund hat, mit dem Zähneputzen so lange warten, bis sich die Zähne mit der Zunge wieder glatt anfühlen.

Zähne 8

Warum reagieren auch gesunde Zähne oft empfindlich auf Kaltes?
In einem vollkommen intakten Gebiss ist die schmerzempfindliche innere Schicht eines jeden Zahnes, das so genannte Dentin, im Kronenbereich von Schmelz und im Wurzelbereich von Kieferknochen und Zahnfleisch bedeckt. Dadurch können schmerzauslösende Reize wie Kaltes und Süßes nicht unmittelbar an das mit Nerven durchzogene Dentin gelangen.
Zieht sich nun aufgrund entzündlicher Veränderungen oder auch schlicht altersbedingt das Zahnfleisch etwas zurück, so liegt das Dentin zwischen der schmelzbedeckten Krone und der Wurzel in einem mehr oder minder großen Bereich frei und reagiert auf Kaltes, Süßes, Saures, ja oft sogar auf direkte Berührung außerordentlich sensibel. Man spricht in diesem Zusammenhang von »frei liegenden Zahnhälsen«, die – von Mensch zu Mensch

unterschiedlich – so heftig reagieren können, dass bereits das Einatmen kühler Luft als qualvoll empfunden wird.

Zähne 9

Warum beißen wir in Stress-Situationen die Zähne zusammen?
→ *Stress 10*

Zähne 10

Stimmt es, dass jede Schwangerschaft die Mutter einen Zahn kostet?
Das wird zwar immer wieder hartnäckig behauptet, und tatsächlich haben schwangere Frauen mit ihren Zähnen gar nicht so selten Probleme; dennoch ist die Feststellung, jede Schwangerschaft sei zwangsläufig mit dem Verlust eines Zahnes verbunden, schlicht falsch.
Warum sollte der kindliche Organismus denn das Kalzium, das er für seinen Knochenaufbau benötigt, ausgerechnet aus den Zähnen der Mutter holen? Wenn er es überhaupt dem Körper der Mutter entzieht, dann nimmt er es mit Sicherheit nicht aus ihren Zähnen, sondern aus ihrem Knochenskelett. Dort ist es in viel größerer Menge vorhanden und lässt sich auch wesentlich leichter herauslösen *(→ Knochen 3)*.
Die wahre Ursache, warum schwangere Frauen mit ihren Zähnen Probleme bekommen und gelegentlich auch mal einen verlieren, liegt gar nicht an den Zähnen an sich, sondern vor allem am Zahnfleisch. Dieses ist nämlich während der Schwangerschaft aufgrund hormoneller Veränderungen recht empfindlich und blutet bei der kleinsten Berührung. Und da man eine Blutung, die man schon unter normalen Umständen mit dem Begriff »Krankheit« in Verbindung bringt, im Fall einer Schwangerschaft erst recht vermeiden möchte, reagieren viele werdende Mütter auf dieses schwangerschaftsbedingte Zahnfleischbluten übertrieben ängstlich – und dadurch falsch: In dem unbewussten Bemühen, es nicht zum Bluten kommen zu las-

sen, vernachlässigen sie ihre Zahnpflege, und in der Folge haben bakterielle Beläge leichtes Spiel, die Zähne anzugreifen.
Insbesondere bei Frauen, die ohnehin schon ein anfälliges Gebiss haben, sind acht bis neun Monate schlechter Pflege eine lange Zeit, und man muss sich nicht wundern, wenn dann der eine oder andere Zahn verloren geht.

Zähne 11

Wozu brauchen Kinder Milchzähne?
Weil sie zum Essen und Kauen auf Zähne angewiesen sind, aber der Platz im kindlichen Kiefer für die bleibenden Zähne einfach noch nicht ausreicht. Darum sind die Milchzähne auch wesentlich kleiner, und ihre Anzahl ist mit 20 gegenüber 32 bleibenden Zähnen erheblich geringer. Hat der Kiefer im Lauf des kindlichen Wachstums eine genügende Größe erreicht, fallen die ersten Milchzähne heraus, um Platz für die zweiten, größeren Zähne zu machen.
Da Milchzähne also Platzhalter für ihre Nachfolger sind, ist ihre Pflege überaus wichtig. Zu denken »Die fallen ja später ohnehin aus«, ist grundverkehrt. Entstehen nämlich durch vorzeitigen Verlust der Milchzähne Lücken im Gebiss, können Nachbarzähne verrutschen und so den Durchbruch der bleibenden Zähne behindern. Möglich ist auch, dass die zweiten Zähne ohne die stützenden Nachbarn in Milchzahnlücken hineinkippen. Dann wachsen die bleibenden Zähne kreuz und quer.

Zähne 12

Warum haben Kinder so große Schneidezähne?
Manchmal erschrickt man geradezu, wenn man von einem sechs- oder siebenjährigen Kind angelacht wird. Denn die Zähne, die einem da aus dem kindlichen Mund entgegenblitzen, sehen eher aus wie Schaufeln, so groß sind sie.

Aber das ist natürlich ein Trugschluss. Nicht die Zähne sind zu groß, das Gesicht ist zu klein. Denn die zweiten Zähne, die wir ab dem sechsten Lebensjahr bekommen, wachsen ja nicht mehr. Sie bleiben bis zu unserem Tod oder bis wir sie krankheitsbedingt verlieren, gleich groß; ja, infolge Abnutzung werden sie mit der Zeit sogar kürzer. Wenn der kindliche Kopf im Lauf der Jahre wächst, normalisiert sich das Verhältnis zu den Zähnen, und – von wenigen Ausnahmen abgesehen – passen diese dann größenmäßig genau zum Gesicht.

Zähne 13

Sind Weisheitszähne schlechte Zähne?

Das sind sie grundsätzlich nicht. Die Weisheitszähne – die hintersten Backenzähne, die oft erst im Erwachsenenalter in der Mundhöhle erscheinen – haben häufig nur ein Problem: Sie haben zu wenig Platz. Das hängt mit der entwicklungsgeschichtlichen Tatsache zusammen, dass die Kiefer der Menschen heutzutage zwar wesentlich kleiner sind als diejenigen unserer urzeitlichen Vorfahren, aber dennoch gleich viele Zähne aufweisen.

Das führt dazu, dass der Weisheitszahn meist keinen Platz mehr findet. Anstatt wie alle anderen Zähne bei seinem Erscheinen in der Mundhöhle das Zahnfleisch zu durchstoßen, schiebt er es vor sich her, sodass eine kapuzenartige Zahnfleischtasche entsteht, die einen idealen Schlupfwinkel für Bakterien darstellt. In der Folge kommt es zu massiven, teils eitrigen Entzündungen mit starken Schmerzen, eingeschränkter Mundöffnung und allgemeinem Krankheitsgefühl. Es gibt aber auch Weisheitszähne, die überhaupt nicht in die Mundhöhle durchbrechen, sondern – oft quer oder verdreht – im Kiefer liegen bleiben. Auch dies kann zu einer Reihe krankhafter Veränderungen führen.

Zusammenfassend kann man also sagen, dass Weisheitszähne, die sich wie ihre Nachbarn regelrecht in die Zahnreihe einordnen, diesen grundsätzlich ebenbürtig sind. Weisheitszähne aber, die als Folge akuten Platzmangels zahlreiche Probleme verursachen, sollten besser entfernt werden.

Zähneklappern

Warum zittern wir oder klappern gar mit den Zähnen, wenn wir frieren?
→ *Frieren 1*

Zähneknirschen

Warum knirschen viele Menschen – ganz besonders kleine Kinder – im Schlaf mit den Zähnen?
Das oft sehr laute Knirschen mit den Zähnen ist eine Tätigkeit, die unbewusst ausgeführt wird: Sobald man daran denkt, hört man damit auf. Besonders in stressigen Situationen, mitunter auch in Begleitung aufregender Träume, beginnen viele Menschen, die Zahnreihen fest aufeinander zu pressen. Melden dabei winzige, im Zahnbett liegende Reizaufnehmer, dass ein einzelner Zahn, weil er etwas aus der Reihe heraussteht, stärker belastet wird als seine Nachbarn, so versuchen sie automatisch und vollkommen unbewusst, die erhöhte Stelle wegzuscheuern, indem sie mit den Zähnen des Gegenkiefers darauf herummahlen.
Bei Kindern, deren Zähne sich infolge des Wechsels vom Milch- zum bleibenden Gebiss zwangsläufig ständig verschieben, kommen derartige Störstellen naturgemäß besonders häufig vor, und wenn die Kleinen – zwar unbewusst, aber dennoch anhaltend – dagegen vorgehen, erzeugen sie das nervende Knirschen.

Zahnfleischbluten

Woran liegt es, wenn das Zahnfleisch beim Zähneputzen blutet?
Von wenigen Ausnahmen abgesehen, ist das Bluten beim Zähneputzen immer Symptom einer Zahnfleischentzündung, die eine Abwehrreaktion des Körpers auf organische Beläge bzw. auf die darin enthaltenen Bakterien und die von ihnen produzierten Giftstoffe darstellt. Da derartige Beläge

aber nur bei unzureichender Mundhygiene entstehen, kann man Zahnfleischbluten als sicheres Anzeichen einer mangelnden Mund- und Zahnpflege ansehen.
Deshalb ist es auch vollkommen falsch, das Zahnfleisch schonen und die Blutung vermeiden zu wollen, indem man weniger oder sanfter putzt. Das Gegenteil ist richtig: Nur durch Verbesserung der Mundhygiene beseitigt man die Beläge, die Ursache allen Übels. Das Zahnfleisch wird dann nicht mehr von Bakterien gereizt, die Entzündung geht zurück und das Bluten hört nach einiger Zeit ganz von selbst wieder auf.

Zahnlücke

Warum erscheint uns eine Zahnlücke größer, wenn wir sie mit der Zunge anstatt mit dem Finger ertasten?
→ *Tastsinn 3*

Zeugung

Kann man das Geschlecht des künftigen Kindes schon bei der Zeugung bzw. Empfängnis beeinflussen?
→ *Geschlecht*

Zuckung 1

Warum zucken wir beim Einschlafen manchmal heftig zusammen?
→ *Schlaf 17*

Zuckung 2

Warum zucken Muskeln manchmal scheinbar ohne Ursache?
→ *Tic*

Zuckung 3

Woran liegt es, wenn die Beine abends im Bett unkontrolliert zucken?
→ *Restless-Legs-Syndrom*

Zugluft 1

Warum bekommen wir bei Zugluft einen steifen Hals?
Diese Frage war schon mehrfach Gegenstand umfangreicher medizinischer Studien, ohne dass sie bis heute abschließend geklärt werden konnte. Es scheint so zu sein, dass Zugluft – vor allem, wenn ihr der Körper plötzlich in ansonsten warmer Umgebung ausgesetzt wird – zu einem Kältereiz der Haut führt, der wiederum Durchblutungsstörungen und eine Veränderung der Beschaffenheit der darunter liegenden Gewebe zur Folge hat. Bei dazu veranlagten Menschen lösen diese Veränderungen in Muskeln und Nerven schmerzhafte Attacken aus, die es den Betroffenen unmöglich machen können, die befallenen Gebiete – und hier vorzugsweise den Nacken – zu bewegen.
Besonders gefährdet sind Motorrad- oder Cabriofahrer, die ihren Hals nicht vor der Zugluft schützen, denn der Fahrtwind kann den Nacken sogar bei Hitze auf Temperaturen nahe dem Gefrierpunkt abkühlen.

Zugluft 2

Warum werden unsere Augen rot, wenn sie Zugluft abbekommen?
→ *Bindehautentzündung*

Zunge 1

Warum bekommen wir bei Magen-Darm-Erkrankungen eine belegte Zunge?

Die Schleimhaut, die die Zunge überzieht, gehört gewissermaßen zu der großen Schleimhautfläche, die den ganzen Verdauungskanal – also Mund, Magen und Darm – wie eine Tapete auskleidet. Das kommt dadurch zum Ausdruck, dass die Zungenschleimhaut auf ihre Art an Reizzuständen oder krankhaften Veränderungen in Magen und Darm teilnimmt: Dabei verdichtet sich die oberflächliche Zellschicht und es entsteht das Bild der belegten Zunge, von alters her ein Zeichen dafür, dass die Schleimhaut des Verdauungskanals – etwa bei einem verdorbenen Magen oder bei einer Magen-Darm-Entzündung – nicht in Ordnung ist.

Beschleunigt wird die Belagsbildung durch die Tatsache, dass sich bei Fieber, also erhöhter Körpertemperatur, die oberen Zellschichten der Zunge verstärkt ablösen und erneuern. Besonders krass ist die Zungenveränderung, wenn zum Belegtsein noch die Anzeichen eines erheblichen Flüssigkeitsmangels – etwa infolge schwerer Durchfälle – hinzukommen. Dann entsteht das eindrucksvolle Bild einer dick belegten, trockenen, borkigen Zunge.

Zunge 2

Warum erscheint uns eine Zahnlücke größer, wenn wir sie mit der Zunge anstatt mit dem Finger ertasten?

→ *Tastsinn 3*

Zunge 3

Warum haben wir Schwierigkeiten, eine Stelle am Zahn, die wir mit der Zunge mühelos ertasten, mit dem Finger wiederzufinden?

Das liegt zum einen an der unterschiedlichen Tastempfindlichkeit von Zunge und Fingern (→ *Tastsinn 1)*. Über eine Stelle, die wir mit der Zunge als rau und kantig empfinden, müssen wir mit dem Finger oft mehrfach hin- und herfahren, um sie überhaupt zu finden. Zum anderen kennen wir uns in der Mundhöhle nicht besonders gut aus. Das Gefühl, das uns die Zunge ständig vom Mundinneren und von den Zähnen vermittelt, passt deshalb nur bedingt zu dem, was wir mit dem Finger ertasten. Daher kann es sogar passieren, dass wir eine Kante, die wir mit der Zunge an einem oberen Backenzahn fühlen, anschließend mit dem Finger im Unterkiefer suchen.

Zwiebel

Warum müssen wir beim Zwiebelschälen weinen?

→ *Weinen 4*

Zwillinge 1

Ist die Wahrscheinlichkeit, Zwillinge zu bekommen, bei allen Frauen gleich groß?

Nein, das ist sie nicht. Zwillinge werden im Durchschnitt bei jeder 85. Schwangerschaft geboren. Erstaunlicherweise kommen Zwillingsgeburten in manchen Familien jedoch weit häufiger vor als in anderen, was eine »Erblichkeit« nahe legt. Aber auch bei Frauen über 35 und bei Müttern, die bereits mehrere Kinder zur Welt gebracht haben, steigt die Wahrscheinlichkeit Zwillinge zu bekommen, deutlich an. Am häufigsten findet man Zwillingsschwangerschaften bei Paaren, die ursprünglich keine Kinder bekommen konnten und denen eine Hormonbehandlung oder eine künstliche Befruchtung zur Schwangerschaft verholfen haben.

Zwillinge 2

Wie entstehen eineiige und wie zweieiige Zwillinge?
Eineiige Zwillinge (oder Drillinge) entstehen aus einer einzigen Eizelle, die ebenfalls durch eine einzige männliche Samenzelle befruchtet wird und sich im frühen Stadium der Entwicklung in ihrer Gesamtheit teilt. Daher besitzen eineiige Zwillinge vollkommen identische Erbanlagen; sie haben das gleiche Geschlecht und sehen einander täuschend ähnlich. Erfolgt die Teilung des befruchteten Keims innerhalb der ersten drei Tage, entwickelt jeder Embryo eine eigene Fruchtblase und einen eigenen Mutterkuchen (Plazenta). Kommt die Trennung erst später – bis zum 13. Tag nach der Befruchtung – zustande, nachdem beim Keimling schon eine Differenzierung seiner embryonalen Hüllen stattgefunden hat, verbindet die Zwillinge eine gemeinsame Plazenta und sie liegen möglicherweise nebeneinander in einer einzigen Fruchtblase.
Ob gleichgeschlechtliche Zwillinge eineiig oder zweieiig sind, lässt sich durchaus nicht immer sofort nach der Geburt feststellen. Lagen die Kinder in einer Fruchtblase und wurden sie von einer gemeinsamen Plazenta versorgt, handelt es sich zweifelsfrei um eineiige Zwillinge; ist der Mutterkuchen jedoch ebenso aufgebaut wie der von zweieiigen Zwillingen, können erst spätere vergleichende medizinische Untersuchungen und Tests Aufschluss geben.

Zwillinge 3

Sind sich zweieiige Zwillinge ähnlicher als sonstige Geschwister?
Nein, das sind sie nicht. Da sie aus der Verschmelzung unterschiedlicher Ei- und Samenzellen entstehen, sind sie wie normale Geschwister, die zufällig am gleichen Tag geboren werden. Damit ähneln sie sich nicht mehr und nicht weniger als andere Geschwister auch.